西迫大祐
Nishisako Daisuke

感染症と法の社会史

病がつくる社会

新曜社

はじめに

本書は、人々が感染症を予防するためにつくりだした法や規則の歴史をたどる。

感染症の歴史については、これまで多くの本が書かれてきた。読者の多くはW・H・マクニールの『疫病と世界史』[1]や、ジャレド・ダイヤモンドの『銃・病原菌・鉄』[2]、村上陽一郎の『ペスト大流行』[3]などを想起するかもしれない。これらの本では、感染症が、人類や歴史的な出来事にいかなる影響を与えたのかが問題にされている。スペイン人のメキシコ征服に感染症が一役かっていなかったか、アメリカ大陸からやってきた感染症はヨーロッパ文明にどのような影響を与えたのか、ペストが中世にどのような影響を与えたかなど、当時では分からなかった病原菌や感染経路などの知識を駆使して歴史の謎が紐解かれている。

こうした歴史書に馴染み深い読者にとって、本書は分かりにくい印象を与えるかもしれない。というのも本書では「感染症」を、当時の人々が知覚した現象として再現しようとするからである。本書は、医学的に不確かであっても、人々が感染症であると考えた現象や危機も感染症として考察対象としている。例えば現在「ペスト」はペスト菌の感染による伝染病であり、ペスト菌はノミを介して媒介され、症状には三種類あるなどということが分かっている。すると歴史研究においては、中世のペストはどのような経路で菌が伝播し、それは腺ペストだったのかどうかなどが問題にされることになる。しかし本書ではそのような観点からではなく、当時の人々の知覚における「ペストという現象」を問題にする。

なぜそのようなことをしなければならないのだろうか。それは本書のテーマが、感染症そのものの歴史ではなく、人々が感染症と考えた病をいかに予防してきたのかを問題にしているからである。感染症が社会的に問題になり、予防の必要性が叫ばれるとき、参照されるのは「これこれが感染症の原因であり、予防策はこうである」と教えてくれる医学だけではない。それは噂や恐怖などの人間的要素までも取り込む複雑な現象である。本書は感染症を、医学的知識から人間の感情までをも含むひとつの「世界観」として扱う(4)。そうすることではじめて、法や規則をつくるという社会的営みにおいて感染症がどのように扱われるのかを分析することができる。

＊

エボラ出血熱をめぐる予防措置の事例は、感染症を予防するための法や規則が、医学や人間の感情などが交差する地点において生まれる「世界観としての感染症」を対象としていることをよく示している。

二〇一四年十月、国境なき医師団の看護師だったケイシー・ヒコックスは、シエラレオネから帰国した(5)。この月アメリカではエボラ出血熱による最初の死亡例が出ていたこともあり、空港では厳しいモニタリングが行なわれていた。彼女は今までシエラレオネにいたこと、エボラ患者を看護していたことを申告すると、空港内の疾病管理予防センター（ＣＤＣ）の検疫所に連行された。そこでいくつかの質問と体温検査を受けたが特に異常は見られなかった。空港に到着してから四時間後、再び体温検査がなされ、熱があることを告げられた。彼女はエボラのせいではなく、疲れや困惑によるものだと抗議したが聞き入れられなかった。六時間ものあいだ空港に足止めされた後、彼女は空港に近いニューアーク大学病院へ連行され、病棟の外にある隔離用のテントに入れられた。その間二度のエボラ検査が行なわれたがいずれも陰性だった。

ヒコックスはエボラの治療に当たるなかで、症状が出なければエボラは感染しないことを知っており、検疫措置を定める空港の規定が厳しすぎると批判した言葉が『ニューヨーク・タイムズ』紙に掲載された(6)。この批判の翌日、ニュージャージー州知事クリスティは、検疫は正当な措置であるとして、「政府の仕事は市民の安全と健康を守ることである。それ以外の考えはもっていない[7]」と反論した。

八〇時間拘束されたあとで彼女は解放された。すぐにメイン州の自宅に戻ったが、今度はメイン州知事ルパージュが三週間のあいだ自宅で検疫期間を過ごすように命令した。知事は、他者の一メートル以内に入ること、仕事に復帰すること、公共の場所で人が集まる所へ行くことを禁じた[8]。しかし、エボラの症状がなく、検査も陰性であったのに検疫を受ける必要がないとして、彼女は命令を無視した。ボーイフレンドと一緒にサイクリングに出かけた彼女の姿は、多くのメディアにとりあげられることになった。

メイン州の衛生委員メアリー・メイヒューは、住民のあいだに「かなりの恐怖が広がって」いることから法的措置をとることに決めた[9]。メイン州はヒコックスの検疫命令を出すように州裁判所に請願した。メイン州知事ルパージュはこう述べている。「われわれがある一人の権利を尊重しなければならないのは確かだが、一三〇万人のメイン州民を守るために危険に備えなければならない[10]」。

メイン州裁判所は検疫措置の要求を退けた。なぜならばヒコックスにはエボラに感染していることを示す徴候が何も出ておらず、よって感染の危険がないからである[11]。そして、「エボラに関して、われわれの国ではいたるところで、誤解や誤情報、不適切な科学や情報がまき散らされて」おり、「人々は恐怖心から行動しているが、この行動はまったく理性的とはいえない」と述べたあと、このような付随意見を述べている。ただ「この恐怖が理性的でなくとも、それは目の前にあり現実に存在している」こともまた事実である、と[12]。

もし感染症を医学的な意味で捉えるならば、この事例は単なる無知や不条理の問題として片づけられてしまうだろう。そして教育の重要性や、医学や科学の知識の普及が説かれることになる。しかし、無知や人権侵害からの批判は、問題の本質からわれわれを遠ざけるのではないだろうか。感染症をひとつの世界観として捉え、単なる知識の欠如にとどまらない、より複雑な問題として考えるべきではないだろうか。もちろんそのことが、日本がハンセン病患者たちに対して行なってきたような差別的で不必要な予防措置を肯定することにはならない[13]。むしろ本書は、差別的な隔離措置を、無知な人々によって行なわれた過去のものとして片づけることに反対する。それは時代を変え、かたちを変え、対象を変えて繰り返されるものとして捉えられなければならない。

したがって、まずは感染症をひとつの世界観であると認識することからはじめよう。われわれに馴染み深いのは、カミュが『ペスト』で描いたような、隔離され人気のない荒涼とした都市のイメージであるかもしれない。あるいは『ウォーキング・デッド』から『Prague.inc』にいたるまでの、世界を呑み込みついには破滅させる死神としてのイメージであるかもしれない。鳥インフルエンザやエボラ出血熱がある地域に出現したときに、世界的に動員される大がかりな予防措置は、こうした破滅のイメージをも含んでいる[14]。

エイズはより複雑な世界観をもっている。ＨＩＶが流行しはじめた一九八〇年代には次のような道徳的非難がなされた。エイズは退廃的な同性愛者たちのライフスタイルの結果である、エイズの責任はハイチ人たちにある、ブードゥー教で行なわれる性交渉や血を飲む儀式がウィルスの伝播を助けているなどである[15]。

スーザン・ソンタグはこの言説を次のように分析している。エイズがセックスによって伝播したために、タブーを犯す者（「同性愛者」「ハイチ人」）が恐るべき外来者と捉えられ、軽蔑と恐れの対象となった。一方で、エイズという壊滅的な疫病が蔓延している事実は、われわれの社会の道徳的なたるみと政治的な壊滅を表わすものであると考えられた。したがって、タブーを犯す者、悪徳に染まった者が共同体に存在していることが意味するのは、共同体が彼らの放蕩を野放しにしているということになり、エイズの蔓延はその共同体への罰である[16]。

ＨＩＶについて科学的知見が積み重ねられた今でもなおそのような道徳的非難がなされている。例えば、エイズ流行の責任は「途上国で蔓延する不特定多数との性交渉」にあるなどという言説である。しかし、これもまた途上国の未発達の文化的価値観に対する、偏見をもった道徳的非難に他ならない。

エイズは多様な文脈において世界観がつくられてきた。法がそれを予防しようとすれば、当然のことながら科学知だけではなく、偏見や恐れも反映することになる。ライアン・ホワイトは、医師から他の生徒に感染する危険が少ないと診断されたにもかかわらず学校から追放された。[17]合衆国の一一の州では、ＨＩＶ感染者が噛みつくこと、つばを吐くこと、体液を投げつけることを刑罰の対象としているが、ＣＤＣはこうした行為の感染リスクがほとんどないことを指摘している。[18]

一般的には、このような問題は、医学的知識に基づかずに判断することが原因であり、医学知を教育することで解決できると思われている。しかしながら、もし追放や隔離という政策が、医学知を認識しながら、他の不適切な措置をとってしまうことによって起こるものだとするならば、このような「偏見による追放」は医学知の普及やリスク・コミュニケーションだけでは防げないということになる。したがって、なぜ感染症予防の措置が道徳的な非難と一体となるのかを問わなければならないであろう。

＊

このような問題関心から、本書は現在の各国の法令や予防策の分析ではなく、歴史研究を選んだ。現在とは違い、なぜ感染が起こるのかがはっきりと分からず、なんらかの防衛策を講じなければならないという状況において、医学と道徳的感情が混合し、感染症が社会的な意味をもつようになり、それを予防するため法や規則が成立していくプロセスが、現在よりも明確に検討できると考えたからである。

歴史研究を選ぶのにはもう一つの理由がある。スーザン・ソンタグはエイズの世界観について、十九世紀の公衆衛生が用いていた「ミアズマ」（瘴気）のメタファーが使われていたと指摘している。[19]十九世紀おわりにはすでに結核菌が発見されている。しかしそれでもなお瘴気が結核を生み出していると信じられ続けていた。なぜだろうか。ソンタグによれば、イメージのなかで結核と暗く汚れた都会の暮らしが結びついていたからである。この結核の世界観は、病気を道徳問題として提示することになる。結核と暗く汚れた都会暮らしの結びつきは、結核の予防において、不衛生と、不規則で享楽的な生活を結びつける。結核を予防するために、暗く汚い空間で享楽的に過ごす労働者たちの居住空間と暮らしを改善する必要性は、痰を吐くための設備を整えるなどといった公衆衛生の必要性と同じ強度によって主張されることになる。

序章において論じるが、ミアズマという言葉はその成立時点から二つの意味をまとう言葉であった。ヒポクラテスは医師の立場から悪性の空気が原因であるという意味でミアズマを用いていたが、文学的地平においてはミアズマは殺人を犯したことによる汚《よご》れを意味していた。悪性の空気から逃げよという医学的な予防策は、都市から汚れを浄化せよという道徳的次元の非難としばしば混ざり合い用いられてきた。

十九世紀末のコレラの世界観が二十世紀末のエイズの世界観に再活用されたように、またミアズマという言葉の医学的で道徳的な意味の重なりが古代ギリシアにあるように、感染症を世界観として研究するためには、歴史的な視野が不可欠である。たしかに、医学や衛生学上の発見や変化によって、感染症の予防法は変化してきた。しかしながら、そのかたわらには、恐怖や偏見や道徳的感情が寄り添ってきた。本書では、医学や公衆衛生の知の変化に合わせて、法や規則が変化する歴史をたどるが、同時に医学や法の変化にもかかわらず、人々の道徳的感情がそれらの法や規則に含まれていく歴史もたどることになる。本書で試みるのは、過去の無知を断罪することではなく、何らかの感染の危機が察知されるときに、それを予防する複雑なメカニズムがどのように構築されていくのかを明らかにすることである。そうした歴史をつうじて、現在のわれわれが、感染症の予防とどのように向き合うべきなのか考えることができるようになるだろう。

本書では分析対象としてフランス、とくにパリを中心に選んでいる。これは私が感染症に対する関心を抱いたのが、パリ留学中だったこともあるが、もちろんそれだけではない。本書が検討する十八世紀から十九世紀末にかけて、パリは国際都市へと変貌するなかで、それまでになく感染症のリスクをうちに抱えることになる。地方や海外からの労働者の流入、国際的な通商という流通の激化によって、感染症への恐怖や危機感は他の都市に比べても前衛化されていた。また十八世紀おわりに公衆衛生学が確立され、十九世紀のフランス公衆衛生学は世界をリードしていた。このような観点から、本書は主な研究対象としてパリを選んでいる。

＊

最後に本書の構成について簡単に紹介しておこう。

まず序章において、全体の前提となる感染症と予防の歴史について概説する。主に十八世紀以前のハンセン病とペストを取り上げ、ミアズマと感染という二つの考えに含まれる社会的、文化的な要素について確認し、それぞれいかなる予防法が採られてきたのかを明らかにする。

第一部である第一章から第四章までは、十八世紀の感染症と予防について論じる。ここではパリという都市が国際化していくなかでつくられていく、「世界観としての感染症」をいくつか取り上げている。例えば墓地の悪臭や、壊血病などである。今では感染症とは呼べないこうした現象も、ペスト、天然痘などと同列に「感染症」としてあつかっている。そうすることで、医学と道徳的感情の交点に生まれた感染症が、法や都市や国家によっていかに予防されてきたかが明確になるだろう。

まず第一章では、マルセイユのペスト流行とその予防について詳細に論じている。ヨーロッパで最後のペストの大流行となった一七二〇年のマルセイユの惨禍は、ペストの経過と予防法についてわれわれが知ることができる貴重な歴史的資料を残している。それを確認するとともに、その後の都市の感染症予防につながる新しい思考について論じる。

第二章では、都市に生きる人々が感染症に対して抱いていた恐怖と、実際にその温床として危険視された監獄、病院、墓地が廃止・移転されていく歴史について論じる。

第三章では、新しく生まれた「衛生」という概念はどのようなものだったのか、ルソーとカバニスという二人の思想家を例にとって論じる。

そして第四章では、予防接種という新しい感染症の予防法についての議論を見ながら、そこで生まれてきた確率的な思考法について明らかにする。衛生と確率という二つの思考法を合わせて考えることで、十九世紀の公衆衛生学の基盤が見えてくるだろう。

第二部である第五章から第八章までは、十九世紀の感染症と予防について論じる。十九世紀は統計学の発達により、以前よりもはるかに感染症の原因の特定に成功した時代である。死亡率の比較によって、貧困層の住居や衛生設備の悪さがコレラ被害の原因であることが突き止められることになるが、しかし同時に貧困層の生活の怠惰さを非難することを止めなかった。公衆衛生法の必要性を論じる議会答弁のなかには、公衆衛生の普及の必要性のかたわらに、彼ら貧困層が社会にもたらす退化の危険性をとなえる言葉を見つけるだろう。

まず第五章では、一八三二年のパリにおけるコレラの惨禍を取り上げる。そこでは十八世紀とは違う感染症予防が見られるとともに、「悪臭」や「貧民」といった十八世紀的な感染症の知覚とは異なる視点を発見することになる。

第六章では、「手本の感染」と呼ばれた精神衛生について触れている。自殺と飲酒癖という二つの社会問題を感染症という観点から分析することで、公衆衛生と道徳的非難が接続していることが分かるだろう。

第七章では、一八四九年および一八五三年のコレラ流行を取り上げる。とくに、この二つの流行のあいだに議論された社会保障制度の是非と、フランスで最初の公衆衛生法について検討する。

第八章では、一九〇二年につくられる公衆衛生法を中心として、十九世紀おわりから二十世紀はじめにおける感染症と予防の社会史を見ていく。この時代は、下水設備設置の義務化や、一九〇二年法など、公衆衛生が法的な次元に組み込まれていくことで、政府の権限が増大していく時代である。なぜそのような法制化が必要だと考えられたのか、その背後には感染症の予防と、人口減少や移民の増加の問題との関係が見いだされるだろう。

繰り返しになるが、本書のテーマはあくまでも感染症という現象を社会的な側面から検討し、それを予防することが、単に病気の伝染を防ぐことではなく、道徳的な非難やその他さまざまな要素を考慮したものであることを明らかにすることである。

そうした試みをはじめるためには、十八世紀以前の社会のなかで感染症と予防がどのようなものだったのかを知らなければならない。さっそく、古代ギリシアから近代までの世界における感染症と予防について見ていくことにしよう。

目次——感染症と法の社会史

第二部　十九世紀における感染症と法

凡例

・本文中、ハンセン病ではなく癩病という表記を用いた。これは本書が当時の観念を再現する社会史という方法をとっていること、そして感染症から差別や偏見がどのようにして生まれたかを検証するという側面があるために、この表記を用いたのであり、差別を助長する意図はない。

・翻訳がある著作については、本文の内容と合うように、原文にそって適宜著者が翻訳し直した。

装幀——難波園子

序章　ミアズマと感染——感染症と予防の近代前史

序章では次章以降の予備知識として、十八世紀以前の感染症と予防の社会史をたどっていきたい。近代以前の社会は、感染症についてどのような考えをもっていただろうのか、そしてそれをどのように予防してきたのだろうか。

十八世紀にいたるまで、感染症の原因について二つの考え方があった。したがって、感染症の予防も二つの異なる方法がとられてきた。

十四世紀以前のヨーロッパ社会は、感染症の対策として追放や逃避という方法をとっていた。追放とは病人を都市の外部へと追いやることである。逃避とはその逆に、自らが病の蔓延した都市から逃げ出すことである。一方は罹患した身体を遠ざけること、他方は病の温床から身体を遠ざけることである。どちらも空間から身体を移動させているが、真逆のベクトルが働いている。

感染した身体を遠ざけるか、温床となった都市から逃避するか。一見するとこのベクトルの違いは、感染症を引き起こす原因について考え方に違いがあるように見える。というのも追放は罹患した身体を、逃避は温床となった都市を問題にしているように見えるからである。しかし、別の考え方のように見える二つの予防法の根底には、じつは「ミアズマ」という一つの考え方があった。古代アテナイを襲った疫病から、ヨーロッパにペストが持ち込まれるまでのあいだ、人々は感染症の原因をミアズマという考え方によって理解していた。

一方、十四世紀のペストの惨禍以降、病気は感染するものであるという考えが一般化する。感染という新しい考え方によって、われわれの社会へと受け継がれていく感染症対策が生み出された。例えば空港などで行なわれている検疫や、病院への患者の隔離などは、ペスト対策としてヨーロッパの各都市が長い時間をかけて少しずつ積み上げていったものである。

この章では、まず一節でミアズマという考えと、追放や逃避という方法について、古代ギリシアから中世までの歴史を辿りながら考察していく。そして二節において、ペスト以降の世界で感染という考えが一般化し、隔離や検疫などの方法が普及していく歴史を見ていく。二つの方法の変化を見ながら、次章から考察していく十八世紀以降の感染症と法の社会史の根底にある考えを明確化しておくことにしよう。

一　ミアズマと追放

汚れとしてのミアズマ

トゥキディデスの『戦史』によれば、紀元前四三〇年、アテナイで大規模な疫病の流行が起こった。(1)『戦史』には、この疫病は「患者から看病人へと病が燃え移る」ような強い感染力があり、まるで「家畜の倒れるように」次々と人命が奪われていったと書かれている。トゥキディデス自身、これほど大規模な感染症の流行は聞いたことがないと述べているから、当時の人々にとっては前代未聞の出来事だったのだろう。

このアテナイを襲った疫病による症状はつぎのようなものだった。頭部の激しい熱に襲われ、目の充血、喉の炎症ののちに「異様な臭気をおびた息」を吐くようになる。痛みは胸部へと降りていき、激しい咳と吐き気、そして痙攣へといたる。しかし病者の体力は衰弱せずに病に抵抗を続けながら、「大多数のものはいくぶんかの体力を残しながら、高熱のために七〜九日目に死んでいった」。

感染力の強さと症状の激しさによって、アテナイの都市秩序はしだいに蝕まれていった。人々は感染を恐れるようになり、たがいに近づこうとしなくなる。病人を看病することは危険な行為となり、患者はひとり家に残され死んでいく。しだいに「神聖とか清浄などというものいっさいの宗教感情」をかえりみなくなり、埋葬はなおざりになる。その日その日の歓楽を求めることが美徳となり、「人目を忍んでなしていた行為を、公然と」おこなうようになっていった。

当時は、ペロポネソス戦争の最中であった。だから人々は「戦争は飢饉を運んでくる」という予言について議論をかわしたという。激しい疫病の流行を目の当たりにして、戦争が運んでくるのは「飢饉」(limos)ではなく「疫病」(loimos)の言い間違いだったと人々は信じるようになった。あまりに恐ろしい疫病は古い予言さえも書き換えてしまった、とトゥキディデスは書き残している。

ソフォクレスの『オイディプス王』は、この疫病流行の直後に書かれている。その舞台となる都市テーバイは、アテナイのように疫病に襲われ荒廃した都市として描かれている。この物語のなかで、疫病が流行した原因は次のように説明されている。

クレオン　ではわたしが神よりうかがったことを申し上げよう。われらが主、ポイボス・アポロンの命じたもうところは、明らかにこうであった――この地には、ひとつの汚れが巣くっている。さればこれを国土より追いはらい、けっしてこのままその汚れを培って、不治の病原としてしまってはならぬ、と。

オイディプス　そのための浄めの法は？　その汚れとはいかなるもの？

クレオン　浄めの途は、罪びとの追放、もしくは血をもって血をつぐなうこと。――国をゆるがしている嵐の因は、その流された血にありと知れと。(2)

この会話にみられるように、『オイディプス王』において、流行している疫病(loimos)の原因は、都市テーバイの内部に潜んでいる「汚れ」(miasma) にあると考えられている。そしてテーバイが疫病から解放される条件は、汚れをもつ罪びとを共同体から追放することである。『オイディプス王』に書かれている汚れが、ミアズマという言葉のもつ一つ目の意味である。ミアズマ＝汚れが放置されていることに神が怒り、神罰として疫病が起こる。

ミアズマという言葉は、血とアナロジーの関係にある「しみ」(miaino) から派生しており、殺人によって流された血による「汚れ」を指している。(3) ソフォクレスの物語においてミアズマとは、オイディプスによる父の殺害を指している。『オイディプス王』のクレオスが伝えている神託によれば、神は汚れた人物を探し出し共同体から追放するか、あるいは血が血で償われることを要求している。この物語において汚れと疫病の関係は次のように整理できる。神は汚れ (miasma) を追放し、共同体を浄化 (catharsis) することを求めている。神の怒りがおさまれば、疫病 (loimos) の流行もおさまるだろう。(4)

プラトンの『国家』にも同じ構造が見いだされる。(5) それは殺人について語られる場面である。プラトンによると、尊属殺人を行なった者は、自分の行ないと必ず同じ目にあうように定められている。父親を殺害したものは、必ずや自らの子供によって殺害される定めにある。というのも「似たものには似たもので、殺人には殺人を償いとして支払い、そうすることで親族全体の怒りをなだめて鎮めないうちは、その汚れは洗い落とされようとはしないからである」。立法者はこの役割を代行し、殺人の汚れから共同体を浄化しなければならない。そのために法律は、尊属殺人の場合、殺害者を死刑にし、共同体から追放し、指定の場所へ投げ捨てることを定めるべきであるとプラトンは述べ、こうつけ加えている。「役人たち全部が、国家全体に代わり、それぞれ石を手にとって、これを殺害者の死骸の頭に投げつけ、こうして国家全体を汚れから浄めなければならない」。

トゥキディデスとは違い、ソフォクレスやプラトンが人から人へと感染すると考えていたものは「汚れ」である。例えばプラトンは、両親への暴行について書かれた部分で、汚れが偶然の接触によって伝染すると記している。もし自由人が、その暴行者と飲食を共にした場合や、挨拶で手を握っただけでも、市内に入ることを許されるべきではない。なぜならば「罪に感染して呪われた者になっていることを自覚すべきだからである」(6)。

ソフォクレスやプラトンにとって疫病の流行は犯された尊属殺人への神罰にすぎない。流行している病そのものが感染するとは考えられていないが、代わりにその原因を作り出している汚れは、殺人を犯したものによって生み出され、その者から市民や子孫たちへと感染していく。ゆえに疫病の蔓延を止めるには、疫病の根源たる汚れを、一刻も早く浄化しなければならない。浄化しなければ、テーバイのように拡散されていく汚れによって都市そのものが不治の病原になってしまうだろう。『オイディプス王』のクレオスの台詞を見よう。「この地には、ひとつの汚れが巣くっている。さればこれを国土より追いはらい、けっしてこのままその汚れを培って、不治の病根としてはならぬ」。プラトンは、殺人について語るなかで、法律が追放や浄化の儀式を強制しなければならないと再三述べているが、それは疫病ではなく汚れが感染してしまうことを遮るためである。

瘴気としてのミアズマ

ところでミアズマには二つ目の意味があり、その用法も同時代に見いだすことができる。それはヒポクラテスを起源とする使用法で、空気のなかに毒性の何かが含まれていることを意味している。この場合のミアズマの意味は汚れではなく「瘴気」である。医学の父と呼ばれるヒポクラテスもトゥキディデスやソフォクレスと同時代に生きており、アテナイに疫病が流行したときには、三〇歳前後と考えられるから、これを目撃し診療した可能性が高い。だが現在のところ詳しいことは分かっていない。ただ、彼らとは違い、ヒポクラテスは、医学から血の汚れ、呪い、浄めの儀式といった考えを引き離そうとしていた。例えば『神聖病について』では、癲癇を神罰であると考え、お祓いという方法で治癒しようとする人々を非難しつつ、病気として位置づけた上で合理的に分析している(7)。

これは疫病についても同じであり、ヒポクラテスは呪いや汚れが原因だとする考えに反対し、合理的に分析している。ヒポクラテスによれば、すべての病の原因は、食事と空気のどちらかにある。では疫病のように多数の人間が同じ時期に同じ病にかかったとき、その原因は食事と空気のどちらにあると見るべきだろうか。万人が使用するものが原因であると考えるのが自然だろうから、疫病の原因は食事ではなく空気にあると考えるべきである。ではなぜ空気が多数の人間に病を引き起こすのか。ヒポクラテスはこう述べている。

病気がおこるのは、おそらくはどこか他のところからではなく、空気が体内にはいるのが多すぎるとか少なすぎるとか、いっぺんにたくさん入ってくるとか、空気が病原となる毒気（miasmas）に汚染されているとかの場合に、まさにそこからおこってくる、ということである。[8]

ヒポクラテスは、疫病が流行する原因の一つとして、空気が「病的な毒気を含んでいて害を与えている」ことを挙げている。だからこそ食べた物に関係なく、呼吸する者たちがみな同じ病にかかるのである。別の論文でも、人間が病にかかるのは「空気が人間の自然性に敵対するような毒気（miasmas）に染まるとき」[9]と述べている。したがって、ヒポクラテスは多数の人間を一度に巻き込むような何らかの病原となる毒気、すなわちミアズマが空気に含まれていることが、疫病の原因であると合理的に考察したということである。[10]

ヒポクラテスによれば、空気に毒気が含まれており、吸い込んだ人々は同じ病にかかるのだから、対処法は次のようになるはずである。「空気の身体への流入はできるだけ少量に、かつ他の場所の空気を吸うように気をつけなければならない、そのためには病気が発生した場所からできるだけ他へ移り、身体をやせ細らせねばならない。やせ細っているならば多量に頻繁に空気を吸う必要がないからである」[11]。可能な限りその場所から遠ざかり、できる限り少なく空気を吸い込むこと。このヒポクラテスの教えは、ペストの到来とともに、中世のヨーロッパにおいて次のようなスローガンとして定着していく。「逃げよ、遠くへ、長い間」[12]（Cito, Longe, Tarde）。

ミアズマの二重の意味

ここまでの分析で明らかになったのは、疫病の原因がミアズマであると言うとき、二つの意味があったということだ。それは都市の地下深く、地球の奥底から立ち上ってくる毒性の瘴気が原因である。あるいは都市という共同体のなかに汚れた者がいるために神がわれわれに罰を与えているために起こる現象である。瘴気が原因であれば、その瘴気を取り除くことはすぐにはできないので、その発生が治まるまで遠くに逃げなければならないし、汚れた者が原因ならば、そのものを浄化するか追放すればいい。このようにしてミアズマという一つの言葉から感染症に対する二つの対応が生じることになる。汚れと追放、瘴気と逃避である。これらはキリスト教時代のヨーロッパに少しの変更を伴いながら受け継がれていくことになる。それはまず癩病に対する追放という形で継承され、つぎにペストの到来によって逃避という方法が再び活用されることになる。

汚染と罪としての病

では、汚れと追放はどのように中世ヨーロッパへ受け継がれたのか。汚れとしてのミアズマは、「汚染」(infection) という言葉のなかにその痕跡を留めている。現在でも伝染病のことを英語で「infectious disease」と言うように、汚染という言葉と伝染病には密接なつながりがあるが、ゴドフロワの『古代フランス語辞典』によれば「汚染」(infect) という言葉は、もともと「癩病、あるいは他の感染症」を意味していた。[13] すなわち語源的には汚染と癩病は同じだった。このような同視の源流は、旧約聖書に含まれている癩病者への記述であろう。[14] 例えば「レビ記」一三章および一四章は詳細にツァーラアト (癩病) への処置を定めている。[15] それによると皮膚に湿疹、やけどなどの症状が現われた場合、祭司によって診断を受けねばならない。疑わしき者は一週間の隔離の後、祭司によって再び診断される。祭司が治癒されたと判断すれば、「あなたは清い」と宣言し、共同体に戻ることが許される。しかし、祭司がツァーラアトであると判断すれば「あなたは汚れている」と言い渡される。汚れていると宣言された者は、宿営の外に一人で住まわなければならず、衣服を引き裂き、髪を乱し、口ひげを覆って、「私は汚れたものです。汚れたものです」と近づく人すべてに叫ばなければならない。

旧約聖書のなかでは、汚れたる者は共同体から追放されなければならなかった。というのも聖書においてツァーラアトという病は普通の病気とは異なるからである。ツァーラアトが特殊なのは、彼らが病気にかかる原因が罪を犯したことにあり、神の怒りをかった罰としてツァーラアトが彼らに取り付いたという点にある。このために通常の病は治癒するという視点で語られるが、ツァーラアトは「汚れる」「清められる」という祭儀的観点から語られることになる。

彼らは罪人であるがゆえに共同体から追放される、この点においてミアズマと重なり合う。しかし両者には決定的な違いが存在している。それは汚れるという意味の違いである。ミアズマにおいて問題となる汚れとは尊属殺人を指していた。一方で癩病者たちは尊属殺人を犯しているわけではない。ではこの「汚れる」とはいったい何を示しているのだろうか。次に、汚れた者として表象された癩病者たちが、どのような扱いを受けていたのか見ていくことにしよう。

癩病者に関する規定

癩病者に関する規定の原型は、六世紀に行なわれた一連の宗教会議のなかで決定されていった。この会議において、癩病者たちは二つの方向から扱われるべきであると定められた。一方では彼ら病者を養う責任が規定され、他方で健康なキリスト者と交流しないよう厳しい規定が置かれた[16]。すなわち、慈善の対象であると同時に、追放の対象になったわけである。その後七世紀から八世紀にかけて癩病の激しい流行が起きると、この宗教会議の規定が、それぞれの地方が定める慣習法のなかに組み込まれていった。それら慣習法のなかで、癩病者の扱われ方は主に三つの点で特徴がある。それは財産に関すること、婚姻に関すること、そして目印に関することである。

まずは財産について見てみよう。例えばランゴバルド王国のロタリ王法典（六三二年、ゲルマン民族であるランゴバルド族のロタリ王が制定した部族法）には次のように書かれている。もしある者が癩病者となったとき、病にかかったことが判事および人々の前で証明されたならば、その者は他の者たちと別れて暮らさなければならず、市内および住居から追い払われなければならない。また財産も誰かに譲渡することはできない。というのもその者は死者として考えられなければならないからである。ただし、生活するためにそれらの財産を使用することは許される。[17] ノルマンディーの慣習法にもロタリ王法典と似た記述がある。それによれば、癩病者と判断されたものは「一種の民事的な死」が宣告され、都市から追放される。癩病者は遺産の相続や譲渡ができなくなり、分離された時にもっていた用益権だけが彼の手もとに残る。[18] ボーマノアールによる「ボーヴェジ慣習法」によれば、癩病者は社会から切り離され一切の所有権を失う。というのも「彼は俗世において死んでいるから」である。[19]

次に婚姻に関する規定がある。コンピエーニュ公会議（七五七年フランク王ピピン三世が開催した公会議。結婚についての法規を定めた）において、配偶者の一方が癩病になったとき、もう一方の配偶者は再婚を許可されるとされた。これは「宗教的観点からは、結婚を解消することは許されないはずだが、癩病者は法的に死者とされる」[20] ために可能になる。また夫婦関係を解消することで、癩病者たちを追放し共同体から切り離すことが容易になる。

最後に、目印に関する規定がある。シャルルマーニュによる七八九年の王令は、癩病者について次のように定めている。癩病者は、教区民の費用によって支給される、帽子、灰色のマント、鐘、物乞いのための袋を身につけること。定められた家屋に居住すること。[21]

このように癩病者は三つの点において共同体から追放されていくのだが、その論理的説明は癩病者＝死者という点を軸に展開されている。彼らは死者であり触れてはならない。あやまって触れないように彼らは目印をつけなければならない。死者であるから財産をもつことはできない。死者であるから配偶者は婚姻関係を破棄することができる。このような癩病者＝死者という認識は、あくまで法的主体としての擬制的な死を意味しており、教会法や民事法上の規定に過ぎないはずだった。しかし十一世紀から十三世紀にかけて実際の葬儀というかたちで儀式的に執り行なわれる姿がヨーロッパ各地に見られるようになる。葬儀としての癩病の宣告と追放は地方によって方式が異なるものの、例えば次のように行なわれる。司祭は癩病者の家に赴き、死者が通常されるように、黒い生地で覆った担架に乗せて教会へと癩病者を運ぶ。「リベラ・メ」が唄われ、額に三度墓地の土がかけられ、「あなたはもはやこの世のものではない」と言われる。そして禁止事項が言い渡されたのち、癩病者の衣服と、通行人に危険を知らせるクリケット（木製でかたかたと音が出る装置）を渡される。教会を出ると癩病者が居住を定められた場所まで行進が続けられる。その際、彼に言い渡される禁止事項は次のようなものである。


教会、市場、製粉所、パン屋、人々の集会や会合に立ち入ることを禁ず。

同じく、すべての泉水で、手や必要なものを洗うことを禁ず。水を飲みたいときには、自身がもっている桶や容器で水をすくうこと。

同じく、他者が見分けることができるように、癩病者の服を着用せずに外出することを禁ず。自宅の外で靴を脱ぐこと、裸足になることを禁ず。

同じく、いかなる場所であっても購入する物以外のものに触ることを禁ず。欲しいものを知らせたいときには、棒や杖を使うこと。

同じく、ワインを購入するとき、または施しを受け取るときには、店や家屋の中に入ることを禁ず。ワインや施しは、もっている桶や容器で受け取ること。

同じく、妻以外の女性の同伴者をもつことを禁ず。

同じく、野原において誰かに尋ねられても、答えることを禁ず。尋ねられた時には、その人を汚染しないために、すぐに風下の道端へ移動すること。次に、その人に出くわさないために、狭い道を通らなければならない。

同じく、野原において狭い道を通る必要があるときには、持っている手袋を着けないで草や薮に触れることを禁ず。

同じく、誰であろうと子供や幼い者に触れることを禁ず。また何であろうと子供たちに物を与えることを禁ず。

同じく、癩病者以外の者と飲食を共にすることを禁ず。(22)


この命令のなかで死者としての癩病者たちは何を禁止されているのだろうか。それは「触れること」である。大人や子供に触れること。水に触れること。草に触れること。歩道に素足が触れること。すなわち直接的な接触の禁止である。確かに風が間接的に汚染するという要素がないわけではない。しかしここにはペスト以降の、衣服、物、家屋といった人物のまわりにある空間までも警戒するような態度はない。中心には触ることへの忌避があり、それを遠ざけるために手袋、靴、容器、クリケットなどが配布されている。

追放とは何か

追放という措置は、接触と交流の禁止を意味している。接触と交流が許されない理由は、彼らが罪を犯し神の怒りを買ったためである。ところで、ミシェル・フーコーはこのような追放が中世ヨーロッパ社会の構造のなかで、その社会を支える一部として必要とされていたと述べている。すなわち、接触の禁止や癩病者への儀式は単に病を遠ざけるために取られていた手段ではない。フーコーは次のように述べている。この追放の儀式は「癩病を防止する役目ではなく、神聖な距離をもうけてそれを維持し、逆向きの賞賛によってそれを固定する役目を与えられていた」[23]。癩病を予防することが目的なのではない。もし病を防止することが目的ならば、葬儀のような厳粛な儀式は不必要である。こうした禁止と儀式の中心には病ではなく罪が存在しているのだ。フーコーはある典礼書を引用しており、そこには「汝がこの病に汚染されしは、われらの主の思し召しなり。汝がこの世においておかせし悪を、われらの主が罰せんと望みし時、主は汝に大いなる恵みをたれたもうなり」[24]と書かれている。すなわち、癩病は罪を罰するために神が下した恵みであると考えられていた。これを逆に捉えるならば、癩病者がいるということは神が存在しているということになる。つまり癩病が神の罰であり恵みならば、癩病者の存在は神の怒りと慈愛の存在を証明するものということになる。なぜ恵みなのだろうか。それは癩病者が病を耐え忍ぶとき救済されることになるからである。彼らは耐え忍ぶために追放されなければならないという考えがここから生じたのである。「彼らは差し出されることのない手によって救済される。罪人は癩者を戸口に棄てて、彼に救済の道を開くのだ」[25]とフーコーがいうように、放棄し追放されることは救済であるという奇妙な転換がつくられたのである。

癩病の罹病者が最盛期を迎える十二世紀には、フランス全土には二千近くの癩病院があり、癩病者の数はおよそ二万人にものぼった。しかし十四世紀になるとその数は激減し、例えばパリではたった三五人になっていた。十六世紀になって、フラカストロが癩病という病はほぼ根絶されたと書き残しているほど、癩病者の数は僅かになっている。しかしながら、人間の集団を二分割し、その一方に目印をつけるという権力のモデルは残り続けたとフーコーは述べている。癩病者がいなくなっても、放浪者、軽犯罪者、精神病者などの社会的なマイノリティたちは異常という目印をつけられ、正常な人々から切り離されたからである[26]。

「汚れる」とは何か

では「汚れる」とは一体何を意味していたのだろうか。中世ヨーロッパにおいて、癩病者とユダヤ人たちがしだいに同視されるようになっていく過程を例に見ていこう。癩病者とユダヤ人を同視するような思想は中世にはじまり十八世紀まで続いた思想だった。例えばヴォルテールは天然痘の起源について次のように述べている。「私はつねに天然痘がアラブの砂漠で生まれたと考え、癩病と起源を同じくすると考えてきました。それは直接にユダヤの民と結びつくものです。私たちの不幸な地球上にかつて存在していた民の中で、彼らこそ最も汚染された(le plus infecté)民だからです」[27]。ヴォルテールはユダヤ人が天然痘をわれわれのヨーロッパにもちこんだと述べている。しかも汚染という言葉をもちだすことで、癩病者＝ユダヤ人というつながりが暗に示唆されている。しかしなぜ癩病者とユダヤ人が同じ扱いを受けていたのだろうか。

ヴォルテールは「汚染」(infection)という言葉を使っている。この言葉が癩病の意味をもっていたことは既に述べたが、再びゴドフロワの『古代フランス語辞典』を見てみよう。「汚染」という項目の下には、「汚染する」(infectionner)という動詞が掲載されており、この動詞には三つの意味がある。一つ目の意味は、何らかの悪い状態に置くこと、または腐敗させることである。例えば「死体が悪臭を放ち町を汚染した」や「空気を汚染する」といった使用法もあれば、「良き母親は、子供が自分以外の乳との悪しき接触をもつことを許して、子供を汚染させてはならない」のように用いることもできる。二つ目の意味は「悪い予言が貧しい人びとの心を汚染した」のように、人の心を退廃させることである。三つ目の意味は「癩病者が健康な者に病を汚染することがないように、分離しなければならない」のように、病を伝染させることである。

中世ヨーロッパでは、古代ギリシア時代とは違い、汚れという言葉に新しい意味が付与されている。すなわち心を汚染するという意味である。ミアズマで問題とされていたもの、それは尊属殺人という行為であった。オイディプス王のように、その行為をなぜ、どのような経緯で犯すことになったのかという点には無関係に、殺人によって手が汚れた者は追放されなければならなかった。しかし、汚染という言葉で問題とされているのは、行為に加えて、心の汚染という内面の精神的な次元である。E・R・ドッズは次のように述べている。「キリスト教徒の罪は、意志の或る状態、人間の内面的意識の病気である。これに対し、アルカイックな汚れは、ある行為の自動的結果であって、外面的出来事の世界に属し、腸チブス菌のような残酷さで行為者の動機とは無関係に作用するのである」[28]。

ところで『古代フランス語辞典』では悪い予言が人々の心を汚染すると書かれている。中世ヨーロッパにおいて、人々の心を汚染するとされていたのは予言ではなく異端である。ここに癩病とユダヤ人が結びつく要点がある。例えばトマス・アクィナスは述べている。「癩病の汚れは異端的な教えの汚れを表示するものである。なぜかといえば、異端的な教えは、癩病と同じく伝染的[29]」なのである。人々の心を退廃させることと、癩病が伝染することは同じ意味をもつようになる。池上俊一は次のように述べている。「十二世紀以降、教父による聖書解釈は、ライ病を原罪・ユダヤ人・異端者のアレゴリーとみなし、とりわけ淫乱の罪への神罰を受けたもの、と目されるようになる[30]」。すなわち、汚れることが意味するのは、とりわけカトリック教会の教義に違反したものたちへの神罰であり、癩病の伝染と異端の伝染は同じ次元で語ることができるようになる。こうして、カトリック教会の定めた正当なるものから外れた者たちはすべて、一種の癩病者として同視されていくことになる。

ユダヤ人への規定

癩病者の追放規定の起源は、先ほど述べたように、六世紀の宗教会議にある。同じように四世紀から七世紀に行なわれた一連の宗教会議のなかで、ユダヤ人たちに関する禁止規定が多く設けられた。キリスト教者との結婚および性交の禁止、ともに飲食することの禁止、受難週に通りに出てはならないなどの規制が課せられた。七世紀にはタルムードを焼き捨てることが命じられる。第一次十字軍の時になると、異端者としてのユダヤ人という存在が矢面に立たされることになる[31]。というのも異教徒を倒しにいくのに、自分の領土内に異教徒を残していくわけにはいかないという理由によってユダヤ人虐殺が起きるからである。

　以降、ユダヤ人を追放する規定が、宗教会議と地方の慣習法のなかで積み重なっていくことになる。パリ市を例に出そう。パリのユダヤ人たちは十二世紀に市内から追放され、市外のシャンポーという場所に小さな町を作り暮らしていた。しかし高利貸しが人びとを破滅させるとの理由で、一一八二年には国外追放と財産の没収、債権の取り消しを命じられる。約二十年後追放は撤回されるが、一二六九年の王令では、黄色の輪をローブの上につねに身につけることが命じられる。これは一二一五年のラテラノ公会議において、ユダヤ人を見分けるために特別の服装の着用が義務づけられたことに由来している。その理由というのは、これまではキリスト教徒とユダヤ人が結ばれることがあったが、この会議以降「この種の大罪が単なる過ちとして見過ごされないように[32]」しなければならない、とされたからだ。一三六三年、パリ市では、住居にも赤と白に塗り分けられた輪を通りに見えるよう設置することが命じられる[33]。

　共同体からの追放、財産権の剥奪、目印の携帯義務、……。ユダヤ人たちは一種の癩病者として扱われていた。癩病者たちが追放されたのは、それによって病者が救済を受けられると信じられていたからだが、ユダヤ人たちの追放はどのような意味があったのだろうか。エドワード・サイードは、次のように述べている。「追放という考えかたと癩病者となる恐怖、すなわち社会的・道徳的な不可触民（untouchable）となってつまはじきにされる恐怖とは、いつもつながっていた[34]」。サイードによれば追放が恐るべき刑罰なのは、「一種の永遠に呪われた者（outcast）になること」を意味し、「どこへ行ってもくつろげず、いつも周囲と折り合いが悪く、過去に慰めをみいだせず、かといって現在や未来には苦しい思いしか抱けない、そんな人間」になることを余儀なくされたからである。すなわち彼らは救済ではなく制裁されるために追放された。

癩病者とユダヤ人

ペストがヨーロッパに持ち込まれる直前には、ユダヤ人と癩病者がはっきりと結びつけられていた。パストゥロー十字軍と呼ばれる事件を見てみよう[35]。一三二五年、激しい飢饉がフランスを襲い、北部の農民たちはその飢饉に耐えられず、南部を目指して集団で移動を始めた。その時、一人の若い羊飼いが幻覚を見た。それは鳥が娘に姿を変え、異教徒を打ちにいくように囁いたという幻覚である。彼らは南部へと向かいながら途中にあるユダヤ人居住区を襲撃し、略奪しながら進んでいった。このパストゥロー十字軍は一年たたずに収まるのだが、アキテーヌ地方にある噂が広まった。ユダヤ人が毒薬をつくり、癩病者に金を渡してそれを井戸に投げ込ませたというのである。これに関して重度の癩病者が捕らえられ、毒薬の作り方を一〇リーヴルで金持ちのユダヤ人から依頼されたことなどを告白したとされている。

この毒井戸の噂が一三二一年、ヨーロッパにペストが侵入するのが一三四八年であるから、どのようなことが起きたのかは想像に難くない。ヨーロッパで最初のペスト大流行が起きたとき、ユダヤ人が毒を井戸に投げ込むのを見たという者がヨーロッパ各地に現われ、その結果としてユダヤ人の大虐殺が起きる。教皇クレメンス六世は大勅令を出して、ペストをユダヤ人のせいにしている人びとを非難し、虐殺と財産の略奪をした者は破門にすると命令したが、虐殺はなかなかおさまらなかった。フランス王フィリップ六世は、教皇の勅令を無視して、井戸に毒を投げ込んだと告発されたユダヤ人六人を略式裁判で死刑にしている。シュトゥットガルト、ストラスブール、ケルンでもユダヤ人虐殺が行なわれたが、ペストがその都市に侵入する何ヶ月か前のことだった。歴史学者カルパンティエは、この虐殺が起きた理由を、ペスト流行の噂が「住民のあいだに神経過敏と恐怖の状態を培った[36]」ためであると分析している。

ペストにかかった動物たち

ラ・フォンテーヌによる寓話『ペストにかかった動物たち』はこの神経過敏の精神状態をうまく説明している。この寓話は疫病の流行を止めるために動物たちが集まるところから話が始まる。動物の王たるライオンは、彼らを前にして次のように語り始める。「親愛なる諸君、私が思うに、この不幸はわれわれの罪を罰するために天が下したものである。ならばわれわれのうちで最も罪深い者が、自らを犠牲にして天の怒りを受けるべきである。そうすれば全員の治癒が望めるかもしれない。厄災に際しては、そうした犠牲を払うべきだというのは、歴史の教えるところではないか？[37]」

王であるライオンは、罪を一人ずつ告白していこうと呼びかけ、まず自らの罪について語りだす。私は罪なきヒツジを食べた、さらに羊飼いさえ食べたことがある、私が犠牲になるべきかもしれない。キツネがすぐにそれを否定する。愚かな動物を食べることは罪でしょうか。いやむしろヒツジにとっては名誉なのです。羊飼いも動物に対して不正義を働いているのだから、食べられても仕方がないでしょう。同じ論理で、トラやクマを含めた肉食の動物全員の罪が許されることになる。最後に、ロバが告白する。神父の牧場を通ったとき、空腹と草のやわらかさのために、まるで悪魔にそそのかされるように、舌一枚分の草を食べてしまった、と。するとオオカミが言う。「この忌まわしき動物を犠牲にすべきではないでしょうか。毛のすりきれた、かさかさの忌まわしいこの動物こそ、すべての悪の源泉なのです[38]」。

罪と浄化という『オイディプス王』以来の伝染病と汚れの物語が語られている。しかしこの二つの物語のなかで汚れることの意味はやはり異なっている。すなわち外面的な行為が問題か、内面的な罪が問題かという点である。『オイディプス王』において汚れることが意味していたのは、尊属殺人を犯し手が血に塗れているということであった。そしてオイディプスには父親を殺害したという認識はなかった。つまりこの汚れは、行為者の意図や認識とは無関係に、あくまでも尊属殺人という事実と結果のみが問題とされ、汚れは全く外面的である。一方、ラ・フォンテーヌの寓話のなかで、ロバの汚れはどのように表象されているだろうか。確かに草を食べたという行為は存在する。しかしラ・フォンテーヌが舌一枚分とわざわざ述べているように、他の動物と比べて非難の度合いがそれほど強いわけではない。むしろロバが責められている原因は、身体的な汚れ（「毛のすりきれた」「かさかさ」）、そして内面的罪（「空腹に耐えきれない」「悪魔にそそのかされた」）である。つまり犠牲にされるべき存在は、罪を告白し合うなかで最も罪深いとされる者なのだが、それは外面が汚れており内面の意志が弱い者、身体が醜く食欲に負けたロバなのである。

癩病からペストへ

ラウル・ヒルバーグは、教会法のユダヤ人追放の規定と、ナチス・ドイツのユダヤ人規制の対照表をつくりそこに驚くべき一致を見いだしている[39]。おそらくナチス・ドイツがユダヤ人に課した黄色の六芒星バッジの源流は中世の教会法にあるのであろう。しかしながら、ナチス・ドイツの優生学的・生物学的発想と、教会法を同視することはできないように思われる。確かに大規模な虐殺は起きていたが、サイードが述べているように、追放が本来意味していたものは断絶や根絶ではなかった。彼らを完全に断絶するのであれば、印を身に着けさせる必要はない。癩病者たちは鐘を身につけることを義務づけられていたが、物乞いのために都市を歩くことは許されていた。ユダヤ人たちは黄色の輪をつけることを義務づけられていたが、都市の近くで生活していた。追放とは周縁化であり、可視的な分離である。触ってはならない、交流してはならないということである[40]。

このような教会法の一部は、ペスト以後にも受け継がれた。例えばレッジョ（イタリア北部の都市）やミラノではペスト病者の城外追放がなされた。また一三七四年にレッジョ市は、快復した病人は都市に入る前に野原に一〇日間隔離されなければならないと定めているが、これも「レビ記」の記述を思い起こさせる。また隔離院（Lazaret）の語源は癩病者ラザロおよび、癩病院の起源とされる聖ラザロ騎士団に由来する[41]。より直接的な例もある。例えば一五一四年リール（フランス北部の都市）において定められたのは、ペスト患者が市内を歩くときには印を身につけなければならないというものであった。ペルージャ（イタリア中部の都市）でも売春婦や物乞いたちは、ペストの恐れがあるので、黄色のものを身につけるように定められており、パリ市では出歩くには白い杖をもつように定められた。

しかしながら、追放という処置はだんだんと影を潜めていくことになる。というのもペストという病の特殊性とヨーロッパの都市国家の発展によって、追放よりも隔離や監視という処置の方が重要になっていくからである。

二　感染と隔離

「感染」（contagion）という言葉は、十六世紀にいたるまで接触によって害を及ぼすことを意味していた。というのも、この言葉の語源は「同時的に」（con）「触れる」（tango）ことを意味するラテン語「contagio」に由来するからである。したがって、はっきりと感染症と結びついていたわけではなく、触れることによって悪をなすこと全般に用いられていた。例えばアウグスティヌスの『神の国』には次のように書かれている。「清められた魂が御父のところに還るのは、いつか悪に再び接触することによって汚され悪にとらえられることのないためである」[42]。この接触（contagion）という言葉には、これまで見てきたような悪の伝染と浄化という構図がある。悪が伝染する原因はその悪との接触であるというとき、このcontagionという言葉は、感染症のメタファーではなく、触るという物理的で直接的な意味である。しかしながら十七世紀後半になると、この言葉の意味は「疫病に感染すること」となり、悪に染まることは疫病のメタファーにすぎないという逆転が起きる。

このような変化が起きる要因の一つには、医学において感染説という立場がはっきりと確立することがある。すなわち、疫病は人から人へと感染するという考えである。そしてこのような考えを広く普及させたのは、フラカストロである[43]。

フラカストロによる感染説

ジローラモ・フラカストロ（一四七八―一五五三）は、十六世紀のイタリアを代表する科学者である。彼は一五四六年に『感染症について』を発表し、ミアズマ説に代わる感染説を提唱した(44)。フラカストロによれば、感染とは人間から人間へ伝達される汚染のことである。そしてその感染の仕方には、接触によるもの、温床によるもの、離れておこるものの三類型がある。

接触による感染について、フラカストロはフルーツの例をあげている(45)。二つのフルーツがあり、片方が新鮮、片方が腐敗しているとき、フルーツのあいだで腐敗の感染が起きる。これは腐敗の蒸発作用が他のフルーツに影響を及ぼすからである。なぜ影響を及ぼすのか。それは蒸発された空気のなかに、知覚できない何かが存在しているからに違いない。フラカストロは、この感染を引き起こす何かを「感染の種」（seminaria contagium）と名づけている。

温床による感染は、服や木などに病芽が長期間保存されて、それが人に感染することである。フラカストロによれば、服や木は長期間匂いを保つことができる。これはおそらく服や木が目に見えない小さな組織からできており、それが匂いに染められているからであろう。この小さな組織が、感染の「種」を保存するために、結核や象皮病などの病は、接触だけでなく、温床からも感染するのである(46)。

離れておこる感染については、日常にも離れて起こる作用があることから不思議ではないと彼は述べている。たとえば、たまねぎは涙を誘う。こしょうはくしゃみを誘う。サフランは眠気をおこし、金属は卒中をおこす。これらは物質から出た種が蒸発作用によって、空気中を上昇するためにおきる。病気についてもこれと同じことが言える。感染の蒸発作用によって、病人の周りの空気には相当量の「種」が含まれている。ゆえに同居人も同じ病にかかるのである。この種は一定時間保たれるが、温度や湿度の変化に耐えられないので、温床ほどの長期間は不可能である。ゆえに火をたくことで種を破壊することができる(47)。

ミアズマと感染の違い

これまで検討してきたように、癩病を中心とした宗教的な対応は、触れてはならないということだった。またミアズマを中心とした感染症の対応は、汚染された空気から逃げよということだった。たしかにフラカストロの考察にはこのどちらの要素も含まれている。病人に触れてはならないし、病人と同じ部屋の空気を吸ってもいけない。しかしながら、感染という考え方の中心にはどちらとも異なる決定的な違いが存在している。それは感染を引き起こす原因が、目に見えぬ微細な何かということである。病気の種のような何かが病人から蒸発しており、それに触れても吸い込んでも同じ病にかかってしまう。このメカニズムこそが感染することの中心にある。その種は、病人のみならず、病人の着ている衣服、シーツや家具のなかにも潜んでいることがあり、死体からも蒸発するものである。癩病は触れなければうつらないと考えられていたし、ミアズマは悪い空気を吸わなければ問題がなかった。しかし、感染という新たな観点からすればどちらも不十分な対応になる。だとすればどのように対応すべきなのか。それは病気が発生したらすみやかにその者を隔離すること。家屋を消毒すること。病気が治癒すれば使っていた衣服やベッド、家具にいたるまですべて破棄し、燃やすこと。すなわち、病人そのものだけではなく、目に見えぬ病気を引き起こす何かが問題なのである。その何かをできる限り排除し、感染の連鎖を断ち切ることに焦点を当てなければならない。感染という思考法によって、接触という身体的次元ではなく、種が潜む危険をもつ空間的次元が問題になっていく。その時、感染症に関わる規則もまた、接触の忌避としての追放ではなく、まったく別の構造をもつことになる。

ペストの規則の目的は、感染を引き起こす「種」を管理することである。したがって癩病者に対する規則とは違い、より広範で細かい規則が必要になる。それらの規則は最初にイタリアの都市のなかで生み出され、それが他の国々に普及していき、最終的にヨーロッパ大陸の各都市のなかで、似たような規則として統一されていくことになる。しかし厳密にいえばこのペスト規則は、フラカストロや医学の影響によってつくられたのではない。ペスト規則に含まれるいくつかの対応策は、ペストが最初にヨーロッパにもたらされた時からイタリアの諸都市で作られている。おそらく手探りのなかで編み出された対応策のいくつかが他の都市との交流のなかで次第に波及していくことで規則として統一されたのであり、フラカストロの感染説は後になってそうした対策が正しかったということを医学的に後づけたということになる。ではペスト規則はどのように作られていったのだろうか。

ペストの惨禍

一三四七年、ペストは、ジェノヴァの商船によって中東からヨーロッパに持ち込まれた。それからの四年間、ペストはヨーロッパ中を席捲し、二〇〇〇万から二五〇〇万人の死者を出したといわれている。これは当時の全ヨーロッパ人口の三分の一に当たると推定されている[48]。

ペストがヨーロッパに運ばれた経路について、現在有力な説は、カッファという黒海の中心地点にある港からきたというものだ。黒海はヨーロッパ世界とアラブ世界の中間にあり、カッファは両者の貿易を媒介する重要な都市だった。カッファは商業都市であり堅牢な城塞都市だったが、ジェノヴァ人の統治下にあった。一方、その城塞都市の周辺は、モンゴル帝国から分裂した国家キプチャク・ハンが支配していた。彼らは遊牧民であり、ステップと呼ばれる丈の短い草で覆われた不毛な土地で暮らしていた。だから彼らにとってカッファを手に入れることは重要なことだった。

現在でも、モンゴルなどに生息するタルバガンという齧歯類はペスト菌をもっており、タタール人はこれを食べる習慣がある。十四世紀には風土病の一つにすぎなかったペストを、彼らが媒介したと考えられている。ある説によれば、キプチャク・ハンの軍隊が一三四七年カッファを攻め落とそうと包囲した際に兵士たちが次々とペストで倒れたので、退却時の腹いせに、ペストの死体を城壁内に投げ込んだという。これが事実かどうかは分からない。ネズミやノミが媒介したかもしれないし、交易が媒介したのかもしれない。だが確かなのはこの頃にカッファの内側にペストが侵入したということである。ペストにかかったジェノヴァ人たちを乗せた船が、カッファからイタリアへと進みながら、寄港した土地にペストをうつしつつ進んでいった。コンスタンティノープル、シチリア、コルシカ島やエルバ島を経て、ジェノヴァへと進んでいき、ジェノヴァから追い返された三隻の船はマルセイユに入り、スペインへと進んでいった。

この最初のペストがもたらした衝撃は、ボッカチオの『デカメロン』のなかで、次のように描写されている。

三月と七月の間に、ペストの力がすさまじかったのと、健康なものが恐怖のあまり必要なのにもかかわらず大勢の患者の面倒を見なかったり、ほうっておいたりするために、きっとフィレンツェの城壁内では十万人以上の人間が生命を失っただろうと考えられるほど、天の虐殺と、それからおそらく一部には人間の残虐がひどいものであったという以外に、もっとなんとお話することができるでしょうか。そこではおそらく、その死の惨事の前にはそんなに大勢の者がそのなかにいたとは考えもしなかったでしょう。[49]

ここでボッカチオがあげている一〇万人という数字は誇張されている。というのも当時フィレンツェの人口は一〇万人を下回っていたからであり、ペストで死亡したのはその半分ほど、およそ五万人であると考えられる。[50]しかし、実感として一〇万人も死亡したと考えられるほど、多くの人間が亡くなったのだろう。

ペストへの対応

このペストはヨーロッパ中の都市を蹂躙して回った。それに対してそれぞれの都市がとった対応策は、整合的な説明が困難なほど複雑であった。例えばペストの原因は神罰であると考える人々もいた。彼らにとってペストをなくすためには祈りや魔術が必要であり、なかにはイングマール・ベルイマンの映画『第七の封印』にも描かれているような、自らの身体に鞭打ちながら巡礼する集団も存在した(51)。

ペストの原因をミアズマと考える人々も当然残っており、彼らは天体の配置、彗星の出現、地震や雷といった自然現象に、何か普段とは違う異様な点がなかったかどうか調査をしていた(52)。例えばパリ大学医学部は、ペストが引き起こされる原因が、特殊な天体の配列によって地上の大気が腐敗したためであると明言した(53)。このように考えるならば、とるべき対応策はヒポクラテスの教えにしたがい「離れよ、遠くへ、長いあいだ」(Cito, Longe, Tarde) となる。というのも、腐敗した空気が蔓延するパリから遠く離れ、どこか田舎で新鮮な空気を吸いながらミアズマがおさまるのを待つしかないからである。十六世紀にいたるまで、都市から逃げ出すことは普遍的な対応策だった。フランスでは、ペストが流行すると王たちが遠方へ避難する光景が見られた。モンテーニュの逸話もよく知られている。ちょうどペストが市内を襲ったとき、モンテーニュはボルドーにいなかったが、頑なに帰ることを拒み、市長の交代の儀式にも出席せず、手紙を送るだけで済ませている。一六二八年、リヨンはペストに襲われた。それが判明して真っ先に逃げ出したのは、政府役員や市参事会員たちであり、資産家たちが続いた。通商が止まると、商人たちも逃げ出した。最後に労働者たちが逃げ出したが行く当てもなく、武装した農民たちに追い返され、空腹で死亡するか、仕方なく市内に戻っていった(54)。

このように都市がミアズマを含んだ空気に包まれたと考えるならば、そこから逃げ出すことが望ましいということになる。逃げる場所のある富裕層から都市を離れていく。問題なのは、法が機能しない状態に陥ることである。例えば家主のいなくなった家を狙った空き巣が増えるといったことが起こる。これについては、『デカメロン』にも書かれている。「私たちの都市がこうした苦痛と悲惨に沈んでいる時、宗教的と俗界的との区別なく、法律の権威は、法律の役人や執行者が他の人々と同様に、みな死ぬか罹病するか、あるいはどんな事務もとれないほど下役人の手が足りなくなるかしたために、ほとんど地におちて、全く無力になってしまいました。だから、だれもすき勝手のしほうだいで、とがめられることなどはありませんでした」[55]。

一三四八年オルヴィエート（イタリア中部の都市）では、刑罰を二倍に引き上げることで治安の悪化に対応した。一五三一年、パリ市はペスト流行時の刑罰をきわめて重くし、絞首刑と財産没収にした。リールでは住人のいなくなった家屋を封鎖し、家屋侵入者に重い罰を下すと定めた。一六一七年、ペストにかかった女が家屋に侵入しようとしたために棒たたきの刑を科し、以降棒たたきが刑罰として一般化した。一六二八年のブールジュ（フランス中部の都市）では盗みの苦情が多かったために、絞首台を広場に設置し、何人かを見せしめに絞首刑にしなければならなかった[56]。このようにミアズマ説をとるならば、都市から人々が離れていくことになる。そしてその結果として二つの問題を引き起こす。一つは無法状態に近くなり犯罪が増加すること。もう一つは人々が各地に散らばることでペストを拡散させてしまうことである。したがって、感染説が確立してからは、次第に逃げ出すことが厳しく禁止されることになる。

感染と予防

一方で、最初のペスト流行から、ペストが人から人へ、物から人へと感染していると考える人々が存在していた。ペストの感染力は、ミアズマや接触という観点からは説明し難い現象だった。たとえば、ボッカチオは『デカメロン』のなかで、ペストが明らかに感染していると述べている。「このペストは、それは驚くべき力をもっておりました。と申しますのは、すぐそばにあるかわいた物か、脂じみた物に火がうつっていくように、それは病気の患者から健康者に、ただ会うだけで、伝染していったからです[57]」。

イタリアの諸都市は最初の流行時から、ペストを感染性のものと考え、ミアズマから逃げ出すのではなく、感染源を近寄らせないこと、感染した人や物を厳密に隔離することを実施していた。フィレンツェ都市圏に含まれるピストイアでは、一三四八年三月から四月にかけてペストが侵入した。五月にはその対応策として、すべての汚染物を市内に入れることを禁じ、ペストに冒されていたルッカやピサとの交信を禁止した。そしてペストをまき散らすことを防ぐために、死体を木箱に入れて埋葬することを命令している(58)。ヴェニス、パルマ、そしてイギリスのグロスターでも同様の処置がとられた(59)。ミラノでは、ペスト患者を出した三つの家について、ペスト患者だけでなく同居人まで含めて完全封鎖した(60)。

一三七四年レッジョではヴィスコンティ伯が都市を「感染症から守るため」の措置を命じた。それによれば、神父が教区において病人の病がペストかどうか診断し、ペストにかかったとされた者は、城外へと送られなければならないとしている(61)。城外へ送られた病人たちが再び市内に戻るためには、野外で一〇日間過ごさなければならなかった(62)。

同じ頃、ヴェニスでは汚染地域からのすべてのものの入市を禁じていた。しかし一三七七年、医師からアドヴァイスを受けたヴェニス市は、入市禁止措置をやめ、四〇日間の隔離に変更した。そしてそのための施設、隔離院（Lazaret）を設置した。同じ年、ラグーナ市（現ドゥブロヴニク）は、汚染地域から来た者はみな近くのムリエト島で一ヶ月過ごさなければならないと規定した。このヴェニスとラグーナの措置は検疫制度の起源とされている。「検疫」（quarantaine）とは四〇日間を意味し、汚染地域から来た人間と物品について、一定期間様子を見るという処置で、人間がペストに発症するかどうかを見るとともに、物品の消毒や廃棄を行なうことである(63)。

これらの対策に加えて通行許可書が普及する。一三七四年、マントヴァ（イタリア北部の都市）では、ペスト地域を通ったマントヴァ市民の再入市を禁じる法律を制定し、この新法を犯す者は死罪とされた。一四〇〇年には、ペスト流行期には通行許可書（a boletino）をもつことが義務づけられた(64)。十五世紀初頭にはイタリア各都市で流行地の閉鎖と城門の閉鎖が行なわれ、十五世紀後半から衛生通行証（patente）の携帯を義務づけるようになる。衛生通行証には、健康状態と感染源との接触の有無が書かれており、外国人、外国の船舶はもちろんのこと、イタリア市民はみなこれを携帯しなければならず、通行証を見せなければ城門のなかには入れなかった(65)。衛生通行証は、十七世紀に各国の船舶に携帯が義務づけられており、各港の大使館で必ず健康状態の記載をすることになっていた。フランスの場合、健康状態は「健康」（nette）、「疑いあり」（soupçonnée）、「病」（brute）の三種類に分かれ、これらの記載が検疫期間の長さを定めていた[66]。

さらにペスト患者のための施設の普及があった。一三四八年、アヴィニオンでは、教皇クレルモン六世の命によって、都市の城壁外にバラックと呼ばれるペスト患者収容施設を設置した。このバラック制度は、十六世紀終わりにヨーロッパ各地で一般化した。パリではテント（tente）と呼ばれ、一五八〇年に郊外のモンフォーコンに作られた。しかし、しばしば満員であふれたために、一六〇七年ペスト患者収容のためのサン＝ルイ病院が作られることになった。パリ以外の大都市でもバラックの代わりに城壁外に大病院を建設するか、癩病者が激減したために、癩病院をペスト患者のために使うようになった[67]。

最後に、おそらく最も重要であると思われるのは、衛生局が作られたことである[68]。起源は最初のペストの際、ヴェニスとフィレンツェが採用した制度にある。ヴェニスは三人の衛生委員を任命し、フィレンツェは八人からなる委員会を設置して、衛生法規を厳しく適用し、感染の拡大を抑えるためのすべての措置をとることとした。フィレンツェでは、衛生に関する法規（statuti sanitari）が、ペスト流行の前（一三二一―二四）に作られており、その内容は、住民の食料の確保、市場の食料の質を監視すること、住民の健康を監視することにあった。

この衛生委員という制度は、地中海沿岸のバルセロナ、ラグーサ、マジョルカ、ヴェニス、ミラノなどの各都市に広まっていった。ヴェニスとミラノでは広範な権力が付与され、ミラノの衛生委員には生殺与奪権が与えられていた。衛生委員制度はイタリアの沿岸から南仏へと普及していったが、南仏の諸都市の制度は二つの傾向に分かれた。一つは、多数で構成される衛生委員会（Bureau de santé）の制度を設立する都市、もう一つは一人で独裁権をもつ衛生長（capitaine de santé）の制度を設立する都市である。一五〇四年にマルセイユは三人からなる衛生委員会を設立した。規則によれば、ペストが流行した場合、衛生委員会が市の執行官に成り代わって統治をすることになっており、翌年にペストが流行した際には実際にこの規則が適用された。モンペリエでは一五〇六年に衛生長を置き、一五三〇年には衛生長を四人に増員し、一六二九年には、その四人の衛生長に一〇人の副衛生長を補佐に付けている。こうしてフランスの沿岸都市では、十六世紀に衛生委員会の制度がイタリアから持ち込まれ定着すると、約一世紀をかけてその制度が洗練されていくことになる。その後南仏で作られたペスト対策法が、フランスの内陸部に伝播していった。

十六世紀に至るまで、ペストはヨーロッパをさまよい歩き、毎年どこかの都市が襲われていた。一つの都市に限定してみれば、ペストは一〇年または一五年の間隔で規則的に流行を見せ、その後数年にわたって死亡者数が減少していき、消えたかと思うとまた襲ってくる恐るべき災厄だった(69)。しかし別の見方をすれば、ペストは風土病としてヨーロッパに根づいたとも言える。つまり、ペストは依然として時に多くの人間の生命を奪う厄災であり続けたが、しかし最初の大流行のように人口の三分の一が失われるほどの大流行は起こしていない。おそらくその理由は、今まで述べてきた予防策、つまり検疫制度、隔離院、通行許可書、衛生局などがヨーロッパ各地の都市に浸透したことによるのだろう。

ペストはすべてのヨーロッパの都市が対策すべき共通の悪であった。そのことによって、イタリアの各都市で用いられてきたさまざまな方策が、他の都市に伝わり、取捨選択されながら、互いに影響を及ぼしあい、次第にペスト規則として統一され、最後にはヨーロッパ全土で同じような内容のペスト対策が見られるようになっていった(70)。ペスト規則が標準化されることによって、ペストの感染はヨーロッパ全体としては、ある程度の致死率のなかでコントロールすることが可能になったということである。

パリとペスト規制の歴史1——十六世紀

われわれは本書を通じて主にパリ市を中心として感染症とその予防の社会史を見ていくことになるが、その前提としてパリ市がペスト対策のためにどのような規則を制定したのか、簡単に見ていくことにしよう。パリ市が公布したペスト対策規則のうち、最も古いものはおそらく一五三一年のものである。

このペスト条例は、いままで見てきたイタリア起源のペスト対策、癩病者の追放、そしてミアズマの浄化という三つの観点と処置が混ざりあった規則になっている。まず最初に条例の目的が書かれており、それは罹患者を追放することであると述べられている。そして、伝統的な癩病者対策が列挙される。ペスト患者を出した家には白十字で印をつけること、出歩くときには白い杖ないし棒を持たなければならないこと。次にミアズマを発生させないための規則がつづく。道の修復を住民が行なうこと、敷石を清潔に保ちたえず水を流すこと、排水溝から汚物を取り除くこと、家畜を市内で飼育してはならないなどである。最後に癩病者への規則やミアズマ対策にはない新しい要素として、感染への対策が列挙されている。「ペストがなおも残っていると思われるベッドや綿ないし羊毛のベッドカバー、掛け布団、羊毛やリネンのシーツ、サージュ、カーテンおよびその他の財産」を持ち出したり売買したりしてはならない。またいかなる疫病対策であっても病人の瀉血した血をセーヌに流してはならないなどである。(71) これらは身体との接触を断っているわけでも、瘴気を浄化しているわけでもなく、ペストの「種」を都市に拡散させないためであった。

最も重要なのは公衆衛生を専門とする役人が任命されたことである。これはイタリアの諸都市で衛生局と呼ばれていた部門のことであり、この役職は「衛生プレヴォ」(prévôt de santé) と名付けられた。彼らは「数人の弓兵を従えて、ペストに冒された家がないか捜索し、健康な者から病人を適切に切り離し、衛生規則が実行されているか見回る」ことが役割として与えられていた。(72) 衛生プレヴォと弓兵は、外出時に黒地に白十字が施されたマスクを被る。そして朝と夜には、役人や医師たちのあいだを巡回し、ペスト病者の名前と住所を記録する。先ほど述べたように、ペスト患者を出した家には白十字で印をつけて回る。家に留まるペスト病者たちには、出歩くときには白い杖ないし棒をもたなければならないことを言い渡し、家がない者たちにはオテル＝デュー病院へ行くように指示をする。

こうした衛生プレヴォの役割は次第に強化されていくことになる。一五九六年のペスト流行時には衛生プレヴォが三人に増加された。彼らも同じ衣装に身を包み、夜な夜な病人をオテル＝デュー病院へと運び、病者の家に白十字を書き記した。そして感染が拡大することを恐れて、治癒後四〇日が経過するまで街中に出ていくことを禁止する命令を出した(73)。同じ頃、感染を恐れた高等法院は市内に多数いる浮浪者のうち、パリ市出身でないものは二四時間以内に生まれ故郷に帰ることを命じ、違反した場合には一切の法的手続きを省略して絞首刑とすると宣告した。パリ市を取り囲む各城門には弓兵が二人ずつ配備された。一六一二年には強制入院を指示する規則が制定される。「感染症に冒されたすべての者、貧民宿に居住するすべての者は、サン＝マルセル衛生院かサン＝ルイ病院へとすみやかに搬送されること。病者の家屋は南京錠、鉄棒、木板によって封鎖すること。パリ市民のすべてが自宅において療養することを禁ず(74)」。

家屋に白十字をつける意味が次第に変化していることが分かる。元々、それは宗教上の罪があり神罰を受けている者が住むことの証だった。印をつけられた者たち、癩病者やユダヤ人たちは、その印によって不可触民であることを知らしめられ、住民たちは彼らに触れぬようにしなければならなかった。そのような意味で白十字は触れてはならぬことの証であった。しかしペストの到来によってその意味は異なってくる。その証が重要なのはむしろプレヴォたちにとってであり、その目的は触ってはならぬという警告というよりも、どの家屋においてペストが発生したかを適切に管理するためであった。誰がいつどこでペストにかかったのか。それを記録し、発生後すみやかに病人を切り離し、病院へ搬送し処置を受けさせる。病人はペストが治癒してからも四〇日間はそこに留まることを命じられる。すなわち検疫であるが、これは健康な共同体にペストの種が持ち込まれることを防ぐためであり、疫病の再流行が起きないようコントロールするためであった。このようにペスト対策としての法は、追放ではなく、管理し隔離することが主要な目的になっていく。

パリとペスト規制の歴史2――十七世紀

十七世紀に入ると管理の方法がより綿密で繊細になっていく。第一に病者の名前と住所を特定する一連の手続きの発展が見られた。一六一二年、一六一九年、一六三一年に起きたペストの流行の際に、強制入院が義務化された。強制入院に対する市民の反応は二つに分かれた。ある人々にとっては当然のことであり、むしろ自分から進んで入院した。というのも病院では手厚く看護され、ペスト病棟はきちんと隔離されており、ベッドも他の患者とは適度に距離が置かれていたからだ。それに病院の部屋の広さは空気の循環を良くするから、自宅よりも治癒するのに適していた。しかし他方で強制入院に反対する人々もおり、その多くは商人たちだった。というのも、ペストが発覚すると強制入院させられるだけでなく、店を封鎖されてしまうからであり、しばらく商売ができなくなり店も荒れ果ててしまうからだ。そこで彼らは夜のあいだにひっそりと入院し、名前と住所を偽ろうとした。こうすれば入院中はもちろん、仮にペストで死亡しても、残った家族が商売を続けることができる。一六三一年には、このような抜け道が使われることのないように、次のような命令が出された。夜のあいだに入院することを禁ず、病人の移送は衛生プレヴォ配下の弓兵が行なうべし、名前と住所を偽ることを禁ず。違反した場合は、治癒後に所定の刑罰を下す[75]。

ペスト患者が搬入されたオテル＝デュー病院では、一六一八年の内部規則で、ペスト患者の名前と家屋を聞き出すのは司祭やシスターの仕事になった。司祭たちは「病人たちにそれまでいた場所や家屋を告白するよう質問する。真実を言わないことは、嘘や詐欺を働くことであり、キリスト者としての隣人愛に違反し、告解は無効になる、それに公衆を傷つけることだと警告する」[76]。こうして聞き出した名前と住所は司祭が記録することが定められた。サン＝ルイ病院やサン＝タンヌ病院では、ポリス外科医（chirurgien de police）がこの役割を担っていた。彼らが「それぞれの担当地区のペストに冒された家屋、もしくは冒されたと思しき家屋を訪問する。感染性だと判明したときには衛生プレヴォへ報告する」[77]。一六三一年、高等法院は医師たちにも申告義務を課した。医師がペストだと思われる症状を知っていて、もしくは疑わしいと思いながらも報告しなかったときは、医師資格を剥奪する。一六六六年には衛生証明書の発行が開始される。このように正確に名前と住所を聞き出すことに関する規定が増えていく。

第二に、病者の搬送から治療まで混乱のないように、治療にあたる病院と医師を限定する規則が作られた。感染症の流行期間は、オテル＝デュー病院の委員会が認めた医師以外の治療が禁止された。一六三一年の流行のときには、市内にある外科医院をすべて休診させることにした。[78] ポリス外科医は司法官によって任命されることとし、彼ら以外の外科医が病者を訪問し治療にあったときには、四〇〇リーヴルの罰金と六ヶ月の職務停止が課せられた。[79] 実際に、一六三一年にはパルマンティエという外科医が、二人のペスト患者を手当したことで、シャトレ裁判所で三〇〇リーヴルの罰金を言い渡されている。

このように、ペスト流行時の病院行政が次第に組み立てられていった。ペスト患者はどこで、だれに治療されるべきなのか。ペスト患者は自宅療養をしてはならず、サン＝ルイ病院、サン＝タンヌ病院、オテル＝デュー病院に振り分けられる。そこでは名前と住所を割り出され、嘘を述べることは宗教的かつ司法的な二重の罪に問われる。こうして判明する名前と住所は記録され、行政に任命された外科医たちが家屋を調査し感染の危険の有無を判断する。結果は衛生プレヴォへと報告され、プレヴォたちは家屋を封鎖する。治療に当たる医師たちもまたオテル＝デューの管理下にいる者たちだけに限られ、少しでも疑いがある場合には報告義務をもつことになる。市内にはペスト患者がいる家屋がないかどうか弓兵を従えた衛生プレヴォが巡回し、発見すれば病者を即座に病院へと搬送する。搬送された病人たちもまた病院内に規則正しく配置されることになる。

病人たちはすべて中央の病棟から入ってくる。感染者は特別な名簿に記載され階下の部屋へと案内される。

階上の部屋は一般の病人のために確保されている。感染者の衣服は別の離れた部屋に送られる。下着はオテル＝デュー病院へ送られずに、施療院で洗濯される。食事の時間になると、使用人たちの鐘の音が響き、第一扉の前に、料理人と給仕たちはスープの椀および肉か魚の入った保存庫を、パン係とワイン係はパンとワインを置く。ついで彼らが立ち去ると、使用人たちは感染者たち、修道女や公吏たちを収容する。こうすることで、感染者や彼らを看護する者たちと、外部の者たちのあいだにいかなる接触も起こらないようにするのである。(80)

このような食事風景は、隔離の方法としては典型的なものである。例えばジャン＝ジャック・ルソーは隔離院での生活について次のように書き残している。「食事になると、まことにぎょうぎょうしいかぎりであった。二人の擲弾兵が着け剣でそれを護衛してくる。階段がわたしの食堂であり、おどり場がテーブルに、その一段下の階段が椅子になるわけだ。御馳走をならべおわると、みんなはひきさがり、食事はじめ、という合図の鐘をならす」(81)。隔離される空間とは、感染者とそれ以外の者たちが一切の接触がないように規則正しく配分される空間である。感染者はもちろんのこと、食事、衣服、病室、ベッドの間隔にいたるまで、オテル＝デューの内部に規則正しく配置されている。

このような規則正しさは病院のみならず都市全体にも張り巡らされており、規律が保たれているかどうかを衛生プレヴォはつねに見回り、ペストの種がすこしでも混ざらぬように見張っている。例えば、一六三一年には、毎週水曜日と日曜日にシャトレの警視たちが古着屋を巡回し、ペスト患者の衣服が出されていないか見回り、ペスト患者の衣服と思しきものがあったときには焼却処分することが命じられ、市民たちは朝夕六時に自宅前に撒水することが命じられた。

隔離とは何か

ところでここで問題になっているのは触れないことである。先ほど述べたように、追放における重要な点は感染者に触れないことである。追放と隔離についてどのように考えるべきなのだろうか。隔離の特徴を整理するために、ミシェル・フーコーにしたがって、追放との違いについて整理しておこう。フーコーは次のように述べている。隔離と追放は大きく異なっている。というのも癩病者の追放においては、「一方と他方に区分する二元論的で集団的な分割」がなされていた。しかしペストにおいてはより大きな二分割ではなく、一人一人に場所を与え、より細かな一人ひとりに焦点が当てられるような組織化がなされている。「狩り出すことではなく、都市においても病院内部においても、空間は細かく分割され、人々はそれぞれが固定した場所に振り分けられる。名前や住所から細かい行動までもが記録され、世話人から各区長、区長からプレヴォというように記録され伝達される。こうして、「権力は、階層秩序的な連続した図柄をもとに一様に行使され、たえず各人は標定され検査されて、生存者・病者・死者にふりわけられる」。すなわち市民たちは、感染者かどうかにかかわらず、すべてが階層的で規律的な権力関係のなかに取り込まれる。したがって、癩病者たちのように病者とそれ以外という二分割ではなく「不断に観察された、一連の細かい差異」の関係性が重要になり、そのような空間では「個別性の細かい粒にまで到達する権力の分割と再分割(82)」がなされている。

フーコーによれば、ペストには相対する二つのイメージが存在している。片方にはまったくのお祭り騒ぎ、警官は逃げ出し、街は無法状態となり犯罪が罰されぬような世界である。これはボッカチオやカミュなどのいわゆるペスト文学のなかで繰り返され、現代でもゾンビの徘徊する街のイメージとして継承されている。しかし、ペストはその真逆の表象も生み出している。それは、危険なコミュニケーション、混乱した共同、禁じられた接触が生じえない完全に規律化された世界である。都市は「完璧なやり方で統治される居住区の理想世界」となる。

それは「完全に透明な権力」が住民すべてに対して、余すところなく行使されるという統治者たちが思い描く夢であるが、その表象は「政治権力が完全なかたちで行使される見事な瞬間としてのペストという、政治的な夢[83]」から生じているのである。

●本章のまとめ

ここまで足早に見てきた歴史からも分かるように、ミアズマと感染という二つの考えの背後には豊かで雑多なイメージの連なりがあるということが分かる。予防という観点からいえば、両者はまったく別の方法をつくりだした。しかしながら、われわれがこれから感染症とその予防の社会史をたどるとき、注意すべきなのはこの二つの考えがしばしば混ざり合うということである。

『監獄の誕生』において、フーコーはこの二つの考えの延長に近代の監獄を見ている[84]。監獄といえば、ジェレミー・ベンサムが考案したパノプティコンという空間はいったいどんな場所だったのだろう。かつて監獄は犯罪者や狂人が一緒くたに閉じ込められ、密集し、不潔で騒がしい空間だった。しかしベンサムの考案したパノプティコンでは、一人ひとりに部屋が配分され、そこでは看守塔の光に照らされることで監視されていることを恐れる人々には、騒ぎもお喋りも喧嘩も脱獄の企みも存在しない。起床から就寝にいたるまでの時間、労働、運動、休憩、食事までが規則正しく配置される。その空間には衛生設備が備わっており、監獄熱のような危険な感染症にかかる心配もない。それは、ペストに冒された街で繰り広げられる規律の世界、完全に統治された世界である。

ところで、この監獄に送られるのは誰だろうか。それは都市共同体から追放された者たちである。貧民、放浪者から始まり、十九世紀には軽犯罪者、精神病者などの現代の不可触民たちは、癩病者のように追放された空間である監獄に送られる。その閉鎖され規律化された空間において、彼らはペスト患者のように個別化の力関係のなかで扱われることになる。

われわれがこれから見ていく感染症の予防についての社会史において、感染症とは単なる医学的な事象ではない。その言葉のなかには、ミアズマや感染という言葉が含んでいる雑多なイメージの連なりがある。前に述べたように、ペスト以降「感染」という考えが普及したのであるが、アッカークネヒトが論じたように、十九世紀になってもなお、医学の分野では感染説とミアズマ説を支持する医師が論争していたし、われわれもコレラは感染しないという言説をしばしば目にすることになる。またソンタグが述べているように、十九世紀終わりに細菌が発見され、結核が結核菌を媒介とする伝染病であるということが判明してもなお、ミアズマという考えは再活性化され、不衛生住宅を非難するときにそのイメージが活用されることになる。

ミアズマと感染という感染症を捉えるイメージには歴史的、社会的、文化的な要素が多く取り込まれているということ、そしてその予防もまたそのイメージを含んだものであることを意識しながら、十八世紀以降の感染症と予防の社会史をたどっていくことにしよう。

第一部

十八世紀における感染症と法

第一章　マルセイユのペスト――ヨーロッパ最後のペスト流行とポリス

序章では、近代以前のヨーロッパのなかで、感染症がどのように予防されてきたのかを見てきた。そのなかで、追放と隔離という二つの方法がつくられてきたことを確認した。この章では、一七二〇年からはじまるマルセイユ近郊のペスト惨禍についてとりあげる。

一七二〇年にマルセイユを襲ったペストはおよそ四万人の死者を出す大流行となった。マルセイユに隣接している都市や、マルセイユとパリを結ぶ中部の都市は、ペスト流行を食い止めるための法を発令し感染の流行に備えたが、流行はおさまらずにプロヴァンス全域からその外へと広がっていった。完全に鎮圧されるまで二年以上も死者を出し続け、マルセイユ市の死者が四万人、プロヴァンス地方における死者の総数は最終的には一二万人になった。当時のプロヴァンス全体の人口が三〇万人弱だから、およそ人口の三分の一の犠牲者を出したことになる。(1) 一六六五年のロンドンのペスト流行はおよそ一〇万人の死者を出し、大疫病と呼ばれ語り継がれているが、一七二〇年のマルセイユはそれを凌駕する規模の流行だった。

この惨禍をとりあげる意義は二つある。一つは、これがヨーロッパにおけるペスト大流行の最後であったことから、ペスト惨禍についての資料が多く残されており、ペスト対策が実際にどのように行なわれていたのかを詳細に検討することができることである。もう一つは、この惨禍に対するイギリスの反応のなかに、これまでとは違う、予防についての新たな認識が見いだされるという点である。まずは、マルセイユのペストがどのように始まったのかというところから見ていこう。

一　マルセイユにおけるペストの惨禍

マルセイユはプロヴァンス地方最大の都市であり、人口もプロヴァンスで一番多く、一七二〇年の時点でおよそ一〇万人が住んでいた。港町であるマルセイユは交易の街であり、最大の取引相手はレヴァント地方の都市であった。すなわちシリア、パレスチナ、キプロスである。マルセイユはそれらの都市から綿や羊毛、動物の皮や絹などを輸入し、ヨーロッパ全土に輸出しており、いわば東方とヨーロッパの中継地として機能していた。

一七二〇年五月、レヴァント地方からマルセイユの商船グラン・サン＝トワーヌ号が帰還する。疫病の侵入を予防するため各商船には衛生証明書を携帯する義務があった。衛生証明書には寄港した都市のフランス領事館において、感染症の危険の有無が裏書きされることになっていたが、グラン・サン＝トワーヌ号の船長シャトーがマルセイユ市に提出した証明書には、「ペスト性の熱病が出たため九人が死亡した」との記載があった。(2)

ではどのようにしてペスト病者が発生したのか、遡って見ていくことにしよう。グラン・サン＝トワーヌ号がレバノンのサイダを出航したのは四ヶ月前、一七二〇年一月三十日のことである。この時グラン・サン＝トワーヌ号が立ち寄ったサイダに近いダマスカスではペストが流行しており、出港後にはサイダにも流行が及んでいる。サイダを南下した船は、スルで綿や小麦を積んだ後、再び北上し、サイダに近いシリアのトリポリに停泊する。マストが破損したので、補修のためしばらくの間トリポリに留まることを余儀なくされた。この時、補修のために解体されたイギリス船のロープと帆を購入したのだが、このイギリス船はペストで全滅したとの噂があった。この地で絹などの商品を買い付け、フランス人やトルコ人などの乗客を乗せ、四月三日トリポリを出港する。

ところが、トリポリを出港してから二日後に、乗客のトルコ人が死亡しているのが発見された。サイダかトリポリでペストに侵されたのであろう。船長は二人の水夫に死体を海に投げ込むよう命令した。だがキプロスのラナルカを経て、マルセイユへ向かう途中、その二人の水夫も病気になり、まもなく死亡する。数日後、別の水夫二人が病に倒れ、まもなく死亡。彼らを看ていた船医も同じく死亡、他にも三人が病に倒れる。五月十四日、あまりにも病者と死者が多いため、グラン・サン＝トワーヌ号は船医を探すためにリヴォルノへ寄港する。リヴォルノの衛生委員たちは、キプロスを発ってから六人の死者を出したことを聞いたので、入港を認めず港から離れた場所に停泊させた。その間にも病に伏せていた三人の水夫が死亡する。リヴォルノの衛生委員たちは、検死のため三人の遺体を検疫所に送らせた。検疫所の医師たちが診断した結果は、ペストではなく「ペスト性の悪性熱」であった。グラン・サン＝トワーヌ号は船医を雇って出港した。

五月二十五日、船は一〇ヶ月ぶりにマルセイユに帰還した。しかしながら、船長シャトーの衛生通行証には、ペスト性の悪性熱で九人が死亡したとの記載があった。そのため入港は許可されず、マルセイユ近くにある検疫用の島ポメーグ島に停泊を命じられる。停泊中に一人の水夫が死亡し、死体はマルセイユの城壁外にある隔離院に送られ検死を受けた。検死に当たったのは、経験も名声もあった外科医ゲラールであった。しかしゲラールは、ペストは炭疽やリンパ腺炎などの外的兆候を見せるものだとの認識しかもっていなかった。そして検死した水夫にはその兆候がなかったため、ペストではないと判断した。ゲラールの診断を受けて、六月三日には接岸の許可が出され、乗組員、乗客、積み荷の一部は隔離院に移され検疫期間を過ごすことになる。この時、レヴァント地方から三隻の商船が帰還する。これらの船も同様にペストによる死亡者を出しており、すべての船の衛生通行書は、病（brute）という最も高い危険を示すものであったが、グラン・サン＝トワーヌ号と同様、接岸を許可され、隔離院での検疫で良いとの判断が下された。

六月十三日、グラン・サン＝トワーヌ号の監視員一人が死亡し、二十三日から二十六日にかけて、隔離院で積荷を扱っていた水夫など四人が死亡するが、外科医ゲラールの診断はやはりペストではなく、単なる熱病であった。一方、隔離院で検疫を受けていた乗客たちは出所が認められたが、その際、パコティーユという慣例にならい、検疫中の商品のいくつかを購入して持ち出している。

マルセイユ市内は、旧市街と新市街に分かれていた。新市街は清潔に保たれ、歩道はきれいに舗装され、富裕層が住んでいた。一方、旧市街は、通りが狭くじめじめとして、古く汚い建物が立ち並ぶ貧民街であった。その旧市街で、六月二十日、女性が死亡すると、二十八日にも旧市街で仕立屋が死亡、二日後にその妻も死亡する。七月一日、旧市街のエシェル通りで女性二人が死亡すると、一人の顔には炭疽が見られ、もう一人には脇の下に腫瘍ができていた。これらの通りは比較的近接していたが、九日、これらの通りから離れた旧市街で少年が死亡する。これを検死した医師ペソネル親子がペストであると診断し、市参事会員たちに報告する。続く十日には、隔離院から出所した旅行者が死亡し、市内にペストの噂が広まり始める。

六月十二日、市参事会員たちはこの地を統治していたエクサンプロヴァンス（以下エクス）に報告し、十五日、マルセイユと交易していたすべての港と、ヨーロッパの主要な都市に警告の手紙を送る。この間、旧市街には感染が広がっていたが、二十一日から二十二日にかけて、マルセイユを豪雨が襲うと、死亡者数は劇的に増加する。

これまで市参事会員たちは表立った行動を起こさなかったが、さらなる感染を避けるため病人を隔離院に移送し、通りを掃除し始める。医師たちや、司祭たちは会合を開き、今後の対応について話し合う。この頃には、新市街の裕福な人々は、田舎に逃避し始め、その結果、市内に残っている人々の大部分は、行き場のない貧民たちと、見捨てられた子どもたち、物乞い、そしてガレー船で働く囚人たちだけになっていた。

市役所にしても最小限の人間しか残っていなかった。行政を担っていた多くの人間が、逃げ出したり死亡したりしたせいで、四人の市参事会員と数少ない協力者しか残っていない状況だった。残った四人の市参事会員は豪胆な男たちだったらしく、ペストをなんとも思っていない様子だった。例えば、その一人について、次のような記述が残っている。「ムスティエ氏はみなが恐れる災禍を完全に軽視していた。ある時、ペスト患者の膿に使っていた膏薬が窓から投げられムスティエ氏の顔に落ち、頬にくっついたことがあった。彼は何事もなかったかの

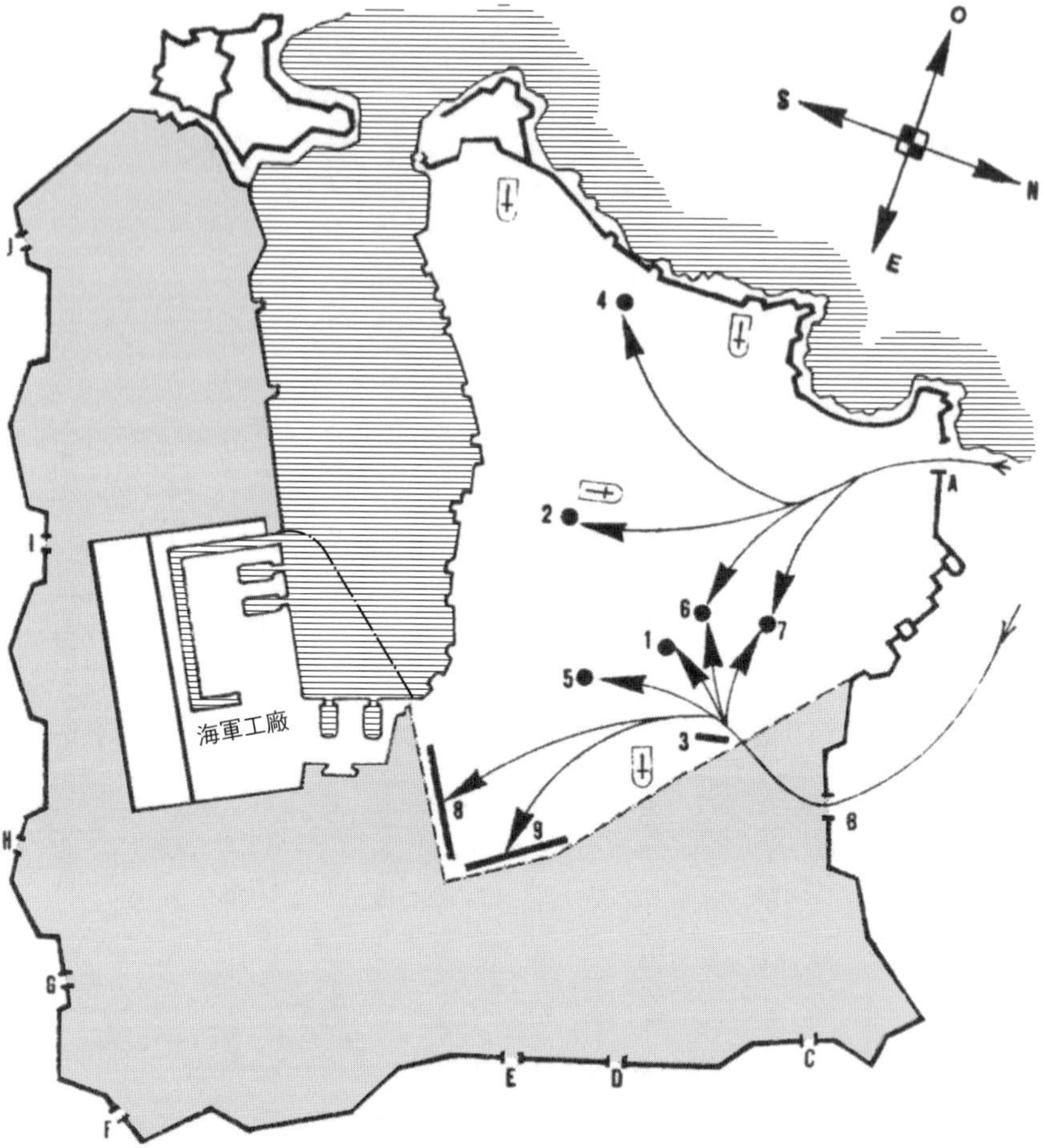

―――――― 旧市街の境界線

―・―・―・― ガレー船用の防波堤

最初の症例

1 ベル＝ターブル通り―６月20日
2 パレ広場―６月28日
3 エシェル通り―７月１日
4 ジャン＝ガラン通り―７月９日
5 プレシュール広場―７月
6 オラトワール通り―７月
7 グラン＝カルム通り―７月
8 ファーブル通り―７月29日
9 ル・クール――７月29日

図１ マルセイユ旧市街の感染経路

ようにそれを取って、酢に漬けたスポンジで頬を拭っただけだった」[3]。彼らは最小限の用心だけで、死体を共同墓穴へ運ぶ仕事をこなした。とはいえ、マルセイユはたった四人で統治するには広すぎ、組織も指揮系統も崩壊していたため、膨大な仕事の山をこなすことができるわけもなかった。

七月終わり、エクスの高等法院がマルセイユとの交流の断絶を宣言する判決を出すと、他の都市もこれに続いた。だがそのような宣言が出る頃には、市外に逃げる場所がある人々は逃げだした後だった。八月半ばまでには、マルセイユの市外に陸軍が防疫線を張っており、またその北側のデュランス川、西側のローヌ川沿いにも兵士が防疫線を張って、マルセイユから逃亡してくる人間と、運び出される荷物が川を越えないように監視していた。こうして南仏の激しい暑さのなか、しだいに猛威を振るうマルセイユのペストは、逃げることのできない人々を主に襲うことになった。医師であったジャン＝バティスト・ベルトランは、市内に残り患者たちの手当を行なっていたが、後に残された回想録には八月の状況を次のように書いている。

貧民たちには貯えがなかった。家に何も無くなったので、彼らは通りに出てきた。それは隣人の慈悲の心を呼び起こすためであるか、あるいは体を引きずってでも施療院までたどり着けるかもしれないという最後の望みがあったからだ。〔…〕。通りにはまた別の病人たちがいたが、運命はこれらの病人の方が悲惨であった。私はこれを話すべきだろうか？　しかし信じるものがいるだろうか？　その病人たちとは子どもたちであった。病気を恐れて、感情を失くした非道な親たちが、道ばたに捨てたのだった〔…〕。この時、公共の広場はどこも、一〇〇から二〇〇人の病人たちであふれていた。その光景に私の心と感情は揺さぶられた。このような悲惨な人々の状態に何とも思わない者は、すべての感情が失われていたに違いない[4]。

八月二日の時点で、死者は一日に五〇人ほどであった。シカールという医師が派遣され、伝統的なペスト対策を行なった。火を焚き、病人の出た家を封鎖したが効果はなかった。五日、工場が閉鎖されると、失業者が増加し、彼らもまた物乞いになった。しだいに通商が断絶されるなかで、食料の物価も急騰していった。道は死体と病人で溢れていた。もちろん、そのような死体は、墓堀人たちによって、昼夜問わず荷車で運び続けられた。それでも間に合わないので、九日には放下車を使い始めた。このころには死者は日に一〇〇人ほどになっていた。

一日で一〇〇人を超える死者が出ていた。通りはまるで墓のようで、死者と病人で覆われていた。その結果、大きな通りでは、死体以外に足の踏み場がなかったので、横切るには死体を踏み越えて渡らなければならなかった。公共の場所や教会の門の前などは、また違う事態になっていた。そこでは、死体が折り重なるように積まれていた(5)。

ベルトランによれば、これらの死体は、死後一〇時間もたつと、腐敗が進行して「耐え難い臭い」を発したという。さらに恐ろしいことには、見捨てられた途方もない数の飼い犬たちが通りを徘徊し、飢えを凌ぐため死体を喰い始めた。これら犬たちは感染の原因になると判断されたため、射殺された。その死体を海に投げ捨てたが、波に押し返され、岸に打ち寄せられた。夏の太陽の暑さによって、これらの死体も腐敗が進み、岸辺はひどい臭いを放つようになった。「これら死体から立ち上る蒸気は、街中を浸食した。空気を汚染し、いたるところに、感染という死の徴しをまき散らした(6)」。

八月十日の時点で、死者が出ていないのはリヴ・ヌーヴ（Rive-Neuve）地区だけであった。というのも騎士ニコラス・ローズの機転によって、リヴ・ヌーヴは他の街区から隔離されていたからである。しかし、八月末に死者が出始めると、感染力の高さからリヴ・ヌーヴの通りもすぐに死者と病人で溢れかえるようになった。この頃マルセイユ市全体の死者は一日に三〇〇人になっており、もはや壊滅寸前の状態にあった。サン＝ヴィクトール

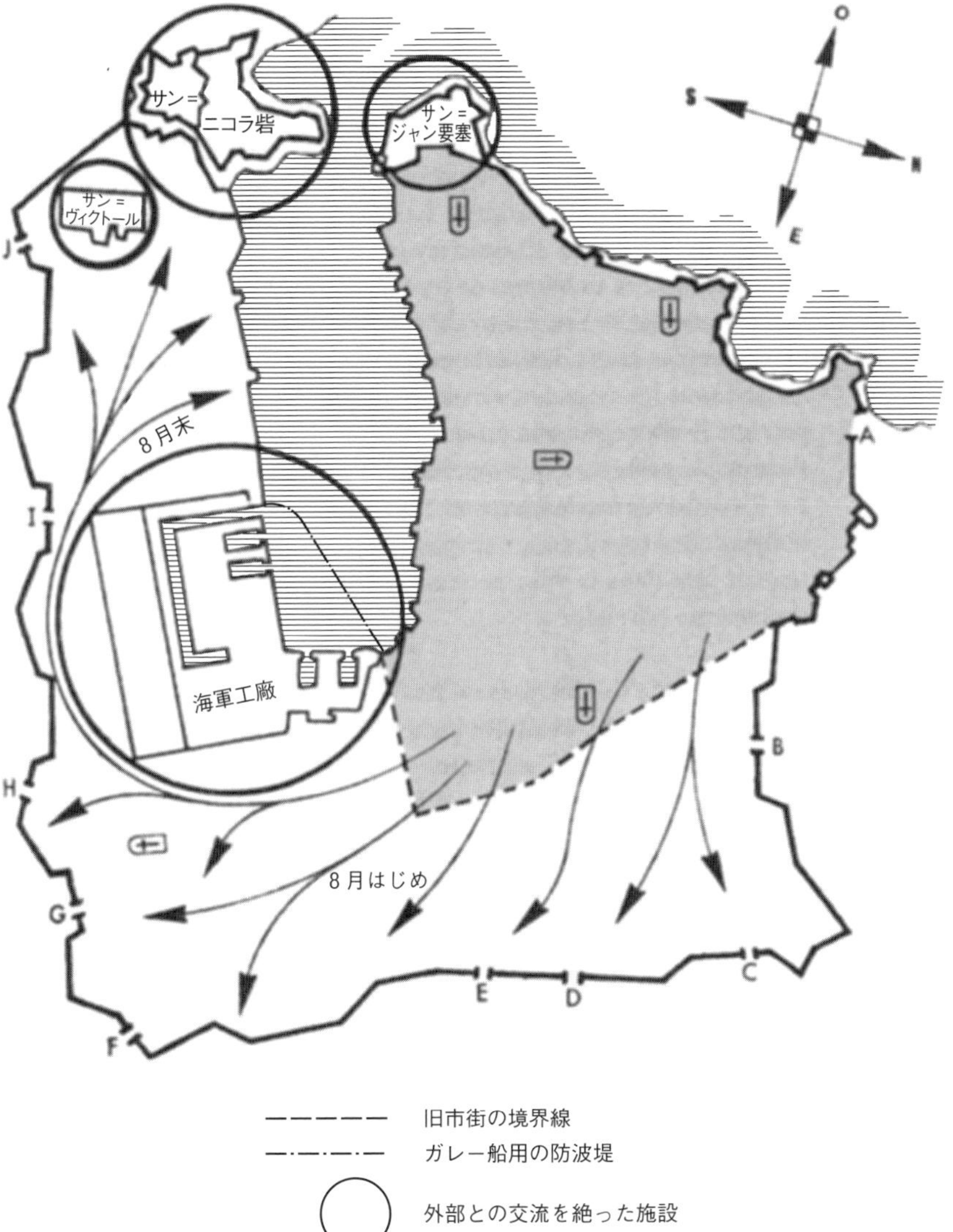

図2　マルセイユ新市街への感染経路

修道院や海軍工廠などの食料の備蓄がある施設は、建物外部との接触を完全に遮断し、海軍工廠は食料を求めてやってくる人々に発砲し、追い返した。ベルトランは述べている。「街全体がもはや、病人たちを収容する一つの隔離院でしかなかった」[7]。

二　マルセイユ市への規制

近郊の都市の反応

このような状況のなかで、政府やマルセイユ近郊の都市は、いかなる法的規則を下していたのだろうか。順を追って見ていくことにしよう。

マルセイユと交流を断絶する決定を下した最初の都市は、前に述べたように、エクサンプロヴァンス（エクス）だった。一七二〇年七月三十一日、エクスの高等法院が出したのは次のような命令だった。「ペストの疑いがあるため、エクスの市民およびプロヴァンスの都市や村の市民たちは、マルセイユ市民とのあいだのいかなる通商も禁ず」。またマルセイユ市民がエクス領域内に避難することを禁止し、荷物引きがマルセイユの商品を運ぶことを死罪とした。すでに運ばれた荷物については、市外へ撤去するように命令し、違反を発見したときにはその荷物は燃やされることになった。エクスの都市の城門は二つを残して閉じられ、開かれたままの二つの門には自警団が配備され、郊外にはバリケードが展開された。八月には、プロヴァンスの都市はもちろん、マルセイユと幹線道路を共有するプロヴァンス外の都市も、エクスの高等法院に倣って、自分たちの都市を守るための命令を下しはじめた。マルセイユからかなり距離のあるトゥールーズや、ルション、ブザンソンでさえエクスの高等法院と同じ命令を下し、さらに外国人の追放、検疫の実施、衛生証明書の提示義務などもつけ加えた[8]。

ある研究者は、こうした決定について次のように述べている。エクスの高等法院はエクスの市門ではなく、マルセイユの市門を閉じるべきであった[9]。というのも、エクスはペストから守られることになっても、マルセイユの市門は開け放たれていて、ペストが遠くへと運ばれる危険は残っていたからである。たしかにこの研究者が言うように、エクスの高等法院が下した政策の方向性によって、監視しなければならない領域は、マルセイユ市周辺だけではなく、プロヴァンス全域に及ぶことになった。これが監視の困難をもたらし、ペストがプロヴァンスだけでなく、コンタ・ヴネサンやラングドックなど他の州へと広がる要因の一つとなった。

広範囲に及ぶ監視を達成するために各州は、南仏全域にペストに感染した人間や商品が流通しないよう監視する方策をとった。それは各州が大規模な軍隊を展開して、防疫線（cordon sanitaire）と呼ばれる検疫網を張り巡らすことで、八月四日から二十日までのあいだに、マルセイユから延びる主要な幹線道路に八九の検疫所がつくられた。そこには二八一人の市民、三三二人の兵士、三一人の官吏が詰めて検疫にあたった。この検疫所は、ペストが鎮静化する一七二三年一月まで稼働することになる[10]。

地形的に見ると、マルセイユの北と西は川に隔てられている。北には東西に流れるデュランス川があり、そこを越えるとアヴィニョンがあるコンタ・ヴネサン、そしてドーフィネへと続く。西にはフランスを縦に流れるローヌ川があり、そこを越えるとラングドックである。ペストの蔓延を防ぐことを考え、そして検疫のしやすさを考えるならば、この二つの川を越えさせないことが重要であった。

まずマルセイユの北部について見ていこう。国王軍准将のダルジャンソンは、ドーフィネを守るために、デュランス川に沿って兵士を展開した。アヴィニョンも同じくコンタに至る五つの主要な通行点に兵を派遣した。しかしその努力も虚しく、ペストは川を越えてアプトまで広がったため、アプトの北へ八〇名の兵からなる防疫線を新たに展開した。この防疫線を強固にするため、ここに実際に物理的な予防壁をつくることが決定された。それは「ペストの壁」と呼ばれる建造物で、小石を組み上げた壁の下に、六ピエ（約一八〇センチ）の幅と六ピエの深さからなる壕を掘った防護柵だった。この壁は、アプトの北でデュランス川を結ぶように、ボンパからシストロンまでの約一〇〇キロメートルにわたって張り巡らされた。しかし莫大な費用をかけてつくられた急造の物理壁も、アヴィニョンをペストから守ることはできなかった。その後もペストが北上するたびに、軍隊が派遣され新たな防疫線が展開されたが、それほどの効果は得られなかった。

一方西側のラングドックもほぼ同様の経過をたどった。まずローヌ川に沿って検疫所が設けられたが、すぐに突破され、ペストがラングドック内の都市に発生すると、防疫線が内陸部のあちこちに張られることになった。ペストの鎮静化する一七二二年までにラングドックにつくられた検疫所は二〇〇〇以上にものぼった[11]。

防疫線上には検疫所が点々と置かれ、そこに詰めていた兵士たちは、許可なく境界を越えようとする者をその場で射殺することもあった。歴史学者ジャン＝ノエル・ビラベンは古文書のなかに次のような証言を見つけている。「オランジュでは見せしめに四、五人を射殺しなければならなかった〔…〕。ジェヴォーダンからオーベルニュへ渡ろうとした女性が防疫線に侵入したために射殺された[12]」。しかし一方で、規則が厳格に守られていない場所もあり、例えば兵士と市民がカード遊びに興じていたような検疫所も存在していた。ビラベンは、ペストはおそらくそのような防疫線の抜け目を通って、広範に拡散していったのであろうと述べている。

九月に入ると、マルセイユの死者は日に一〇〇〇人を超えるようになった。病人はコンヴァレサンス病院に運ばれていたが、ベッドも病室も空いていないのでやむなく廊下に置かれていた。その廊下も病人でいっぱいで、死者と病人が入り混じった状態になっていた。もともとマルセイユには内科医が全部で一一人いたが、三人が逃亡したため、残ったのは八名だった。そのうち五人がペストに罹っており、活動していたのはたった三人に過ぎなかった。外科医もまた三〇人のうち二五人がペストで死亡しており、五人だけが仕事にあたっている状態だった。

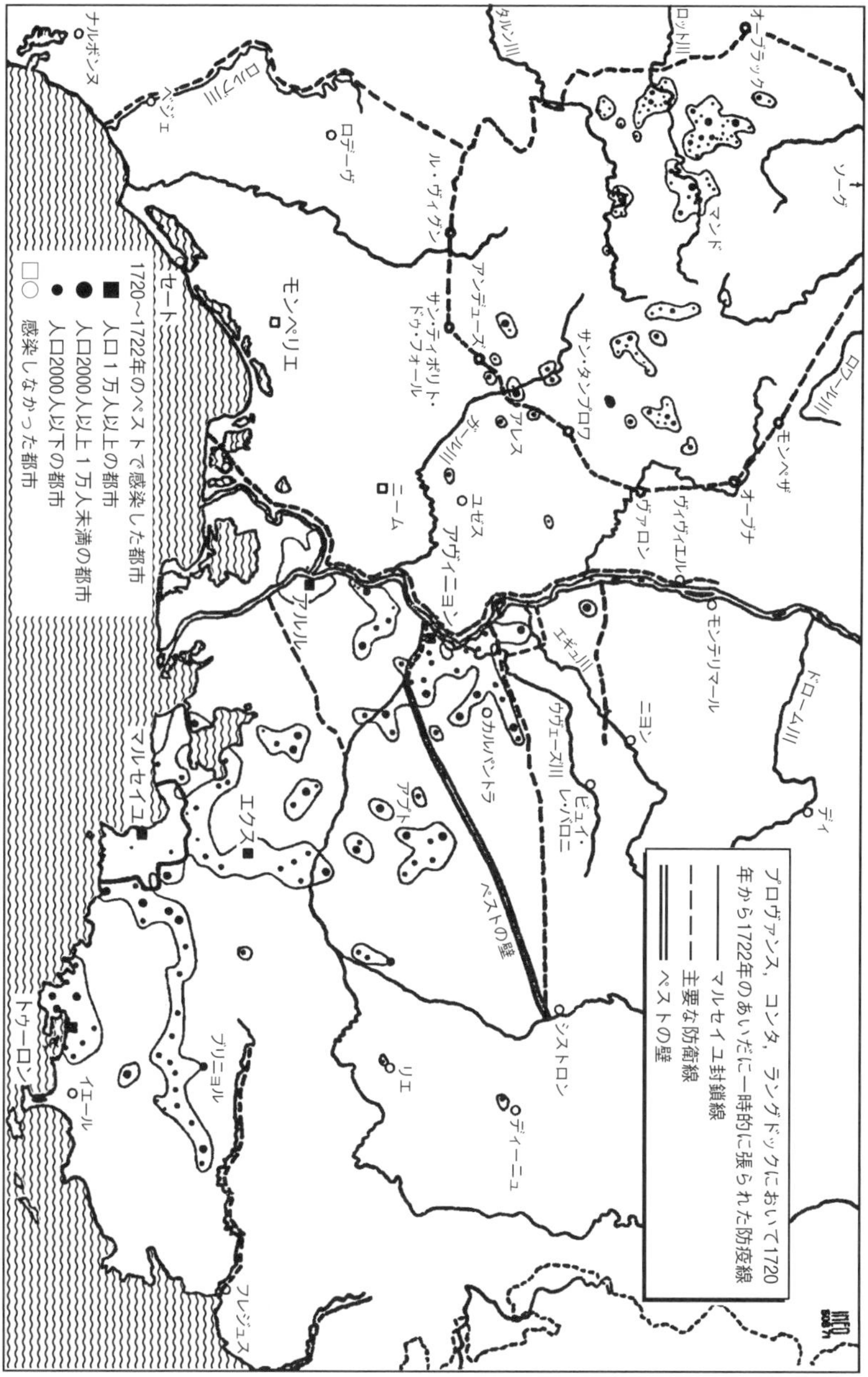

図3　プロヴァンスの防疫線

このように一向に回復しない状況をみて、摂政オルレアン公は二つの手を打つことにした。一つは、マルセイユ周辺のペスト拡散を食い止めるために、各州がそれぞれに対応してきたペスト対策を一つに統合する国王顧問会議裁定を出すこと。もう一つはマルセイユの混乱を解消するため、市の行政権を市参事会員たちからガレー戦隊司令官のランジュロンに移すことである。

ここまで見てきたように、エクスをはじめとする各州の高等法院は、それぞれ別々に決定を下し、通商の断絶や、防疫線の配備、衛生通行証の携帯義務などを定めた。もちろん、コンタとプロヴァンスが協力してペストの壁をつくったように、連携がなかったわけではないが、基本的にはそれぞれが独立した法によって独自のペスト対策を定めていた。九月十四日の国王顧問会議裁定は、各州の裁定をいったん破棄し、方策を統合する決定であった。裁定の主旨は次のように書かれている。これまで各州が独自に採用した裁定は、自州の市民を守ろうとするあまり「過剰な予防策」をとっており、人々の警戒心をあおり、意気消沈させるだけでなく、「予防策の行き過ぎによって、通常の通商を中断し、市民の平穏や、市民にとって最も必要な援助を奪い取っている」。そこで、摂政は一つの裁定に「必要かつ十分な予防策」を統一することで、病気の感染を防ぎながら通商の自由を確保することが適切であると判断した[13]、と。

全二六条からなるこの国王顧問会議裁定を要約すれば次のようになる。マルセイユ住民は市の境界およびバリケードから外に出たり、物品を運び出すことを禁ず。プロヴァンスの住民がマルセイユ市の境界およびバリケードに入ることを禁ず。プロヴァンスの住民がヴェルドン、デュランス、ローヌ川を越える時には規定の検疫期間を過ごすこと。衛生通行証を携帯すること。上記地域を出発する郵便配達員が、別の地域に入るときには規定のルートを通ること。郵便はバリケードから三〇歩のところへ投げ入れ、官吏は酢につけたピンセットでそれを受け取り、通常の方法にしたがって香《こう》で消毒すること。物品はいかなる状態であってもヴェルドン、デュランス、ローヌ川を越えさせぬこと。違反した場合には死罪とする。ただし、干物、オリーブ・オイル、ワイン、胡椒、香などは除く。汚染地域の住民を養い食料を供給するために必要な食料、家畜、物品を自由に運ぶことを許可する。プロヴァンスの全地域に衛生委員会を設置すること。衛生委員は市門に警備を配備すること。船舶は市長が指定の場所に停泊すること。船舶は到着後、検疫を終えるまで人や物を降ろしてはならない。船長は衛生通行証を検疫担当医に見せること。衛生通行証に問題がなく、船員および物品に問題がないことが検疫担当医によって証明されたときには、上陸を許可してよい。しかし何か問題が発覚したときには、四〇日間の検疫を受けなければならない(14)。

国王顧問会議によれば、これが必要かつ十分な予防策であった。この裁定を整理すれば次のようになるだろう。マルセイユに関しては完全な包囲を敷く。一方マルセイユ以外のプロヴァンスの都市のあいだでは、人と物品の流通を完全に自由にすることで通商の自由を確保する。プロヴァンス外、つまりコンタやラングドックへ出ることについては、人間であれば検疫期間を過ごせば移動は自由であり、物品についてはペスト感染の危険が少ない所定のものに限って川を越えることを許可する。これによってプロヴァンス以外の地域にペストが流行しないような体制をつくりだそうとした。逆方向の物品の移動についても、とくに食料品をプロヴァンスに持ち込むことについては問題なく、これによってプロヴァンスの市民と、マルセイユ市民の食料供給を確保しようとした。ただこれから見ていくように、ペストは防疫線を越えて広がっていったし、またプロヴァンス、とくにマルセイユにおける食料品のインフレが解消されるにはかなりの時間を要した。

ランジュロンによる市の再建1——死体の埋葬

今度はマルセイユ市内について見ていこう。先ほども述べたように、オルレアン公は、市の行政権をエシュヴァンたちからガレー戦隊司令官ランジュロンに移行させた。ランジュロンは海軍出身の軍人で、このとき五七歳であるからベテランの将校だった。南仏は早くからイタリアの公衆衛生法を受け継いで、衛生委員会や衛生長といった感染症対策組織がつくられていたが、ランジュロンの役割もこの衛生長を参考にしたものだろう。十六世紀の衛生長には生殺与奪権を含む広範で強力な権力が付与されていたが、ランジュロンにも同様の権力が与えられていた(15)。

ランジュロンの任命は一七二〇年九月十二日のことだった。当時の回想録にはこの知らせを聞いた時の様子が書かれている。当時、市内にいる全員が悲しみにくれ、重荷に苦しみ意気消沈していたが、この知らせは「健康な者も病人も関係なくすべての市民」に「うれしさ、喜び、満足感を与えるとともに、自信と力と勇気をもたらした」(16)。というのも、ランジュロンの名声は長きにわたり知れわたっていたし、著名であるにもかかわらず穏やかで重厚な人柄は、人々に尊敬と畏怖の念を抱かせたからである、と。ランジュロンは状況確認のために、任命されたその日のうちに馬に乗って市庁舎へ登庁した。それから毎日、朝と夕の二回、市庁舎へ登庁し、夜の八時まで会議をすることが日課になった。

それからの数日間は、通りに溢れる死体を片付けることに費やされた。九月十四日、ニコラス・ローズは、近づけないほどの腐臭が立ち込めるなか港に近いトゥーレットという通りをくまなく散策した。この通りは三週間もの間、誰も手を付けられないでいたので、一〇〇〇体近くもの死体が、太陽にさらされ、腐敗の程度もかなり進行していた。ところで港沿いに走るこの通りにはローマ帝国の攻撃に備えるための古い城壁が備わっていたが、ローズはその下に巨大な穴があることを発見した。ここを共同墓穴にすることを思いついたローズは、市庁舎へ戻り、ランジュロンに計画を提唱した。この作戦を実行するには大勢の兵士が必要になるが、ランジュロンは一〇〇名の兵士をつけることを約束した(17)。十六日、ローズと一〇〇人の兵士たちがトゥーレットの整理に取りかかった。ローズは場上から死体を運び込むことを兵士や囚人たちに命令するのだが、怖じ気づき誰も動こうとしない。ローズは馬から降りて、自ら死体を穴に運び込む。任務にあたっていた兵士たちもこれに倣った。こうしてトゥーレットはきれいになるのだが、これを引き受けた兵士や囚人たちのほとんどがペストにかかり死亡した。

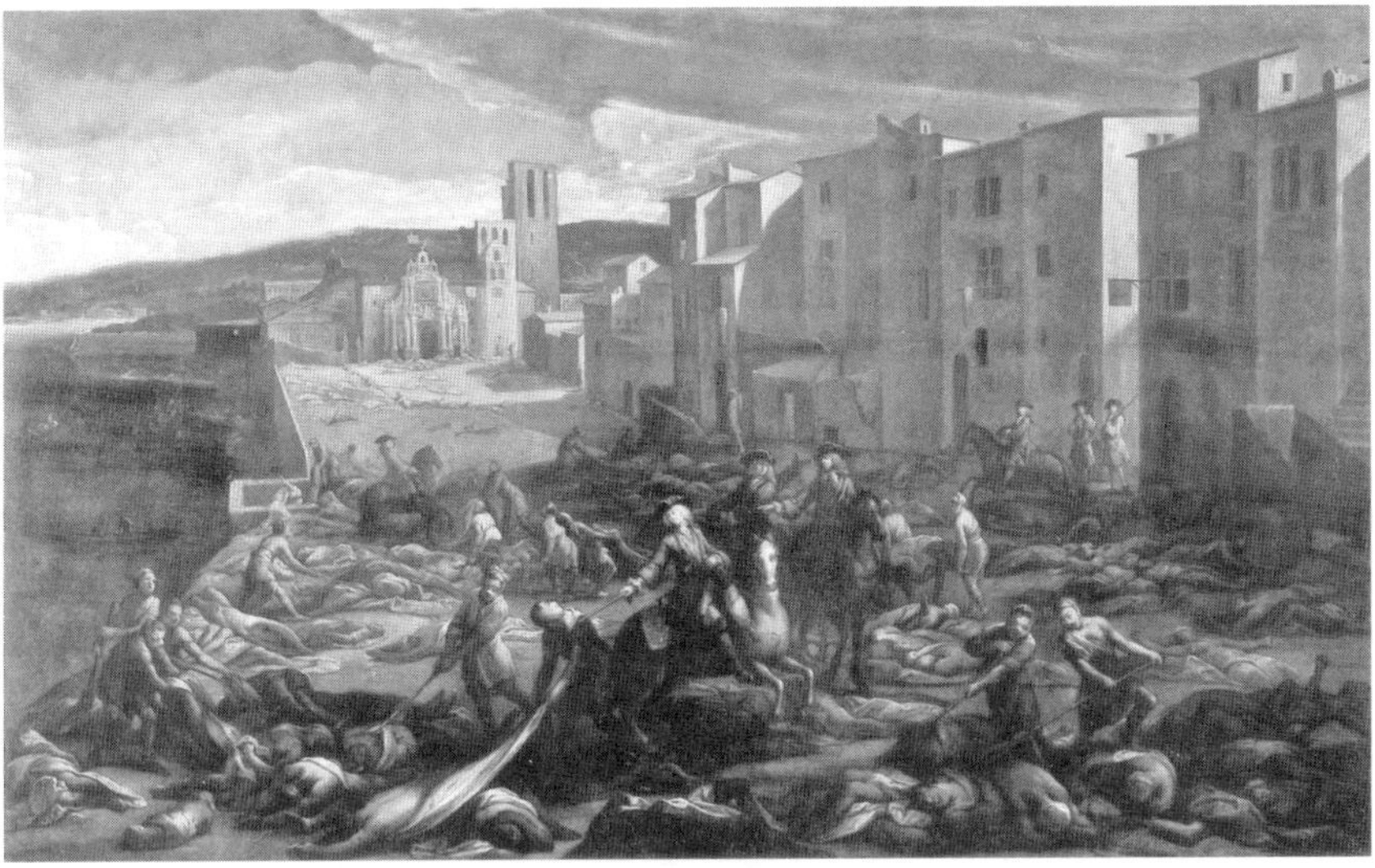

図4　1720年のトゥーレットの光景（ミシェル・セール）

ローズも病いに倒れるが、奇跡的に快復した。

死体はトゥーレット以外の通りにも溢れており、それらの死体を埋葬するために新しい共同墓穴をつくる場所を探す必要があった。ランジュロンは市参事委員ムスティエと、部下のソワサンとともに市外を探索した。エクス門の近くに適当な場所があったので、そこに長さ一〇トワーズ（約二〇メートル）、幅一五トワーズ（約三〇メートル）の共同墓穴を掘ることに決めた。少なくとも一〇〇名の働き手が必要だったので、主要な地区長たちのもとへ、急いで来るように命じたポリス令をもたせて警備隊を派遣した。十七日、エクス門の共同墓地も作業が開始された。しかし、徴収した農民たちに掘らせようとしても、ペストに罹るのを恐れて掘ろうとしない。代わりに兵士たちが墓穴を掘り、死体を入れて土で覆った。通りはきれいになったが、兵士たちはみなペストで死んでしまった。

その後も墓穴はすぐにいっぱいになるので、次々と市外に共同墓穴が掘られることになる。徴集した農民たちを使って掘らせた共同墓穴へ死体を運ぶのだが、死亡する数が多すぎて、とても間に合わない。そこで、マルセイユ市を地区ごとに分けて、体系的に取り組むことにした。まず二五人の囚人たちが、通りに落ちている物や動物の死骸を片付ける。それから囚人たちと兵士たちが死体を共同墓穴まで運んでいく。各地区の指揮官は馬に乗り、離反がないよう銃をもって急《せ》かしたり、脅したりしながら、任務にあたった。

ランジュロンによる市の再建2——食糧難と病院の問題

ランジュロンがマルセイユを建て直すためにやるべき仕事は死体の埋葬だけではなかった。仕事は無数にあったが、なかでも食糧難は深刻な問題だった。マルセイユを視察した医師の一人デディエは次のように述べている。「食糧不足、生活必需品の高騰、質の悪い食料、憎しみ、混乱、恐れ、それらこそが、この都市で医学が認識しなければならないものである」[18]。食料が不足しているために価格が高騰し、マルセイユに残った健康な者も病人も食べるものがない。その状況で市行政が混乱しているために、街中には窃盗や強盗がはびこっている。外科医、薬剤師、小売人、古物商、肉屋はおらず、すべての商店や銀行は閉鎖していた。例えば、小麦が届いても運び手がおらず、ランジュロン自身が運搬のために兵士を派遣しなければならないほど人手不足に陥っていた。そこでランジュロンは十七日、市外に逃げ出した医師たちや商人たちに二十四時間以内に戻らなければ死罪にする旨の命令を下した。二十日再び、二十四時間以内に市内に戻り商店を開かなければ死罪にすると命令を出したが、二十四日になっても戻ってこないため、主要人物だけでも強制的に連れ戻すために市外へ警備隊を派遣した[19]。

ランジュロンが次に取りかかったのは病院の問題であった。すでに病人が廊下にあふれ機能していなかった病院の問題を解決するため、逓信病院の改修を決定する。九月二十八日から十月三日まで改修作業が昼夜を通して続けられた。同時にシャリテ病院にも新たにベッドが増やされることになり、こちらも作業が行なわれた。その改修が済めば、働き手が必要になるため、外部から医師を呼び寄せる必要があり、それには多額の報酬で釣るしかなかった。大都市の主任医師には月二〇〇〇リーヴル、大都市の上級医師もしくは小都市の主任医師には月一

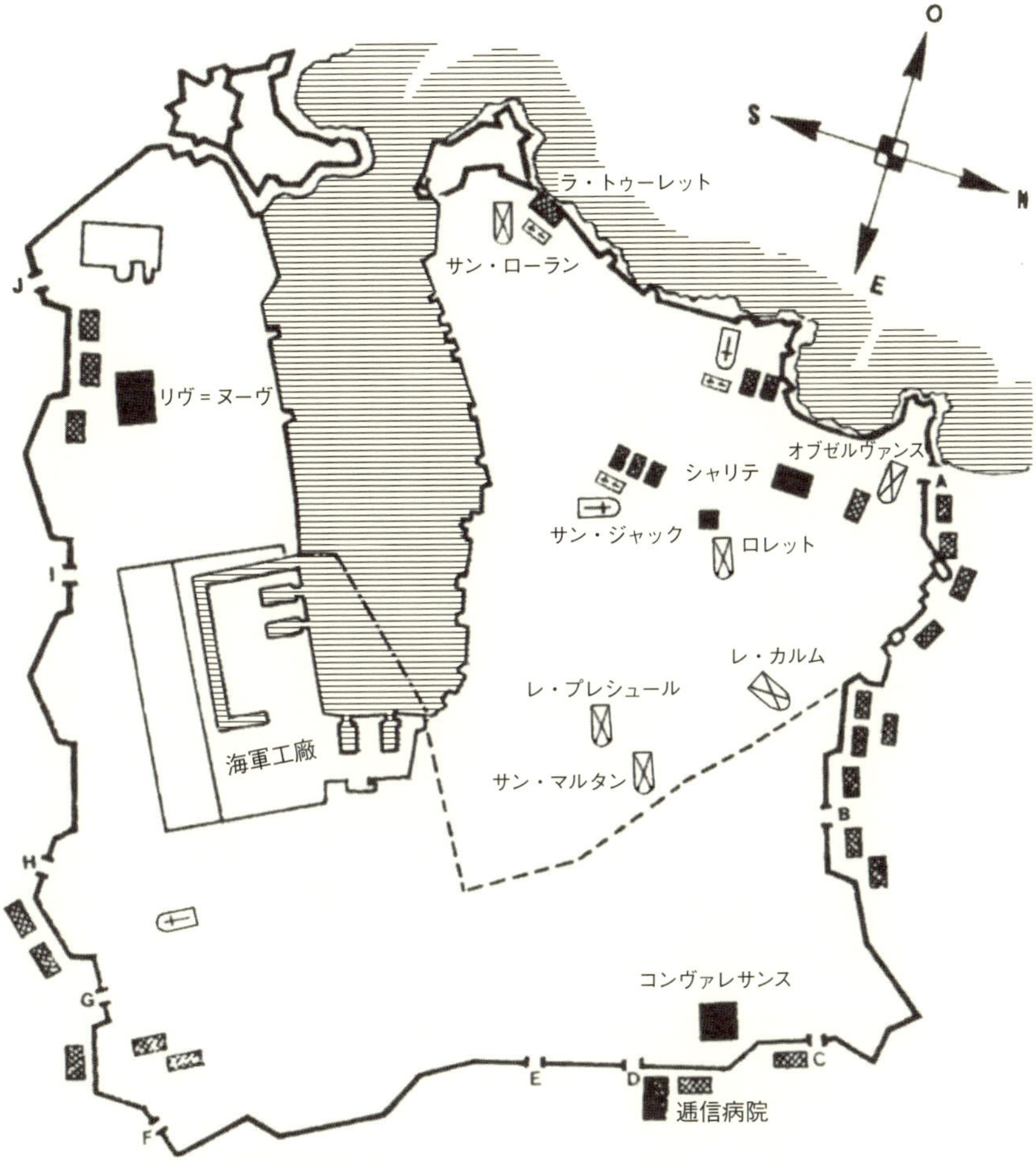

病院

リヴ・ヌーヴ：1720年８月９日―12月１日
コンヴァレサンス：1720年８月８日―10月27日
サン＝ジャック・ド・ガリス：1720年８月19日―？
シャリテ：1720年10月４日―1721年２月
通信病院：1720年10月４日―1721年７月

埋葬地

教会、墓地：1720年７月以前

共同墓穴：1720年８月以降

図５　教会、墓地、共同墓穴のあった場所

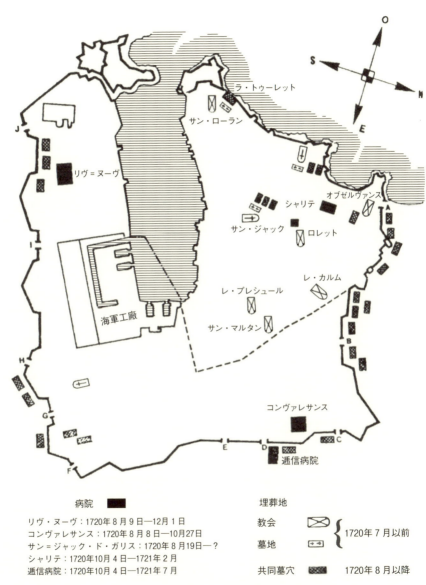

〇〇〇リーヴル、その他の医師には月三〇〇リーヴルを約束する、と広告を出した。十月四日、二つの病院が稼働を始めると、病人たちが詰めかけた。自力で病院にたどり着けない者、通りに横たわっている者たちは兵士が病院へ運んだ(20)。

病院の復旧によって、通りに溢れた病人はいなくなった。またすべての死体は市外に掘られた無数の共同墓穴に運ばれた。こうして死体と病人で溢れていた通りは元通りになった。このころにはフランドルとブリーから、それぞれ三個中隊が派遣され、計二〇〇人の兵士がランジュロンの指揮下に入った(21)。ランジュロンは、これらの兵士を市門に配備したが、それは市内からの脱走を予防するためではなく、マルセイユの外から病人たちがやってきて市内に入ろうとすることを防ぐためだった。混乱の早期の終結を図るために、いわば逆向きに防疫線を展開したのだった。

ランジュロンによる市の再建3――家屋の消毒と犯罪の取締まり

通りに死体と病人がいなくなったので、次に取りかかるべきは家屋と通りの清掃だった。まず港内の清掃に使われていた大型船を岸に待機させておく。それから市参事委員たちの命令で兵士たちは、汚染された家屋の窓から家財道具を放り投げ、それらに火をつける。他の兵士たちは道の汚物をすくい上げ、燃え滓と汚物を大型船に載せて、港からなるべく遠い地点まで運び、海に捨てる。すべての地区でこの作業を終えるには一月《ひとつき》が必要だった(22)。

最後にランジュロンがしなければならない仕事は、犯罪者の逮捕と処罰だった。十月二十一日、市の役人たちに兵士を従えてパトロールをすることを命じると、翌日には監獄が一杯になってしまった。訴訟を行なうため、ポリス委員を連れ戻す必要があったので、警備隊を派遣した。二十五日、夜間に行なわれる窃盗を防止するため、夕刻の鐘のあとに家屋を襲った者や家財を無断で運び出した者は死罪にすると命令を下した(23)。

十一月に入ると病の勢いが次第に弱まっていった。二日から五日にかけて、ランジュロンは病の再発を防ぐために、新たに区割りを設けて組織を再編した。これによって、各ブロックに一人ずつ委員が配備されることになり、命令の実行が容易になった。六日、物価の高騰を抑えるため、卸売人と商人を市庁舎へ招集して会合が持たれた。その結果、公定価格での販売を守らせるため、翌日には公定価格以上で販売した者に対する処罰を定めた命令が出された。この頃にはマルセイユの惨状と物価高騰が知れわたり、各地から多額の寄付が寄せられるようになった。その結果、通商の断絶以来はじめて大量の食料品が運び込まれるようになった(24)。死者も日に五〇人ほどになったので、医師の募集を停止し、十二月初めには、リヴ・ヌーヴ病院は必要がなくなったため閉鎖された。

十二月十三日、ランジュロンの新たな命令によって本格的な消毒が開始される。それによれば、「汚染されたすべての家屋に赤十字」の印をつけた後に、香をふりかけ、その後漂白すること、病人の使っていたリネン類はすべて焼却することが命じられた。翌一七二一年元旦にはさらに、動産をすべて隔離院に送り煮沸消毒する旨の命令を追加している。街は少しずつ消毒されていき、秩序が取り戻されていった。この頃には、ペスト罹患者は日に二、三人に減少していた。三月にはシャリテ病院が、七月には通信病院が閉鎖された。最後のペスト患者が入院したのは八月十九日だった。それから新しい患者が四〇日間なかったので、九月二十九日「テ・デウム」(われら神であるあなたを讃えん)が唄われ、十一月九日、ランジュロンが「街が健康であることの宣言証書」を交付して、マルセイユのペストは一応終焉した。ランジュロンのこの宣言によって、マルセイユの包囲は一年ぶりに緩和された。

ペストの終結まで

しかし、すべてが元通りになるまでにはまだ時間が必要だった。というのも、マルセイユ以外のプロヴァンスやラングドックで流行が収まったわけではないからである。マルセイユで多大な被害を出していた一七二〇年八月にはすでにエクスやアプトにペスト罹患者が出ていた。九月にはアヴィニョン、十一月にはアルル、そして遙か彼方のジェヴォーダンにまでペスト罹患者が出た。それから一七二二年三月にペストの勢いが弱まるまでの一年以上のあいだ、プロヴァンス、コンタ、ラングドックの広範囲にわたってペストの流行が見られた。

一七二二年には再びマルセイユ市内で何人かがペストを発症し、そのためにマルセイユ市包囲の解除は延長されることになった。結局、ランジュロンの宣言から一年後の一七七二年十一月に国王顧問会議で包囲解除の決定がなされ、翌一七二三年の一月にエクスの高等法院で受理されたことで、ようやくマルセイユの通商は自由になった。しかし輸出は禁止されたままで、一部輸出許可が出たのが一七二三年六月、すべての輸出が自由化されたのは一七二四年のことである。

歴史学者ビラベンによれば、マルセイユ市内の死者は計三万九一三七人になる[25]。プロヴァンス、ラングドック、コンタを入れた総数はおよそ一二万八〇〇人になった[26]。

三　イギリスとマルセイユのペスト流行

イギリスの反応

次に、対岸のイギリスでどのような法的措置がとられたのか見ておこう。

イギリスは一七二〇年八月から、地中海から来る船すべてを検疫にかけるよう指示していたが、十月には検疫を強化する法改正がなされた。この検疫法の改正の必要性をめぐる議論では、これまでの検疫が不十分なのではないかという点のみならず、検疫だけではペストを防げないのではないか、いざという時には防疫線を張る必要があるのではないかなど、緊急事態に備えた感染症予防の特別法の必要性についての是非が問われた。

こうしたペストへの警戒心は極度の緊張状態と恐怖からきていたわけだが、極度の緊張状態にあったのはイギリスだけではなく、フランスと通商をもっている国々に一般的に見られた態度だった。例えばジェノヴァでは、マルセイユからの手紙をすべて焼却するように命令が出され、スペインはフランスとの通商を全面的に禁止している。バイヨンヌ（南仏の都市）に近いスペインの港町サン＝セバスティアンの市長が、バイヨンヌから来た船サン＝ジョセフを焼き払う命令を出した。この船はジェノヴァからオリーブオイルと石鹸を運んできたところで、衛生通行書にも問題はなかったにもかかわらず、ペストの恐れのある場所を通った疑いがあると判断されたためだった。イギリスでも、ペスト地域に近づきすぎたと判断された船二隻がテムズ川で焼かれるという事件があった。オランダはマルセイユ管轄の船ラモワニョン号を追い返し、その船が座礁すると焼き払った。モロッコもまたフランス籍の船の入港を全面的に拒否した(27)。

マルセイユのペストが英国領内に到達することを恐れたイギリス議会は、医師でありホイッグ党の支持者であった、リチャード・ミードに検疫法改正の助言を求めた。ミードはこの要請に答えて、『ペスト感染に関する小論、および予防のために用いるべき方策』を執筆し、イギリス議会に提出した(28)。国家の要請によって医師が助言をするのはイギリス史上初めてだった(29)。

ミードによるペストの分析

ミードが執筆した報告書は二つの部分に分かれており、一つはペストの原因は何で、どのようにして感染が広がるのかということ、もう一つは、われわれにとって重要な部分だが、ペスト対策のためにいかなる規則をつくるべきかであった。ペスト対策は、ペストの医学的分析を受けて書かれているので、前半の医学的分析部分を、われわれに必要な限りにおいて、簡単に見ておこう。

ミードによれば、ペストに感染する原因には三つある。空気による感染、病人による感染、汚染地域から運ばれた商品による感染である。ペストに汚染された空気は、東方か、南方の世界から風で運ばれてくるものである。

その地域で、雨と南風に猛暑が伴うとペストが生まれる。あるいは、暑い天候の下、水が淀んでもペストが生まれるし、大地からの腐敗した蒸気からも、埋葬されていない死体の腐敗からも生じうる。それらはまず空気の淀みから始まり、そのあとに腐敗が起きると考えられた[30]。

しかし、ペストは明らかに感染するように見えるから、この東方か南方から運ばれてくる腐敗した空気のなかには、目に見えない物体が潜んでおり、それが人から人へと伝達されているはずであるとミードは考えた。すなわち、毒気（effluvia）とか感染原子（contagious atoms）が存在しているはずである[31]、と。

ミードによれば、この感染原子は、東や南の国から運ばれてくるだけでなく、人から人へと感染するものであった。というのも、病の最終段階には、病人の体内からは無数の活発なペスト微粒子が、酒を蒸留するように沸き立つからである。したがって、空気が正常であっても、病人の近くにいるものたちを汚染する[32]。これらペスト粒子は唾に入り込み、胃に根を下ろして、むかつきや嘔吐が起きるのである[33]。最後に、海外の汚染地域から送られてきた商品によって感染する場合がある。これは商品の中に感染原子が保存されていたためである[34]。

マルセイユのペストについて前述したところでは医学的議論には触れなかったが、この時代、ペストが感染するかどうかについて研究者のあいだで意見が分かれていた。ジャン・エラールによると、感染は迷信であると唱える医師たちもいた。一方、感染説を唱える医師たちは、目に見えぬ何かによってペストが感染するという考えで一致していた。ただ、それが粒子なのか、種なのか、昆虫なのかで、意見が分かれた[35]。当然イギリスにおいてもそのような医学的見地からの対立が存在していた。一方民衆は、神罰や呪いのようなものだと思って、玄関にまじないの模様を描いたり、街のヤブ医者を信じて、得体の知れぬ薬を飲んだりしていた。ダニエル・デフォーの『ペスト』には、ペストが感染しないと考える者が多いことに批判の声を上げている箇所がある。「すでに悪疫の流行が終息している現在においてもなお、今次の悪疫があたかも神よりの直接のこらしめであり、その間何らの中間的媒介なく、あの人間この人間といった具合に特定の人をたおす特別な使命を神から授かっていたかのように話す人がいるのを不思議に思わざるをえない。これはまさしく無知と狂信の然らしめるところで、当然軽蔑に値することであろう[36]」と。そしてミードと同じく、ペストは感染すると結論づけている。「このことから、この災禍が汚染によって蔓延していったことが、私にとっては文句なしに明瞭になった。すなわち、医者のいわゆる毒気（effluvia）と称するある種の蒸気や煙、あるいは病人の吐息、汗や炎症、あるいはその他の方法、おそらく医師の知り得ない悪気が周りに影響する方法で、汚染していったことははっきりしたのである[37]」。

ペストは人から人へ何らかの中間的媒介を通じて感染しているはずであると考えたミードは、その中間的媒体を「おそらく塩に似たもの[38]」であると述べている。その塩に似た粒子は、風に乗って、あるいは商品に隠れて、都市に到達し人に病いを引き起こし、それが人から人へと感染していくと考えたのである。

ミードによるペスト予防策

ペストが感染すると考えたミードは、ロンドンを感染から守るために、議会にどのようなペスト対策規則をつくるように助言したのだろうか。

ミードによれば、ペスト対策にとって最も重要なのは感染原子を国内に入れないことである。だからまず何よりもはじめに検疫を行なうことが重要になる。都市に入ってくるすべての人間はまず隔離院に入れられる。病人がいる場合には、その者を別の場所に隔離し、病人と一緒にいた者は、その衣服を燃やし、体を洗い、髪や髭は剃り落とす。隔離院で、三〇から四〇日のあいだ待たなければならない。病人がいない場合には、衣服を洗い、一週間の検疫でよい。ただその場合でも、感染原子の入り込みやすい綿などの動物性のものは四〇日間の検疫を受けなければならない。この四〇日間という期間について、ミードはこう言っている。「これは長すぎると思われるかもしれない。しかしながら、われわれは新鮮な空気が、汚染された品物から海綿状の物質〔感染原子〕を取り除く正確な時間を知り得ないのである。したがって、この点で用心が過ぎるということはない[39]」。

だが「役人の怠慢[40]」やその他の理由で検疫が破られ、市内にペスト原子が侵入してしまうこともありえるだろう。このとき守られるべきなのは、「発端を阻止する[41]」（resisting the beginning）という基本原則である。まず行政官たちは、都市に住む市民たちがペストの徴候をいち早く発見するように指導しなければならない。例えるならば、「家が火事の時に、隣人に援助を求める[42]」ようなものである。しかしながら、それは同情からの配慮であってはならず、むしろ厳しい統制か、懲罰によって発見させるようにしなければならない、とミードは言う。というのも、人情として、どうしても病人をかくまうことになるからである。感染の連鎖が加速する前に、感染原子の保持者を特定しなければならないのだ。だとすれば「私には、汚染の最初の発見者に報酬が与えられるべきであるということが、不合理であるとは思えない[43]」とミードは述べている。

さらにミードは、こうして最初の感染者が発見されたならば、その家のドアを閉め、窓に赤十字を架けて、監視員が出入りのないよう見張らなければならないとして、「これは一ヶ月の間続けられ、その結果、家族は死ぬか快復するかのどちらかであろう」と言う。これが残酷で、悲惨な仕打ちであると認めた上で、彼はこう述べている。

このような残酷さを正当化するものは何もない。しかし言い訳をするならば、それはコミュニティー全体の善のため、そして、汚染の拡散を防ぐためである。〔…〕。このような仕方で家を封じるのは、感染の種を管理するためだけであり、それもいつかは消散していくものである[44]。

加えて彼は、感染した家族が発見されたならば、すぐに行政官は、その隣の家に医師を派遣しなければならないと言う。「特に、それが貧民である場合には。というのも災害が起きるのはだいたい彼らから[45]」だからである。

このように、ペストが都市内に入り込んでしまった後にとるべき伝統的なペスト対策規則を述べたあとでミードは、感染症を防止するためには、恒常的なポリスが必要であると言っている。「こうした規則は、いかなる時にも行なわれる必要がある。人口の多い都市では特にそうである。したがって、こういうことを言わなければならないのは残念だが、ロンドンやウエストミンスターなどの都市では、今述べたような観点から作られた良いポリスは全く存在しないのである[46]」。そして、大都市でとくに危険な場所には、たくさんの貧民が寄り集まって生活する家屋があり、多くの囚人たちが詰め込まれた監獄である。通りの汚物も監視しなければならないし、家畜市場も都市から離れた場所に開く必要がある。こうした事柄に監視の目を光らせるポリスはつねに必要なのに、ロンドンにはこういうポリスは存在していない、と提案する。

ミードの提案は、ハンス・スローンやジョン・コルバッチによる方策案とともに枢密院に提出された。それはロンドンを六つの街区に分けること、ロンドンの周囲に軍隊による防疫線を張るという「フランス式の」対策案である。政府は検疫法の改革案を提出し、ペスト対策の強化が必要なことを力説したが、野党や世論の猛烈な反発にあった。強制入院や自宅の封鎖、防疫線などは専制的権力であり、イギリスの自由への攻撃だというのである。ミードの感染説に納得していたデフォーでさえ反対している[47]。そのためウォルポール内閣は検疫法をフランス式にすることを諦め、防疫線や都市内部の規律に関する条項はすべて破毀し、海上検疫制度だけを強化した[48]。

●本章のまとめ

一七二〇年のマルセイユの惨禍はヨーロッパ最後のペスト流行だと言われている。しかし、十九世紀にコレラがアジアから侵入するまでのあいだ、ヨーロッパは感染症と無縁の、束の間の平穏を過ごしたわけではない。マルセイユの惨禍で終わりを迎えるのは、グラン・サン＝トワーヌ号がたどったような、ペストの典型的な伝播イメージである。そのイメージのなかでは、感染症は中東で発生し、船に乗って港の検問をくぐり抜け、都市に侵入したとされる。スーザン・ソンタグは梅毒が、イギリスでは「フランス病」と呼ばれ、パリでは「ゲルマン病」と呼ばれ、フィレンツェでは「ナポリ病」と呼ばれたと述べている。これは笑い話のようだが、しかしかつて伝染病は内部で発生するものではなく、外から襲われたり、見舞われるものであると考えられていたことをよく示しているエピソードでもある(49)。

しかし、ペストの脅威から解放された十八世紀以降、感染症の「種」は都市内部にもあると認識されるようになる。この認識の転換をもたらしたのは、都市人口の増加、住環境の過密化、「衛生」観念の浸透などによるだろう。これによって、感染症は都市の内部に存在する広範で日常的な危険へと変わる。もはやそれは数十年に一度襲いかかる悪魔のようなものではなく、日常に潜む危険になる。だがそれは漠然とした危険でもある。目に見えないその危険は、側にいる訪問者や貧民たち、数百年まえから存在してきた病院や監獄や墓地に見いだされることになるからだ。

このような視点の変更は、新しい統治の領域を生み出すことになる。それはリチャード・ミードが述べていた「ポリス」、すなわち都市統治の必要性である。ペストの場合、別の都市で流行が起きたときだけ、港を行き交う船とその船員、物品を見張ればよかった。しかし、感染症が都市の内部に発生するもの、あるいは内部の温床によって増殖してしまうものだとすれば、恒常的な監視が必要となる。ペスト条例による監視は、例外的で特別な措置であった。それはペストに冒された都市が立ち直るまでのあいだ、例外的に行使される権力であった。しかし危険が日常的であるとされるならば、都市はつねにランジュロンのような人物を必要とすることになる。逆にいえば、恒常的な監視が受け容れられるためには、都市に住む人々が、都市の内部に目に見えない感染症の兆候を見いだし、それを危険であると認識することが必要となる。

ミードのテキストはこうした視点の転換を提案した最初のものであると思われる。ミードは述べていた。最も重要なのはペストの感染原子を領土内に入れないことである。そのために厳格な検疫が行なわれる必要がある。

それでも感染原子は都市内に侵入してしまうだろう。そのとき重要なのは、「発端を阻止する」という原則である。すなわちペストの兆候がいち早く発見されるように、市民たちがお互いを監視しあうように仕向けること、そしてポリスによって貧民の家屋、監獄、通りの汚物を監視し、家畜市場と都市が適切な距離を保つように指導すること。ミードは外へ向けられていた検疫の視点を都市内部に転換させている。するとあらゆる感染症の危険な兆候を見いだすために、住民相互の監視と告発のシステムが必要だということになるのである。

十八世紀の都市はそれまでの閉ざされた空間から、商品や人間が絶えず入れ替わる、流通を基礎とする開かれた場所へと変化していく。加速する流通の行なわれるダイナミックな交流地点である都市は、その影のなかに感染症流行の危険をそれまでになく抱えることになる。ミードの言うように、目に見えない感染原子が人や物に付着しているという危険。そして都市の人口増加によって人々が密集することの危険。住民や交流する人口の爆発的増加と医学知の普及によって、都市住民には感染症の危険が絶えず喚起されることになる。そこに予防的な介入の要請と、恒常的な監視が受け容れられる基盤がつくられることになる。

ではいかなる感染症の危険が告発され、それがどのように予防されることになるのか、十八世紀の都市の問題に移ることにしよう。

第二章　悪臭と密集——十八世紀における都市と感染について

　前章で見たように、リチャード・ミードは都市の内部にペストが発生しうる場所があると告発した。それは貧民街、不潔な通り、家畜市場《レイストール》などである。ミードは次のように提言している。ペストが発生したら、貧民の監視者は彼らの住居を点検しなければならない。あまりにも汚く、密集して住んでいる場合、何人かを宿舎に移し密集度を減らすべきである。市内の道路も監視すべき場所の一つである。というのも、通りに汚物や腐肉が落ちていれば、危険な状態になりうるからである。通りはつねに掃除され清潔に保たれる必要があるし、同じ理由から家畜市場《レイストール》は都市の外に置き近すぎてはならない。とくにペストが発生したときには、貧民を通りから一掃する必要がある。しかし彼らは、病人でもなければ働く気力も持ち合わせていないので、病院やワークハウスではなく難病患者専用病院に収容すべきだろう。

　なぜ貧民の住居、不潔な通り、家畜市場が危険な場所なのだろうか。それは密集と悪臭という二つの原因によるのである。ミードは監獄の例を挙げてその危険性を説明している。しばしば監獄熱が流行することからも、監獄が健康にとって危険な場所だということがわかる。ところでこの監獄特有の熱病は、症状の激しさや感染の強さがまちまちであるが、人々が密集するほど、そして悪臭が強いほどその危険度が高まる。このように監獄の危険性について説明したうえで、ミードは十六世紀に起きたある事件について語っている。

　一五七七年、オックスフォードのとある城で開かれた「黒い法廷」は、忘れることができない事件である。

判事やジェントリ、それに出席していた三〇〇人のほとんどが死亡したが、原因は毒性の蒸気だった。ある者は、その蒸気は地中から噴出したものであると考えた。しかし気高く偉大な哲学者は、より正しく推論し、その蒸気は囚人によって監獄から裁判所に運ばれたものであると考えた。そのように推測したのは、囚人たちだけは何ともなかったからである。(1)

ここでミードが述べている「気高く偉大な哲学者」というのは、フランシス・ベーコンのことである。ベーコンは次のように推論した。もし、原因が法廷のある城の地下から漏れたガスだとすると、その囚人も一緒に死亡したはずである。しかし囚人だけが生き残ったことを考えると、囚人が監獄から運んだ何かが原因でその場所にいた人々が死亡したと考えることが妥当である。これは「黒い法廷事件」(Black Assize) あるいは、「オックスフォード・チフス熱事件」と呼ばれている。

ミードによれば監獄は感染症を発生させる危険な場所である。法廷に出席していた判事や出席者が犠牲になったように、その危険性は囚人たちだけにとどまらず、都市全体に及ぶだろう。ミードは「都市の健康という観点からも、囚人たちへの同情の念からも、すべての監禁施設では、風通しの良さと清潔がつねに保たれなければならない(2)」と述べている。監獄熱という観点から問題がたてられることで、監獄の衛生は彼ら囚人の問題だけではなくなる。裁判に出廷した人々の命が失われたように、都市全体に影響を及ぼす問題へと変わるのである。

十八世紀を通じて監禁施設が感染症を拡散させる危険があるという認識は徐々に広まっていった。例えば十八世紀後半に出版されたブカンの『家庭医学』には「監獄や施療院はしばしば都市に疫病を蔓延させる。これらの公共施設は、人口が密集した都市の中心に位置している。それゆえ、ひとたび疫病が発生地たるこれらの施設から漏れ出すと、住民はその攻撃を免れることができない(3)」と書かれている。

『狂気の歴史』において、フーコーは監禁施設が感染症の温床として都市住民から恐れられていたことを指摘している。[4]「一七八〇年に、ある悪疫がパリに拡がった――人々はその原因を一般施療院がもっている病毒のせいにして、ビセートルの建物を焼き払いに行こうと言い出しさえしたのである。民衆が狂わんばかりに怖じけるので、パリのポリス代官は、若干名の収容所長のほか医学部長と一般施療院の医長をふくむ調査委員会を派遣した」。調査委員会の結論としては、単なる噂に過ぎず、伝染病が一般施療院から広がっているという証拠は何一つなかった。フーコーは、十八世紀パリに生きる市民たちのなかには、「恐怖の力をおびる、空想上の病気の徴候」がつきまとっていた、と述べている。

この章ではまず、十八世紀の人々に取り憑いていた「空想上の病気の徴候」について、悪臭と密集という二つの観点から検討し、その全体を明らかにした後で、空想上の病が都市の統治を動かしていく過程について見ていくことにしよう。

一　悪臭と密集

フーコーは、人々がもっていたであろう恐怖について次のように記している。「監禁施設の壁にかこまれた、そのなかで沸騰をつづけている奇怪な化学現象への恐怖。そこで形づくられ、今にも伝染しそうな恐れがあるさまざまの力への恐怖。医師が到着するが、想像上の意味転換がひとたび行なわれてしまうと、病魔はすでに、《醗酵せるもの》、《腐敗せるもの》、よごれた蒸気、腐った肉体、といった明確に分類できない形質をそなえていた」。[5]

ところで、十八世紀の人々が危険であると告発したのは監禁施設だけではなかった。同じような危険は、病院、船艦といった閉鎖空間、そして墓地のような場所にもあると考えられていた。なぜ監獄と墓地が同じ感染症の危険をもっているのだろうか。それは空気が何らかの腐敗したものから構成されている点で一致していたからである。腐敗の原因はさまざまだった。動物の死骸、人間の死体から発される蒸気の場合もあれば、淀んだ沼や水、生きた人間の息や汗が原因とされる場合もある。腐敗した空気、それはフーコーが言うように、医学的な分類というよりも、空想的で奇怪な危険のイメージであった。

この腐敗した空気のイメージは、ラヴォワジエやプリングルといった科学者、メルシエ、ヴォルテールやアーバスノットといった文筆家たち、ヴィク・ダジールやアントワーヌ・フルクロワ、ミシェル＝オーギュスタン・トゥレのような医学アカデミー関連の医師たち、ジャック・トゥノンやジョン・ハワードといった改革者たち、そしてギヨーム・ブカンのような民間に医学を広める活動をしていた人たちがこぞって口にしていた。

墓地の腐敗した空気

腐敗した空気という点でもっとも分かりやすいのは墓地の例だろう。一七四三年、カーンの神父ガブリエル・ポレが教区司祭宛という形で出版した『教会内での埋葬についての手紙』によれば、埋葬中の教会には「耐え難い悪臭」が立ち込めており、開かれた墓穴からは、「悪臭の蒸気」が発されていた。(6) 教会が都市の中心に位置している限り、感染性の空気は都市全体に及ぶ危険があるとして、ポレは次のように述べた。「もしその蒸気が開けた場所でも危険であるとすれば、教会の中ではどれほどの危険性があるでしょう。そこでは空気は閉じ込められ、感知できるほどの動きがないのですから」。教会という空気の動きが少ない場所で死体から発される悪臭が留まっていることは、われわれが「感染症の原因を持ち続けている」ということであり、「無数の病気の種がわれわれの教会と墓地の中に閉じ込められているのです」(7) とポレは埋葬の危険を訴えた。

アンリ・アグノーは、埋葬することで生じる腐敗した空気が、感染症と結びつきそれを強める力をもっていると分析している。「私に疑う余地がないのは、地下室の汚染された蒸気が外部に広がっていくことが、伝染病を引き起こす原因そのものではないにせよ、伝染病を長引かせたり、刺激したりする原因であるということだ。

〔…〕時々流行する伝染熱の悪性は、夏の間空気が少しずつ傷んだ結果、悪臭を放つ蒸気となり、それが原因となり引き起こされるのではないと、誰が言えるのだろうか。今年多くの犠牲者を出した天然痘の汚い空気に、この蒸気がまったく貢献しなかったと誰が言えるのだろうか[8]」。

ポレやアグノーたちによってつくられた腐敗した空気のイメージは、後に医科学的な装いを与えられることになる。例えば医学アカデミーの創設者ヴィク・ダジールはこう述べている。「墓地は、伝染病を発生させうる。〔…〕用心のために墓地を市外へ移転させなければ、その城壁の内側に膨大な数の遺体を埋葬することになり、いっぱいになった墓地は感染症の恐るべき温床となりうる[9]」。また、ピエール＝トゥサン・ナヴィエはこう言っている。例えば大きな戦争の後には無数の死体が戦地に残されるが、そこから放たれる腐敗した発散物は少しずつ伝播して、「最後には広く感染性をもつに至る。地方に被害を与え、国家に被害を与え、帝国全体に被害を与える。動物も人間も同じように被害を受ける。感染性の病気の大部分は、死体からの腐敗した発散物が原因か、淀んだ水の腐った蒸気が原因である[10]」。マレによれば、「動物の腐敗した発散物は、しばしば空気を汚染することで、災害を引き起こすことは確かである。突然の死をもたらすか、死に至る病の原因となるかは、発散物の濃度による[11]」。

死体の腐敗、そこから立ち上る悪臭、その悪臭によって汚染された空気などの危険は、実際に感染症そのものなのか、その空気が感染症の温床となるのかにはとくに違いは指摘されていないが、いずれにしても都市にとって看過できない危険であることは強調されている。メルシエは一七八八年に埋葬の危険について「悪臭は、墓地の狭い囲いの中から、住民の生活と健康に攻撃を加えた。空気の性質について新しく得られた知識のおかげで、家の中にたちこめていて、日増しに濃度を増していくおそれのあったあの毒気の危険性が明らかにされた[12]」と書いており、十八世紀終わりには、悪臭が想像上の危険から、医学によって証明された病の原因へと認識が変化したことがわかる。

身体の腐敗による空気の悪化

このような死体の腐敗というイメージに容易に結びつくのは、身体の部分的な腐敗である。ドュアメル・ド・モンソーは病院にそのような危険な兆候を見いだしている。というのも「病気にかかり健康を害した大勢の人々の呼吸」は死体の腐敗と同様に危険であるし、「化膿した唾、糞便、傷口から出た膿、薬や食べ物」は「すべて空気が腐敗する原因」となるからである。「彼らを看護するために同じ空気を吸い続けている者たちは、この空気の汚染によって、必ずや何らかの病気に襲われる」(13)だろうと、モンソーは忠告した。

一七八二年にメルシエは「パリのオテル＝デュー病院は、空気が湿っていて、風通しが悪いので、悪疫を伝えるのに必要なものがすべて備わっている。病人が少しでもそこに入院すれば、傷口は壊疽にかかりやすくなるし、壊血病や疥癬も負けずに猛威をふるっている」と書いている。メルシエによれば、頭や足の怪我で入院しても、「空気感染の結果、不可避的に重大な併発症にかかる」。このことを裏付けるのが、オテル＝デュー病院の死亡率の高さだ。メルシエは、「病人の五分の一は死んでしまう。おそるべき数字だが、人々はこの上もなく徹底した冷淡さでこの数字を見つめている」(14)と述べ、頻繁に起こる院内感染を批判した。

船舶にも病院と同じ危険が見いだされる。ミードは船舶で起こりやすい壊血病について、その原因をこう論じている(15)。壊血病は空気の悪化によって引きおこされる感染症である。というのも「空気の重力と弾性を悪化させるものがすべて、空気を本来の目的に適さないものにしてしまう」からである。空気から鮮度が失われると、健康に不適切なものに変化してしまい、船内の人間はその悪性の空気を吸い込むので、みな壊血病にかかるのである、と。ミードによれば、船舶はとくに空気の悪化が起こりやすい空間で、空気の鮮度が失われる要因が多数存在している。例えば「湿気は弾力を弱める」ので空気に悪い。また「一緒にいる大勢の人間の息」、とくに病人の息に含まれている「不潔な粒子」が空気を悪化させる。その不潔な粒子は「船底で淀んでいる水の汚れ」にも含まれている。それに「海から浸食してくる塩」には、「腐敗した動物が塩という要素に変化したもの」が含まれている。それらの塩が、「血液中に取り入り、発酵の原理によって、体全体を腐敗させる」ことが壊血病の原因である、とミードは考えた。

病人の息に含まれる腐敗の力、傷口の膿や淀んだ水などは空気を悪化させる力をもち、壊血病はその動かぬ証拠として提示される。もちろん現在のわれわれは、壊血病がビタミンC不足による病であり、感染症ではないということを知っている。だが、当時の医学では空気の腐敗によって引き起こされる感染症だと考えられていた。一般的には、ジェームズ・リンドが壊血病とビタミンCの摂取を結びつけた最初の人物であると言われている。確かにリンドは食生活が壊血病に及ぼす影響について研究していたし、またビタミンCを多く含むクレソンを船内で育てるように助言もしている。しかしながら、彼が重要視したのは、消化に悪い食べ物を避けることであった。というのも、摂取する食物が体内で腐敗することで壊血病にかかると考えたからである[16]。

十八世紀において、壊血病は、「海上の生活で起こりうる事故のなかでもっとも水兵を脅かす[17]」病であった。そして壊血病は、身体の一部に壊疽をおこすため、さらなる危険を生む。トゥノンはこう述べている。「すべての病院では、壊血病患者は他の病人から切り離されている。この病がつねに感染性のものかどうかは分からない。しかし、脚や歯茎の潰瘍を伴うので、ひどい悪臭をまき散らすことを考えれば、それだけでも隔離する理由としては十分である[18]」。

人間や動物の身体が腐敗することによって生じる悪い空気が感染症を生み出すという、イメージの連鎖がある。このイメージの連鎖は例えばヴォルテールの言葉のなかにも見いだすことができる。「オテル＝デュー病院では、相変わらず伝染病が蔓延しており、病人たちが詰め込まれていて互いにペストや死を押しつけあっている。出口のない小路に肉屋があり、それが夏には街区全体を汚染してしまうような死臭をまき散らしている。死者の発散物は教会内の生者を殺し、イノサン墓地の死体置き場はわれわれがホッテントットや黒人のはるか下の野蛮状態にあることのこの上ない証拠である」[19]。

監獄と病院における腐敗した空気

ところで、身体の腐敗が原因ならば、監獄が同様に批判されたのはなぜだろうか。ジョン・ハワードの『監獄事情』を見てみよう。ハワードによれば、壊血病は「監獄から始まったことが知られており、これに感染した囚人が送り込まれたオテル＝デュー病院に広がった。この原因は、一般に監獄内の不潔さにあるとみられている。監獄では、何ヶ月も肌着を替えない囚人もおり、そんな囚人たちの部屋に放りこまれると、いたって健康な新入りでさえ、この病気に罹ってしまうのである」。ハワードは、サン＝ルイ病院で一度にこの病気の患者が八〇〇人に達したこともあったが、「この機会にブルトン卿の尽力で基金が設立され、グラン・シャトレの囚人たちに、毎週清潔な肌着を届けることになったのである。この結果、同監獄での壊血病は根絶された」[20]と書いている。

ハワードによると、囚人たちには「一日につき、質のよいパン一ポンド半と若干のスープ」が配られたというから、壊血病がなくなった大きな原因は栄養状態が改善したことであろう。しかしハワードの重点は、質のよいパンよりは清潔な肌着に置かれている。というのも、壊血病の原因は監獄の不潔さにあると考えられているからである。ハワードは『監獄事情』の第一章で、肌着を替えない囚人の身体から出る発散物が監獄の空気を腐敗させ、それを呼吸する多くの者を壊血病に感染させるという点を繰り返し強調している。ハワードによれば、「いったん吸い込んでから吐き出された空気は、監獄内の病人、その他臭気を発するものの毒気（effluvia）で、いっそう汚染され、監獄のなかにある他のものにも害をおよぼす」のだが、この有害な空気は監獄の壁に「何年分も蓄積されて」[21]いる。そのために囚人たちは、「生気を失った人間に変わり果てて」[22]しまい、多くの者が熱病、天然痘、壊血病になる。すなわちハワードは、身体そのものよりも、衣服、壁といった環境の腐敗が空気を悪化させ、その空気を吸い込むために、囚人たちが感染症にかかると考えていたのである。

しかし監獄の危険はそれだけではない。監獄は人間を狭い空間にすし詰めにすることでその危険を増すとされていた。なぜすし詰めが危険なのだろうか。それは、腐敗した空気を生み出す原因が、死体や病気の身体だけではなく、健康な人間にもあるからである。ウィリアム・アレキサンダーという医師は述べている。「実験から明らかになったように、もし健康な人間の汗にも腐敗の力があるとすれば、おそらく軽い病にかかった人間の汗にもその力があるに違いない。〔…〕健康な人々の息にもかなりの腐敗の力がある[23]」と。空気を悪化させる腐敗の力は、健康な人間の息にも備わっている。科学者ジョセフ・プリーストリーも同様に「動物や植物の腐敗によって汚染された空気は、動物の呼吸によって有害になった空気と同じものである[24]」と述べている。

健康な人間の汗や息に含まれる腐敗を生み出す力というイメージは、同時代の化学的な説明によって説得力を与えられた。トゥノンはこう説明している。人間の呼吸の四分の三は「大気ガスと名付けられた液体[25]」、現在でいえば窒素によって構成されている。残りの四分の一は「生の空気」(air vital)、つまり酸素であり、これが動物にとって必要なものである。空気は肺の中で変化してしまうから、換気されていない閉じられた部屋にいると、大気ガスが増えて生の空気が減少してしまう。特に熱を出している患者は、呼吸が激しいので、生の空気が減少しやすく、それが快復を困難にするのである、と。

こうして、身体の問題であるところの腐敗と、化学的な説明であるところの酸素の欠乏が結ばれて、すし詰めによる腐敗した危険な空気というイメージがつくられた。近代化学の創始者として知られるラヴォワジエでさえ、「大勢が集まる場所で、それぞれの人間が呼吸する空気は、その場にいる人間たちの肺によって行ったり来たりしたものであって、多かれ少なかれ腐敗した蒸気を帯びていると考えると、たいへん恐ろしい[26]」と述べている。ラヴォワジエは、フォール・レヴェク、グラン・シャトレ、プチ・シャトレの三つの監獄を調査した結果についてこう述べている。「われわれが名前を挙げた三つの監獄は、合わせて五二二トワーズ半〔約一キロ平方メートル〕の面積しかない。通常、その面積には、全部で六〇〇から八〇〇人ほどが収容され、時には一〇〇〇人に達する時もある。〔…〕中庭は極端に小さく、非常に高い建物が空気の循環を阻害している。とても小さく低い部屋に、多すぎる囚人たちが集められている。そのような部屋では、空気と光を取り入れることが難しく、囚人たちは互いに、とっくに汚れきった空気を取り交わしている[27]」。したがって、「疥癬・壊血病・潰瘍などの悪い感染症にかかって監獄を出た者が、都市・村・船舶・植民地にその病気を持ち込み拡散してしまう危険を冒さ[28]」ないためにも、監獄の改革が必要である、と。

病院もまたすし詰めの危険をもつ場所であると考えられていた。一七八八年にトゥノンが記した『パリの病院についての覚書』によれば、パリには慈善院も含めて、四八の病院が存在していた。なかでもいちばん状態がひどかったのは、七世紀に建てられたオテル＝デュー病院であった。トゥノンによれば、オテル＝デュー病院では、病人四人半に対して一人が死んでしまう。エジンバラ王立病院での死亡率が、二五人の病人に対して一人の死亡であったことを考えると、オテル＝デュー病院の状況の悪さは明らかという。また、オテル＝デュー病院が最悪の状態にある理由は、パリが発展して「都市とその近郊、病院の均衡がとれなくなったためである。貧民たちは病院に押し込められ、四人から六人が同じベッドで横になっている[29]」。そして「船舶と監獄と病院についての数え切れない例が示すように、人間をすし詰めにすることは危険すぎる」と、トゥノンもラヴォワジエと同様の結論を下している。

都市における腐敗した空気の問題

監獄、病院、船舶。これらの空間では、さまざまな原因による腐敗が空気を汚染し、それが周囲に感染していくというイメージがあり、そこに密閉した空間で酸素が欠乏するという化学的描写が加わったのである。たしかに十八世紀の半ばから終わりにかけて、科学が空気に含まれる眼に見えない物質を次々と見分けていき、その成果はラヴォワジエらによって化学という新しい学問分野に結晶していく時代であった。しかし、ジャック・ギレルムによれば、科学が発展しても、ミアズマと病の関係性は、科学においても医学においても依然として保たれていた[30]。ペストが終焉したあとで起きたのは、感染が持っていた古いイメージの再活性化であった。そして科学、医学、化学といった実証的なプロセスは、その空気が危険なものであると認定することで、ミアズマという古いイメージに科学の装いをもたらしたのである。

こうして都市は内部にさまざまな感染症の危険をもつものとして現われてくることになる。だが、監獄や病院という閉鎖空間が、悪臭と密集という二つの理由によって危険な場所だとされるのならば、都市自体そのような危険をもつ空間ではないだろうか。内部に感染症の温床をかかえ、多くの人間がひしめくように暮らす空間は、それ自体が監獄や病院と同じ危険をもっていると言いうるはずである。例えば、ジョン・アーバスノットは次のように述べている。

一エーカーの土地に三〇〇〇人の人間がいて毎日汗をかいていると、三四日後には、高さ七一フィートの大気がつくられる。この発汗による液体と、空気との密度の対比は、おそらく八〇〇対一である。したがって、もしこの三〇〇〇人を一〇〇エーカーの土地に展開させると、まだ八インチの大気が残ることになる。すなわち、大部分は消滅せずに、臭気性の悪気（effluvia）に備わった無限の細かさで広がり、その都市全体の空気を汚染することになる[31]。

さらにアーバスノットは「空気が動物性の発散物で満たされると、特にそれが腐敗しているときには、しばしばペスト性の熱を引き起こす」ので、田舎よりも都市の方が悪性熱に感染する危険が高い。というのも都市には、「動物性の発散物がより多く、そのすべてが消滅することはないから」であると述べている[32]。

ボワシエ・ド・ソバージュは、発汗作用に加えて、人間の出す排泄物も蒸気を発しているのだから、発汗と排泄による蒸気の量を計算しなければならないと考えた。排泄物の蒸気を入れて計算し直すと、一五ピエ（約五平方メートル）の土地に対して、その大気の高さは二四時間で「人間の高さとほぼ同じ」[33]になる。ところで大きな都市では、通常一五ピエの土地に二人が住んでいると考えられるので、蒸気は二倍の密度になる。「仮に蒸気がこの密度を保ち続けるとすれば、松明《たいまつ》は消え、動物は死んでしまうだろう。幸運にも、この蒸気は蒸発して、風に運ばれたり、酸性の蒸気や太陽の光によって破壊される」[34]とソバージュは述べている。しかし、ふつうはこのように風によって運ばれるか、太陽によって破壊されるとしても、パリのように曲がりくねった道が多く、高層のアパルトマンが立ち並ぶ空間では、ひしめくように暮らす人々から発される蒸気はそこにとどまることになるだろう。

こうして都市にある感染症の危険とその温床となりうる場所が次々と告発されていった。墓地、監獄、病院、不潔な通りなどが、「腐敗した空気」というイメージによって、感染症を引き起こす温床であると告発され、科学がその告発に実証的な認定を加えていく。その結果、都市は、埋葬地、監獄、病院などの危険な施設を内部に抱える空間と考えられることになる。そしてその都市への危機感は、住民たちにはっきりと認識され、その非難はかつてないほど前衛化されることになった。なぜ十八世紀になって不衛生の認識が高まり、不衛生として非難・告発されるようになったのか。次節では教会への埋葬を例に、その原因を感染症の危険と衛生観念の発展という二つの側面から見ていくことにする。

二　埋葬の問題

感染症の温床としてのイノサン墓地

十八世紀を通じて、都市内部にある教会の所有地に死者を埋葬することはつねに批判にさらされてきた。住民

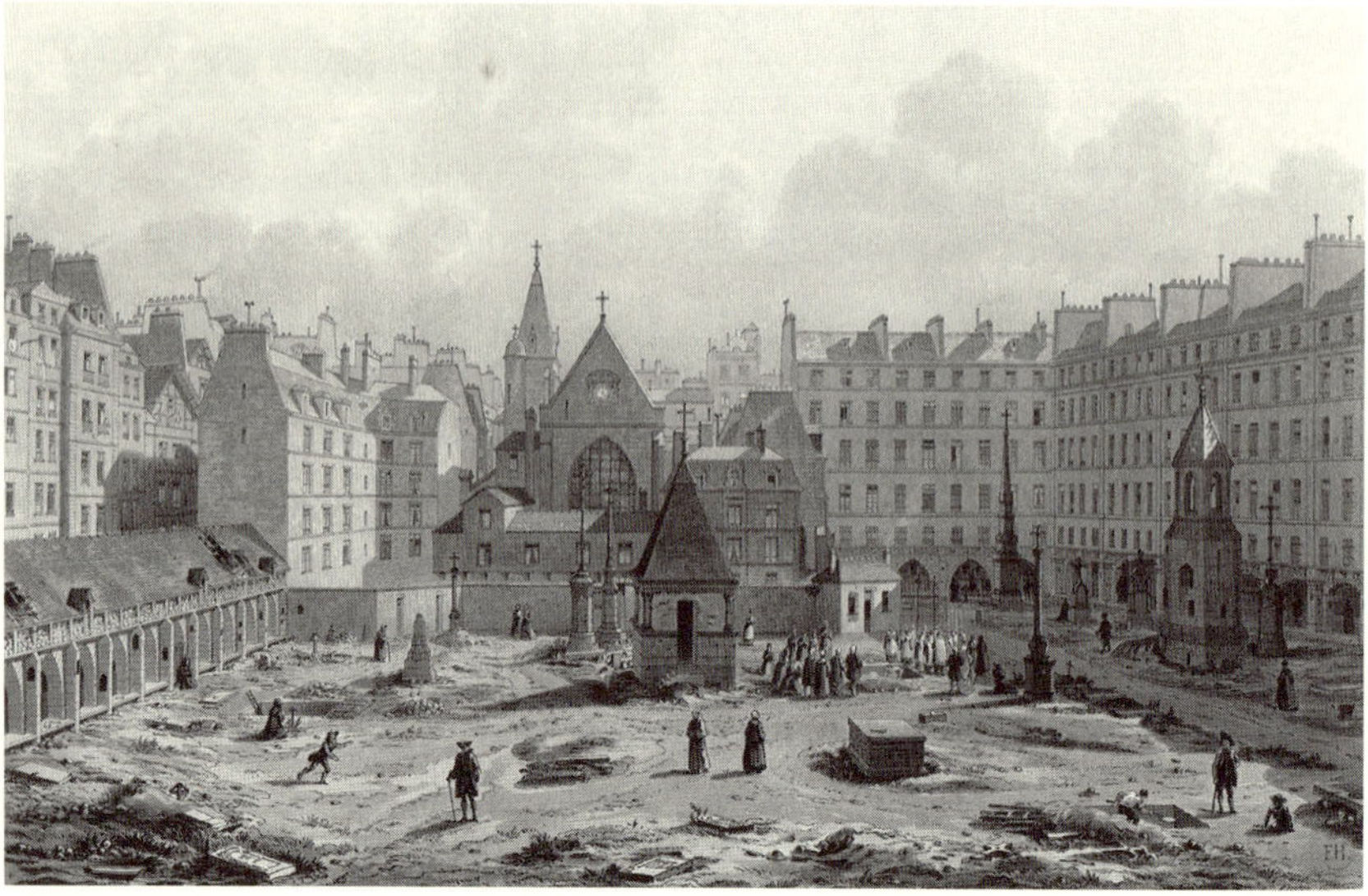

図6　1750年のイノサン墓地（ホフバウアー）

は悪臭と感染症の危険を訴え続け、教会関係者や医師たちは実際に死亡事例があると報告することで、住民の危機感を後押しした。

パリ市においてもっとも問題視されたのはイノサン墓地である。この墓地はパリの右岸、市の中心に近いところにあり、古い埋葬地でありながらも、その土壌に腐敗の特別な力があると信じられていたこともあり[35]、毎日二〇以上の教区から死体が運ばれ、毎年三〇〇〇人の死体が埋葬されていた[36]。埋葬は共同墓穴と言われる方法で、深さ五、六メートルの穴に、一五〇〇もの死体を埋葬していた。だが一〇〇〇坪ほどの土地で毎年三〇〇〇人ずつ埋葬していれば、すぐに場所がなくなってしまう。そこで古い共同墓穴を掘り起こして、腐敗が終わって乾燥した人骨を取り出し、墓地の外周にそってつくられた回廊の屋根裏やアーチの上に積み重ねた。

イノサン墓地への苦情は十八世紀のあいだに何度も寄せられた。例えば一七三七年、悪臭への苦情が多く寄せられたパリ高等法院は、オテル＝デュー病院の医師たち三名に調査を依頼する。調査の結果、医師たちは次のように分析した。墓地の悪臭は、隣接するフェロヌリ通りの狭い溝に投げ込まれる排泄物があふれ出し、イノサン墓地の土壌に混じり合うことが原因であり、その悪臭が「特定の伝染病を発生させる空気」(37)をつくりだしている、と。一七四六年、再び悪臭が問題になり調査が行なわれる。ポリス代官ベリエが作成した調書によれば、彼自身が「死体を埋葬した墓穴から蒸気が立ち上るのを見た」(38)。そのために、近くの住人たちは、発疹を伴う強い熱に襲われている、と報告した。一七六〇年に再び行なわれた調査の報告書には次のように書かれている(39)。イノサン墓地の土には、もはや腐敗を進行させる力はないので埋葬は難しい。墓地の周りのアパルトマンは、どれも五階建てか六階建てであり、空気と臭気が停滞して、ひどい臭いである、と。

一七八〇年にはイノサン墓地の事件が報告されている。墓地の西側に新しくつくられた共同墓穴が、隣接する住居の地下倉庫とつながってしまい、有毒ガスが倉庫に充満しているというのだ。住民グラブロは、地下倉庫を封鎖し、共同墓穴とのあいだに壁を増築したが、五月には妻が重い病気にかかったので、ポリス役人に訴えた。ポリス代官ルノワールは、この分野に詳しい科学者カデ・ド・ヴォーに調査させた。カデ・ド・ヴォーはユーディオメーターを使って、ヨーロッパ中のガスを測定旅行中だったイタリアの科学者フェリス・フォンタナとともに調査を開始した。カデ・ド・ヴォーが作成した報告書によれば(40)、「イノサン墓地の空気は、人が呼吸する空気の中で最も非健康的であった。それは最も汚染された病院の内部と同じほどであった」(41)。また、グラブロ家の地下倉庫の有毒ガスは、「瘴気あるいは死体からのぼるガスが複雑に混ざりあって、毒のような性質を備えている。主な作用は神経系に及ぶもの」(42)と分析された。

この調査の科学的な信憑性は疑わしいが、おそらく計器による測定値やガスの化学分析などの実証性はそれほど重要ではなかったのであろう。というのも、数年後の医学アカデミーの年報にはユーディオメーターの実証性に疑いを投げかけており、使用を推奨しないと書かれている一方で、カデ・ド・ヴォーの報告は王立科学アカデミーで賞賛を受け、アカデミー自身が墓地の閉鎖と移転の指揮をとっているからである。危険性は科学的な実証性のレベルにあるのではなく、悪臭と病人の結びつきにあったのだ。

埋葬の問題視

十八世紀を通して、イノサン墓地以外の埋葬地でも事件が起きたことが報告され続けた。一七二〇年代のモンペリエのノートルダム聖堂では、死者は埋葬せずに地下室に運ぶことになっていたのだが、地下室に入った人間が突然亡くなってしまった。一七四四年八月にもノートルダム聖堂の地下室に死体を運んだ荷担ぎ人が、痙攣を起こして倒れるという事件があった。地下室を検分したアグノーは、そこは「有毒なガスのようなもの」[43]が充満しており、地下室だけではなく、都市に住むものにとっても危険であると警告し、次のように述べた。「この地下室の最も危険なところは、微細な蒸気が漏れ出ていることである。教会の空気を汚染した後で、外側へと広がっていき、都市全体の空気を不純なものに変えるだろう」[44]。

ボワシエは別の事例を紹介している[45]。ある外科医が、地下の埋葬室に入る危険を冒したためにその場で気絶してしまった。彼は痙攣を起こした後、二四時間恐怖に襲われ続け、快復してからも一五日間は悪臭がとれなかった。また、ロシュフォール〔フランス西部の都市〕にいた三人の男は、長い間閉められていた墓を開けたところ、その場で死んでしまい、死体はすぐに鉛色になったという。ボワシエによれば、こうしたことが起きるのは、死体を埋めた場所に蒸気が染みこんでいるためで、この蒸気はアンモニア性のアルカリ塩か、アンモニア性の硫黄であって、血液に混じり合うと、すぐに腐敗を引き起こすという。

一七七三年、ブルゴーニュで、埋葬のために墓穴を掘ったところ、三日前に食中毒で死亡した女性の棺が開いて悪臭が広がった。この悪臭を嗅いだ一七〇人のうち一四〇人が病に倒れ、主任司祭と助任司祭を含む二五人が死亡した。一七七五年には、サン＝トゥスターシュ教会で、若い女性がミサの最中に倒れて死亡した[46]。悪臭と死亡のあいだに漠然とだが関連が打ち立てられる。悪臭とは腐敗のしるしであり、その空気は必ずや感染症を引き起こすであろうというのである。

一連の事件の最中、一七六〇年に行なわれた訴訟からは、パリの住民たちが市内への埋葬に抵抗感をもち始めたことが伺える。訴訟のきっかけは、サン＝シュルピス教区の主任司祭が、新しい埋葬地を購入するために、偽名を使った贈与の形で契約を行なったことだった。近隣住民がこの不正に気づき、パリ高等法院に訴えることになった。この近隣住民のなかには、王族のコンデ公が含まれていた。主任司祭と教会管理人は、相手が悪いので訴えを取り下げたが、パリ高等法院は審議を続けることに決めた。高等法院によれば、その理由は「都市の最過密地区の一つに墓地を建設する計画の前例と、それが引き起こした不安を考え合わせると[47]」、訴訟はもはや私的な紛争にとどまらず、公的な判断が必要だからというものだった。

判決は埋葬の危険性をはっきりと認め、なぜ今日になってこれほど危険が叫ばれるようになったのかについて、次のように述べている。死体が発する酷い臭いは、遠ざけるべきであると自然がわれわれに教える印である。だからこそ、昔は埋葬地を都市から離れた場所につくっていた。しかし都市が拡大したことで、埋葬地は都市の中心に近い場所になってしまった。ではなぜ今になって悪臭が問題となるのだろうか。それは「かつては、不純な臭気は空気中に拡散していた。しかし今日、臭気を消失させる風は、建物によって遮断されて、停滞して[48]」いるからだという。

判決によれば、市内に埋葬することがこれほどまで危険であると告発されるようになった原因は、パリ市が発展したためである。というのも、人口が増えても建物を建てる場所がないので、既存のアパルトマンを上へ上へと建て増しした結果、空気が循環しなくなってしまい、これまでもあった墓地の悪臭が、建物によって遮断されて、大気中に霧散しなくなったからである。判決は次のように述べている。「その臭気は壁に張り付き、悪臭を放つ液体となり、建物に染み込んでいる。それが、人の吸う空気と一緒に隣接する住居に入り込み、死亡や感染症の未知の原因となっていないとも限らない[49]」。

この点についてメルシエは次のように述べている。イノサン墓地はパリで最も古い墓地であった。かつて右岸は都市の外部、たんなる平野がひろがる場所にすぎなかったので、「悪臭や汚染を避けるため[50]」イノサン墓地はその場所につくられたのだった。しかし人口の増加とともに、いつの間にか都市の中心近くになっていた、と。イノサン墓地だけでなく、他の大規模な埋葬地をもつ教会もかつて市外につくられたものが、都市の拡大によって市内へと位置するようになった。それとともに、十八世紀を通じてパリ市の人口が増加し、住居の密集やアパルトマンの高層化が起きたため、空気の循環が妨げられるようになった。高等法院によれば、悪臭への苦情が増加するのはこのためなのである。

フィリップ・アリエスによれば、墓地はかつて人々が集まる広場のような役割も果たしていた。一四二九年には、ある修道士が一週間つづけて早朝五時から五、六時間のあいだ説教をし、そこには五、六千人が集まったという[51]。メルシエによれば、十八世紀のイノサン墓地の回廊の下には代書屋がいて、女中たちの愛の告白や恋文の返事を代筆していた[52]。墓地は「フォーラム、大広場、散歩道として役立ち、住民は彼らの精神的な仕事と世俗的な仕事のために、娯楽と恋愛のために、そこに集まり、散歩することができた[53]」。一方で、墓地はペストを思い出させる空間でもあった。アリエスによれば、墓地は悪魔の出現する場所として捉えられていた。教会の聖なる力で押さえ込んでいるが、ふとした瞬間に聖なるものにちょっとでもひびが入れば悪魔が戻ってきてしまう。「ペスト、悪魔、墓地は影響力の三角形を構成していた[54]」。

しかし十八世紀の墓地は、魔術的で神秘的な力を秘めた場所というよりは、腐敗と悪臭によって身体へ危害を加える蒸気を放つ場所であった。悪臭はそれまでも放たれていたであろう。しかし人口の増加にともない、墓地は都市の内部に取り込まれ、高層の建物に囲まれ循環が阻害された腐敗した空気が停滞する危険な場所に変化したのだ。

悪臭は、都市の発展によって阻害された空気循環によって目立つようになった。しかし人々が悪臭を問題視するようになった背景はそれだけではない。一七六〇年の判決の続きを見てみよう。高等法院は「公けの喧噪や漠然とした苦情だけをもとにして[55]」判決を下すことはできないという理由で、一年間の調査を命じ、その結果によって市内への埋葬を禁止するかどうかを判断することにした。一年後ポリス代官サルチーヌが提出した報告書によれば、どの墓地の隣人からも、伝染病の兆候はなかったが[56]、ほぼすべての墓地で悪臭が問題になっていた。高等法院は、調査を受けて市内への埋葬を制限し、墓地を郊外に移転すると決定した[57]。

悪臭によって感染症になった住人はいない。しかし高等法院は市内の埋葬を禁止した。つまり悪臭そのものを危険であると認めたことになる。この判決を批判するために書かれた『司祭たちの意見書』でもこの点が強調されている。確かに夏の暑いときには、墓地のまわりには臭気が発散されている。しかし、「墓地に面する家々に、より多くの病人も、より多くの死者も出て」いないことは、「報告書の集計表が証明している」。イノサン墓地の周りにも長生きしている人はたくさんおり、伝染病が流行した時期にもその周辺住民は「もっとも遅くに、かつごく軽く感染したにすぎず、罹らなかったとみなし得るほどである[58]」と意見書は判決の不合理性を批判した。

ではなぜ感染症の危険がないにもかかわらず、悪臭を規準として埋葬の禁止を決定したのだろうか。歴史学者マドレーヌ・フォアシルはこう分析している。「今までもそこに存在し、何も変化していないものが、突然耐え難くなったのだ。その理由は、無意識が意識に変化したからである[59]」。感染症の温床であるという点は統計的には確認できなかったにもかかわらず、墓地の閉鎖が決定したのは、それまで気づかなかった悪臭が突然耐え難くなったということなのである。

悪臭の耐え難さという認識には、先ほどから述べている感染症への漠然とした恐怖も含まれていただろう。しかしそれだけではないことは、感染症と悪臭に関連がないことからも分かる。したがって、悪臭の耐え難さに含まれる別の要素があるのだ。例えば、ポレは市内の埋葬に反対して次のように述べている。「われわれには健康と清潔を愛することが許されています。健康と清潔は、身体の維持にたいへん役立つというのに、あなたがわれわれに勧めるのは、汚染された、感染性の空気を吸い込むことです(60)」。すなわち、「衛生」という新しい考え方が生じたのである。

散歩の習慣

十八世紀後半になると、衛生観念の普及が悪臭を市内から一掃しようとする動きへとつながっていく。そのような住民の要請を受けて、一七八〇年にはパリのポリスが、窓からいかなる水、尿、泥、糞便、その他汚物を捨てることを禁じ、違反者には二〇〇リーヴルの罰金を科すと定めた。しかしいっこうに状況は好転せず、パリ住民たちの非難の声が日々ポリス役人に浴びせられた。ポリス役人はこう述べている。「日々高まる不満の声を聞くと、街路も昔は清潔だったかのようである」。しかし実はパリの汚さは昔から変わっていない。住民たちの不満が高まった理由は別にあるのだ。「パリの人々は、その衣服の流行と同じように、生活様式を変えたのである。昔は馬車をもっている人は、朝に徒歩で街路に姿を見せることはなかった。今日では、上流階級の人も、下流階級の人も、徒歩で町に出る。朝、婦人たちはステッキを片手に、泥はねや諸困難に立ち向かっている。田舎の人々や町の職人・労働者よりも、ひどい道に慣れていないからである(61)」。

この生活様式の変化は、衛生という考えが住民に浸透していったことを示している。この時代、人々はパリの汚い道を、健康のためにわざわざ馬車から降りて散歩しはじめたのである。メルシエは流行しはじめた散歩の滑稽さをこう表現している。「なぜ泥やほこりに合わせた服装をしないのか？　なぜ馬車で走り回る車中にしか向かないようなものを履くのか？　なぜロンドンのように歩道がないのか？(62)」パリの道路は狭く汚いし歩道もない。ゆえに馬車での移動にしか向かないので貧民には生活しづらい街であったのが、高貴な者たちも馬車を降りて散歩に勤しんだのである。

民間への医学的な啓蒙とも呼べる運動も、都市住民の衛生観念の普及に一役買っていた。その中心にあったのは、家庭向けの医学書であり、それらは上流階級の女性、とくに子どもをもつ女性たちを教育する目的でつくられた。[63] 散歩という習慣はこれらの医学書において推奨されており、ご婦人方は散歩をして健康を増進するように忠告されている。というのも散歩は最も自然な運動であり、身体と精神を結びつける運動だからである。当時一番の人気を博したスイスの医学者サミュエル・ティソも、馬車から降りて徒歩で移動することを強く薦めている。というのもスプリングの効いた馬車で移動すると、身体をまったく動かさず病のもとになるからである。いっぽう徒歩での移動は規則的な足の動きによって、身体にいい作用をする。それに車内は閉め切りで空気が循環しないが、徒歩ならばつねに比較的新鮮な空気が吸えるため健康的である。他にもティソは、家に閉じこもりがちな物書きのために一冊を割いて健康増進法を教授して、一日一時間か二時間は散歩の時間をとらなければならないと注意している。

家庭向け医学書による健康増進の働きかけは、散歩の推奨だけではなく、新鮮な空気を吸うこと、食生活に気をつけること、結婚すべき年齢などにも及んでいた。こうしたキャンペーンが功を奏したことは、人々の生活習慣が変化したことからもうかがえる。入浴や水浴びは健康を害するとして長らくタブーとされてきたが、十八世紀後半になると上流家庭には浴室がそなえられるようになり、セーヌ沿いにつくられた私設のプールは連日賑わいをみせる。人々は身体への眼差しを変化させたのだ。病を治すことよりも、ずっと病気にならない身体をつくること、病気を予防することが重要になる。すなわち医学よりも衛生学が重要になったのだ。

埋葬と都市の空気

ここまで埋葬の問題を中心に、都市の空気の悪化という問題を見てきた。一方には、死体の腐敗と悪臭、感染症の危険や住民たちの不安があり、もう一方には衛生観念の普及がある。墓地、監獄、病院といった空間の悪臭がこれまでになく問題視されるようになった背景には、この二つの要因があると思われる。すなわち、一方で人口の増加によって、これらの施設と人々とのあいだの距離が近づいたこと、本来空気中に霧散するはずの臭いが、周りの建造物によって阻害されるといった都市内部の空間的な変化があり、一方で人々のあいだに「衛生」という考えが浸透していったことがある。

カデ・ド・ヴォーによる調査や、一七六〇年の判決からも分かるように、じっさいに悪臭が感染症を生み出しているかどうかという点にはそれほど重要性が与えられていないように思われる。悪臭の数値と病、統計と病のあいだに結びつきがなかったとしても、危険性があることが認定されている。これは、前節で見たような悪臭という腐敗した空気が問題にされていたためであると思われる。問題は感染症の原因を特定することでも、感染症の患者を減少させることでもなく、ミアズマであるところの悪臭を浄化することなのである。

都市から腐敗を取り除くことは十八世紀後半の都市において一般的な支持を受けるようになっていた。そして実際に危険な施設からは、廃棄、移転、改修などによって腐敗の原因が取り除かれることになる。次節ではその様子について見ていこう。

三　換気と移転

換気装置と空気の浄化

悪臭が人々の認識するところとなり、そうした空間への非難が高まったころ、まず問題になったのは危険な施設のいっさいを都市から排除することではなく、腐敗した空気を換気することだった。ボワシエ・ド・ソバージュはこう述べている。「もし、空気の汚染が、二層式の艦船や不潔な病院や監獄に見いだされる壊血病を引き起こしているとしても、驚くべきことではないのである。死体を教会に埋葬することに反対すべきではないか。そうでなければ、少なくとも、すべての地下室に、天井まで煙突でつながった換気孔を取り付けさせるべきではないか[64]」。埋葬の禁止ができないのなら、地下の埋葬空間に腐敗した空気が充満しないように、換気孔をとりつけて換気すべしと、ボワシエは述べている。

換気扇の発明が、イギリスとスウェーデンの三ヶ所でほぼ同時に行なわれたことは、ヨーロッパ全土に腐敗した空気への関心が生じたことを証明するものであろう。イギリスではリチャード・ミードと、スティーヴン・ヘイルズが別々に換気装置を発明した。

ミードの換気装置は壊血病への対策として考案された。ミードの知人がアメリカに向かう船に乗っていたところ、船内に壊血病の感染が生じた。本人も壊血病にかかったが、新鮮な空気を求めて陸に上がって、快復することができた。ミードはこの知人の話をもとにして、壊血病の解決策は新鮮な空気であると確信した。「空気の重力と弾性を悪化させるものがすべて、空気を本来の目的に適さないものにしてしまう[65]」。空気から鮮度が失われると、健康に悪いなものに変化してしまい、船内の人間はその悪性の空気を吸い込むので、みな壊血病にかかるのである。逆にいえば、悪化した空気に再び弾性を取り戻すことができれば、壊血病を防ぐことができる。このように考えたミードは、壊血病を避けるために船に取り付けるべき装置として、発明家のサミュエル・サットンとともに換気装置をつくりあげた。それは三つの火をおこす装置に管を組み合わせたもので、安価につくれるうえ操作も簡単だった。この装置はイギリス海軍に採用された。

ヘイルズもミードと同じく、空気の弾性を失わせるものが悪化の原因であると考え、こう述べた。「空気が弾性を取り戻すこれ以上ない方法は、通気である。通気することで有害な蒸気が排除され、空気にわれわれの健康にとって重要な衛生が取り戻される。同じく、外気に触れることのない部屋に閉じ込められた空気は、少しずつ蒸気を帯び始める。その汚染度合いによって、蒸気はわれわれの呼吸を妨げるのである[66]」。ヘイルズは一七四三年『換気装置についての覚書』に自身で発明した換気装置を発表し、この装置は商船や奴隷船などに用いられ、死亡率を引き下げたという(67)。

同じ頃、マーティン・トライウォルトによって、スウェーデンでも船艦の換気装置が発明された。トライウォルトの装置は、スウェーデンの艦船に装備され、その成果が証明されたので、一七四二年の夏にフランスに送られる。フランスでは科学アカデミーによってその効果が実証され、ルイ十五世はすべての船艦に換気装置を取り付けるように命令した。

一七五〇年、ロンドンの市議会はニューゲート監獄にヘイルズの換気装置を取り付けることを考える。それは監獄熱が「囚人たちにとっても有害だが、彼らと接触をもつ他の人々にとっても危険である(68)」と判断したからである。ヘイルズの換気装置はトライウォルトのものとは違い、艦船に限らず炭鉱、監獄、病院などの場所に設置することを目的としていた。というのも、そうした場所は、閉じた狭い空間に大勢の人間が活動することで、「人間の身体から絶えず立ち上り続ける、多量の蒸気によって健康に有害(69)」になっていたからである。人間の身体から出る蒸気は「極度に腐敗性(70)」であり、監獄の空気が致死性の病を引き起こす原因となっている。しかし、疑う余地のないのは、「船の空気は監獄よりも悪い(71)」ことだ、とヘイルズは言う。というのも、船にはもっと多くのの人間が乗っていたからである。

ヘイルズと医師ジョン・プリングルはニューゲート監獄を調査し、この監獄は危険な場所であると結論づけた。そこで、この危険な監獄の空気を改善するために、風車型の換気装置を設置し、一七五二年から稼働を始めた。プリングルは次のように記録している。「囚人たちがわれわれに知らせたところによると、監房に換気管が取り付けられる前には、この部室はとても不快だったが、取り付けられるとすぐに甘い香りになった(72)」。プリングルによれば、換気装置を取り付ける以前は、ニューゲート監獄で働いていた一一人のうち七人が監獄熱に感染していたが、換気装置が稼働してからは激減したという。

郊外移転と都市の浄化

ところで先ほど見たように、都市そのものも密集をつくりだす空間であるという点で危険な場所であった。もし監獄や病院の腐敗した空気が換気装置によって浄化されても、その空気が都市に排出されるのなら危険性は変わらないのではないだろうか。ハワードが、悪性の空気が監獄の壁に「何年分も蓄積されて[73]」いると述べたように、一七六〇年の判決が確認したのは、墓地からの腐敗した空気が周りの建物の「壁に張り付き、悪臭を放つ液体となり、染み込んでいる[74]」ということだった。同じくアグノーは次のように警告した。ますます衛生意識を身につけた人々は、医師たちの勧めにしたがって日に何度も換気を行なうようになっていたが、墓地からは「死体の粒子を帯びた空気[75]」が発散され続けており、人々が吸い込んでいるのは新鮮な空気などではなく、腐敗した空気なのである、と。

こうして十八世紀後半からは、都市全体というスケールにおいて問題を立てなければならなくなる。そこでは二つのことを同時に考えなければならない。一方では、監獄、病院、墓地といった空間の検分が進められる。そこでは換気扇の設置など内部の整備によって病気の徴候を取り除くことができるのか、それともできないのかを判断することが求められる。不可能であれば閉鎖し、郊外への移転を考えるべきだとなる。他方では、都市自体の再設計が求められる。道路網の見直し、公園や噴水といった設備を導入することによって、都市自体に換気装置の代わりとなる仕掛けを導入することである。

病院の閉鎖

まずは病院について見ていこう。一七七三年の、オテル＝デュー病院をグルネル平野に移転しようとする案にはこう書かれている。「かねてから、公衆の声は移転を要求してきた。広がりのない土地、空気の腐敗、水の腐敗、この建物が周囲にまき散らしている悪臭による損害、火災の危険、その他数え切れない支障。これらを考えれば、この種の建物を遠ざけることについて、賛同を得られると思われる」[76]。病院を郊外に移転することのメリットは二つある。一つは広い空間に移動することで、「純粋な空気が供給され」治療に有効であるという点。もう一つは「セーヌ川の水を、オテル＝デュー病院によるすべての汚物から切り離すことができる」という点である。

オテル＝デュー病院の移転は見送られたが、パリ市内の病院の状態は十八世紀末に行なわれた施策によって改善された。例えばオテル＝デュー病院の改修や、いくつかの小さな病院を新設すること、それから医学施設を刑務施設や福祉施設と分離させたことである。トゥノンは古い病院を検分して問題点を次のように述べている。オテル＝デュー病院に感染症用の病室は一つしかない。聖フランソワと名付けられたその隔離病室は、天然痘患者たちのために用意された部屋だったが、じっさいには熱病患者や快復期の患者が一緒くたに入れられていた[77]、と。天然痘以外の感染症患者もまた、感染症ではない病人たちと一緒に通常の病室に入れられていた。記録によると一七五四年五月の時点で壊血病患者は一二三九人収容されていた。トゥノンによれば普段はもっと少なく逆に冬になると増加する。その原因は「ベッドには人数が多すぎるし、病院は収容しすぎで、空気が足りないからである」。したがって、新しい病院行政では、この密集を緩和することが目指される。それは院内感染を防ぐだけでなく、密集による腐敗した空気の交換という悪循環をなくすためである[78]。

監獄の閉鎖

監獄に関しても、一七八〇年八月に新しい施設を建設することが決定された。国王による宣言書を要約しよう[79]。われわれの王国の都市における監獄の状態をみると、「いかなる便宜もなければ、衛生のための用心もされていない」。パリの人口は増加したのに、これらの施設は古いままである。その古い施設に、犯罪の区別も、性の区別もなく、囚人は一緒に入れられており、改善の必要がある。すでにわれわれはコンシェルジュリの改善に着手しており、そこでは病気の囚人はそれぞれが一つのベッドに一人ずつ適切に配置されている。同じように監獄も改善するために、オテル・ド・ラ・フォルスに新監獄を設立することとした。そのためプチ・シャトレは取り壊し、フォール・レヴェクは売却することとする。グラン・シャトレは内部を改修し、「収用する空間と釣り合った人数の、刑事罰の犯罪者のみを」対象とする。フォルス監獄は民事罰の囚人を対象とすることとする。

このように書かれた宣言書の計画は一七八二年から実行され、フォール・レヴェクとプチ・シャトレは廃止され、囚人たちはフォルス監獄に移送された。フォルス監獄もまた密集状態を避けるために内部が六つの部分に区切られており、犯罪の種別や性別によって、別々に収用されることになった。

墓地の閉鎖

埋葬に関しても十八世紀後半に本格的な廃止が始まった。一七七六年の聖職者会議で、トゥールーズ大司教ロメニー・ド・ブリエンヌが、信者が集まる空間に埋葬することを禁止した[80]。一七七六年のトゥールーズ高等法院も、市内への埋葬を禁止する判決を下し、その理由をこう述べている。「医師たちは、死体から発する腐敗した蒸気によって、空気は塩と粒子を帯びており、健康を害し、死に至る病を引き起こすと断言している。主に猛暑で伝染病が起こることは、この主張を裏付けている[81]」。最後に、先述の国王による埋葬についての宣言書が出される。長いあいだ「空気の健康と、聖職者たちに許されている規則とを一致させる法[82]」が待ち望まれていたが、科学と医学の発展によってその危険性が明らかになったので、教会内への埋葬を禁止するというのだ。

一七八〇年の事故を受けてイノサン墓地の閉鎖も決定された。翌年には、サン＝トゥスターシュ、サン＝シュルピスを含む市内にある四つの墓地も閉鎖が決定した。墓地の郊外移転の方法について、王立医学協会に調査が依頼され、ロシュフーコー、ヴィク・ダジール、フルクロワ、トゥレなど一〇人のメンバーが、この「最大の汚染の温床の一つ」[83]イノサン墓地の移転の指揮をとることになった。作業は、一七八五年冬から一七八七年十月まで、夏を除いた期間、昼夜続けて行なわれた。二万の死体が掘り起こされ、パリ市外の南側にあった石切場の地下空間に移動された。「可能な限りの配慮と、考えられるあらゆる用心をもって」行なわれ、作業のあいだ「事故が起こり、公共の平穏を乱すこともなかった」[84]とトゥレは報告している。土壌の汚染除去が行なわれ、悪臭の漏洩を防ぎ、地盤を固めるため、厚いセメントで表面を覆い、イノサン墓地の跡地は隣りにあった中央市場に併合された。新しい石切場の地下空間（カタコンブ）には白骨が整然と並べられた。

十八世紀の都市計画

最後に都市計画について見ておこう。建築史のリチャード・エトリンによれば、十八世紀後半のパリには多くの整備計画が存在していた[85]。新しい公園や噴水を建造する計画、パリの狭く曲がりくねった路地の改良、行き止まりをなくすことなどである。それまで公園や噴水には、王国の壮麗さを表わすという都市にとって装飾的な役割が与えられていたが、十八世紀後半になると、腐敗した空気を浄化するという新しい役割が与えられる。悪臭を放つ空気に対して、通気と良い香りによって弾性を取り戻すための装置という新しい役割が与えられる。監獄や病院に換気装置が取り付けられたように、都市自体にもいわば巨大な換気装置としての公園、噴水、並木通りなどの計画案がつくられる。エトリンが例に出している建築家たちが気にかけているのは、もっとも壮麗に見えるための幾何学的な角度や高さなどではなく、それがどれだけ浄化機能をもちうるかということである。例えば公園の木や噴水にも浄化機能が期待された。木は空気の流通を阻害する危険があるし、噴水は水が淀むことで新たな腐敗した空気をつくりだす危険がある。したがって建築家たちは、そのような危険がない完璧な浄化機能を備えた公園や噴水を設計するにはどうすべきかを考えることになる。

当時のパリは泥の都市だった。アンリ・ソーヴァルによれば、パリの「泥は、黒く、臭く、外来者には耐え難い悪臭がする。それは刺激臭で、三から四リュウ四方で感じられる」。泥は衣服など付着するものすべてを痛めたので、「パリの泥のようにしつこく付着する」という諺が生まれたほどだった[86]。一方ロンドンは、一六六六年の大火災で街の大部分を消失した。その修復過程で都市整備が進み、歩道が設置されるようになった。フリードリッヒ・メルヒオール・グリムはロンドンを訪れたときに感じた嬉しさを手紙に書いている。「喜び、幸福、安心の感情。大都市の景観はいつも私にそれを抱かせた[87]」。

アーサー・ヤングはパリ旅行記のなかで次のように書いている。「この大都会は、経済力のない人が住むにはこの上なく不向きで不便なようだ。ロンドンよりはるかに住みにくい。通りはとても狭く、その多くは人であふれており、通りの一〇分の九はぬかるみで、歩道にいたってはまるっきりない。ロンドンでは、気持がよいし、清潔だから、女性でも毎日する散歩が、ここでは散歩は男性にとっても骨の折れる仕事で、正装した女性にはとてもできない相談である[88]」。

早くに工業化していたロンドンは、ヤングやグリムが言うほど新鮮な空気に満ちた場所ではなかっただろう。ヘイルズはこう書いている。「肺の弱く繊細な人々は、空気が純粋な田舎では気持よく暮らせるが、大きな都市では、不快を感じずに住むことはできないであろう。というのも石炭の火や、汚物から絶え間なく煤色の蒸気が立ち上っているからであり、屈強で頑丈な人々でさえ、街の外に空気を吸いに出かけている[89]」。しかし少なくとも当時の人々は、病の原因を工場の排煙と結び付けて考えることはほとんどなかった。後に見ていくように、十九世紀前半になっても工場の悪臭と動物の腐敗の悪臭は区別され、病と結び付けられるのは後者だけであった。こうした腐敗と病の結びつきが解消されるのは、一八三二年のコレラ流行のあとで大規模な統計的調査が行なわれたことによる。そこでモンフォーコンの人糞処理場の近隣住民の死亡率に異常がないことが確かめられたことではじめて、腐敗が衛生の問題から外れることになるのである。

●本章のまとめ

ここまで見てきたように、監獄、病院、墓地の衛生は、十八世紀半ばから次第に問題視されるようになった。そして監獄と墓地は実際に閉鎖され、墓地は郊外へと移転され、監獄や病院は新しく衛生的な施設としてつくられることになった。これらの施設の調査はそれぞれラヴォワジエらの科学者たちが担当してきたことも見てきた。しかし、この時点で科学者が伝染病の危険性を測定することをどれほどの正確さをもって行なったかは確言できない。というのも、どの調査をとってみても科学者たちは、不衛生であるという事実は指摘しているが、感染症の原因を科学的に実証しているわけではないからである。唯一、イノサン墓地を閉鎖に導いたカデ・ド・ヴォーの調査では、科学的に数値を記録したと書かれているが、その数値を公表しているわけではない。おそらくその数値にもあまり意味はなかったのであろう。

つまり壊血病に代表されるように感染症の危険性はまだ「空想上」のもので、動物性の腐敗という問題に結びついていたということである。悪臭がその動物性の腐敗の証拠であり、壊血病を含む何らかの病はその結果であった。フーコーが言うように、こうした「空想上」の危険は十八世紀の人々に取り憑いていたし、その認識は時がたつにつれて高まっていた。その理由はおそらくいくつもある。家庭医学の普及とそれにともなう衛生学の伝播、人々の衛生意識の変化、人口の増加、建築物の増加と密集度の高さ、しだいに増加する死亡事故の報告、腐敗と悪臭こそが感染症の原因であるという医学による認定などである。

重要なのは、十八世紀末に衛生学という学問が明確につくられる前に、人々の「衛生」への態度が変化していたということである。こうした認識の変化に支えられて、衛生は必要不可欠なだけではなく、より重要な部分を占めることになる。都市統治の側からいうならば、都市住民の健康を管理するという新しい領域がつくられたということになる。[90]

パノプティコンと衛生

ベンサムによる新しい監獄の構想は、一七九一年にフランス政府に当てて送られた。送られたのは抄訳版であったが、監獄にとって衛生が必要不可欠な一部として組み込まれている。監獄に完全な改革を導入し、囚人のふるまいを改善し、「それまで精神的、道徳的腐敗に汚染されていたこれらの施設に、健康と清潔と秩序と産業を定着させ[91]」、公共の安全を守るという数多くの使命を、たった一つの建築のアイディアによって達成することができるというものだった。

英語版の『パノプティコン[92]』には、よりはっきりと「衛生」についての記載がある。ここでは監獄内で守られるべき衛生規則を次のように定めている。

一、鼻をかむときは必ずハンカチーフを使うこと。
二、つばを吐くときはハンカチーフもしくはつば入れに吐くこと。
三、いかなる種類のタバコも禁ずる。
四、起床および就寝時には手と顔を洗うこと。食事の前にはすみやかに手を洗うこと。ベッドに入るときには足を洗うこと。
七、髪は剃るか短く刈ること。剃ったときには洗って清潔に保つこと。短く刈ったときにはブラシをかけて清潔に保つこと。
八、定期的に風呂に入ること。夏は週に一回、春と秋には二週に一回、冬は月に一回。
九、シャツは週に二度洗うこと。

十、ズボンは週に一度洗うこと。コートとベストは夏は月に一度、春と秋には六週に一度、冬は一回洗うこと。シーツは月に一度、毛布は夏に一度洗うこと。

十一、衣類はすべて白を使うこと。これによって、姿の見えない不純なものと接触することを避けることができる。

ここでベンサムは衛生規則を細かく定めているが、その理由は物質的な腐敗を防ぐだけではない。「道徳的腐敗」を予防すること、つまり衛生が単なる病気の予防を超えて囚人の精神に働きかけることができると考えている。例えばベンサムが囚人の衣服が白であることにこだわるのは、清潔な衣服が心を清らかにすると考えるためである。ベンサムはこう述べている。身体と精神の繊細さにつながりがあることは明白である。したがって「道徳的な清らかさと身体の清らかさは同じ言語で語られ」なければならない。だとすれば、衛生は一つの美徳や道徳であり「洗うことは聖なる儀式」でなければならない。そしてこう唱えるべきだという。「ああ！　道徳的不潔が、身体的不潔のように簡単に洗われんことを！」

第三章　腐敗と衛生——ルソーとカバニス

前章では、十八世紀の人々が空気の腐敗を危険視していたこと、その非難の声がついには墓地の移転や、監獄、病院の改革にまでいたったことを見てきた。そして最後に監獄改革の代表ともいえるベンサムの『パノプティコン』において、監獄内の清潔さや衛生が、危険な感染症を防ぐだけではなく、身体と精神をつくりかえる働きをもつことが書かれていることを確認した。

ところで身体と精神の腐敗を同視し、それに対抗する手段として清潔さや衛生を用いるというこの視点は何を意味しているのだろうか。この章では、十八世紀後半において、身体と精神の腐敗がどのような関係にあると考えられていたのかを考察する手がかりとして、ルソーとカバニスという二人の思想家を対比しながら見ていくことにしたい。

一　十八世紀の都市における精神の腐敗の問題

彼ら思想家に触れる前に、まずは当時、都市において腐敗がどのように捉えられていたのか見ておこう。すでに身体の腐敗については検討してきたので、ここでは精神に焦点を当てて見ていくことにする。

『テレマコスの冒険』

十八世紀初めに書かれたフェヌロンの『テレマコスの冒険』には都市における精神の腐敗の問題がはっきりと描かれている。「現世の愉楽で人々を骨抜きにする役にしか立たないおびただしい職人で膨れあがった大都会が、貧しくてろくに耕されていない国土に取りまかれているのは、まさに頭だけが巨大で、体は痩せ衰えて食べ物も与えられず、全く釣り合いがとれない怪物と同じだ」(1)。農民は少なくなり、土地は痩せ衰え、農村部から都市へ仕事を求めて職人がやってくる。しかし職はそうそうなく、都市は不急不要の職人たちで溢れかえる。

ジャン・クロード・ペローの研究によれば、パリ中心部のマレ地区やフォーブル・サンジェルマンでは、男性人口の七八％が他所者であった(2)。メルシエは、あまりにも他所者が多いので、パリに来るだけで世界のすべてを知ることができ、市壁の内側に行き交う人々を観察するだけで、人間という種の完全な知識へと到達できるだろう(3)、と書いている。

フェヌロンが問題にしているのは、彼ら田舎から都会へと働きに出てきた職人たちが、仕事をせず「現世の愉悦で人々を骨抜きに」にし、良俗を損なう役にしかたっていないことである。フェヌロンは述べている。「忘れるな、テレマコス、国の政治にとって、どんな薬も効かない二つの害毒がある。一つは王が不当で暴虐きわまる権威をふるうこと、もう一つは習俗を退廃させる奢侈だ」(4)。王は法律を無視すれば何でもできる。しかしそれをすれば民は離れていき、最終的にはクーデターが起きるだろう。奢侈もまた不治の病だが、「強大すぎる権威が王を毒するように、奢侈は全国民を毒する」。不要なものが生活必需品となり、それが国民の文化などと呼ばれるようになる。「際限もなく次々に悪徳を招くこの悪徳が美徳の如く称えられるのだ。その悪徳は王から最下層の民まであまねく蔓延する」。浪費をするために金を儲けようとする執念が魂を腐らせる。そして、国は破産の危機に瀕するだろう、とフェヌロンは書いた。

都市における精神の腐敗の問題というのは良俗を損なうことであり、フェヌロンによれば、その根底にあるのは不要なものを消費すること、その消費のために金儲けをすること、すなわち奢侈であり、その悪徳が毒のように都市住民たちを蝕むために市民の良俗が損われるという。マブリの『市民の権利と義務』にも同じ記述を見いだすことができる。「奢侈は人々の心を悪徳へと開く。そして奢侈によって悪徳に染まると、人民はそれに邪魔されて、自然の法に到達する努力をしなくなる」(5)。マブリによれば、公共の秩序の永遠の敵は情念である。人間は情念に取り憑かれると、自分の利益以外のものが見えなくなってしまう(6)。

『ポリス概論』

『テレマコスの冒険』とおなじ頃に書かれたドラマールの『ポリス概論』を見ると、奢侈は良俗を損なうもので、習俗の問題として考えられている。具体的には、宴会、演劇、遊戯、売春、侮辱、占いなどを規制すべきだというのである。なぜこれらを規制しなければならないのか。ドラマールはこう述べている。心地よく平穏な生活が社会の第一の目標である。しかし自尊心や他の情念に阻害され、不和が起きる。この状態を改善するために、理性と自然の衡平にしたがって法がつくられた。そして、「精神を照らし、意志を矯正し、事物を秩序にしたがって整理する」正しい理性と自然の衡平から導きだされた規則が「法」と呼ばれ、このうち公共のことがらに関するものが、「ポリス」と呼ばれるようになった(7)、と。人間は情念に流されるので、規制が必要だということである。

ドラマールの『ポリス概論』によれば、都市において規制すべきであるとされる領域は、習俗の他に、宗教、健康、食料、公共の平穏、道路、学問、通商、手工業、労働者、貧民など広汎にわたっている。十七世紀半ばくらいからパリは近代都市に変貌し始め、人口が増加し、住民の管理や住居の問題、通商の拡大にともなう市場の管理の問題、ゴミや水といったライフラインの問題、犯罪と貧困層の増加など、数え切れない新たな問題が出てきだした。この近代都市に生起する新たな問題に対応するために、「ポリス」(都市の統治機構)という司法とは異なる行政組織が必要となる。ドラマールはこの必要性に応えるため、パリ市が誕生して以来つくられた都市統治の規則すべてを調査し、体系的にまとめた『ポリス概論』を執筆したのである。[8]

ドラマールはポリスがなすべき広範な仕事の目的を三つに分けて説明している。ポリスの第一の目的は、善き生を導くことである。[9] それは規則によって宗教と良俗を保つことで導かれる。第二の目的は、生の保管、保存である。食料と健康の管理がこの役割を果たす。第三の目的は生の便宜であり、それは他のすべての領域、例えば建築や通路の規制、通商や手工業、学問や公共の場所を規制することで図られる。すなわち、ドラマールのなかで都市の問題はすべて生活であり生命であるところの「Vie」を守ることであり、それらを善くすることである。

実際に組織されたポリスは都市統治において何をしていたのか。ヴォルテールはポリスによって都市が変貌したことをこう記している。「パリの町は、今と比べると、全く雲泥の差だった。照明も、治安も、清潔も、何もなかった。街路の清掃を欠かさずにする、毎夜五千の街灯を灯して照明にあてる、町中を舗装する、古い橋を直すばかりか新しいのを二つ架ける、四六時中徒歩と騎馬の衛兵に勤務させて市民の安全を期する、これだけのことをしなければならぬ。王は、すべてを引き受け、必要に応じて資金を提供した。一六六七年には、治安の維持だけを受け持つ役人を新たに任命した。ヨーロッパの大都市は、大半、ずっと後になって、フランスの例にならうが、それも不十分で、一つとして、肩をならべるには至らなかった。パリのように舗装した町は、一つもない[10]」。

フーコーは『ポリス概論』について、都市統治という新しい時代の要請に応えた本であると述べている。[11]『ポリス概論』の特色は、都市という対象に関わっている点にある。ポリス（都市の統治機構）が対象としているもののうちのほとんどが、道、広場、建造物、市場、手工業、工芸など、都市があってはじめて存在するものである。ポリスは第一に、都市における食糧難や、都市における物乞いや浮浪者という、食料と健康の領域、すなわち高密度のなかでの共存（co-habitation）という問題を引き受ける。第二に、ポリスは、都市における市場、売買、交換の問題であるということ、すなわち流通（circulation）の問題を引き受ける。例えば、増え続ける人口に食料を供給し続けること、彼らの健康を維持すること、住環境や労働環境を整理し、共存を可能にすること、そして加速し続ける人間と商品の流通を可能にすることなどであり、それまでの都市では問題にならなかった問題を解決することで、生命と生活の質を保つことである。

前章では高密度での共存という問題が、墓地、監獄、病院といった施設の危険を現前化し、多くの非難が寄せられたことで改善または廃止へと向かったプロセスを見た。ここでは、そうした近代化する都市の負の側面のうち、精神的な問題に焦点を当てて見ていこう。

無為への統治

フェヌロンやドラマールが十八世紀の初めに提起した問題は、人間の情念を規制し統治することである。なぜ情念がそれほど危険な問題となるのだろうか。それは、情念に支配されることが、多くの都市問題に結びついているからである。このテーマは一六五七年の「パリ市内および近郊の乞食の閉じ込めのための一般施療院」設立を定める王令に書かれている。それによれば、一般施療院をつくる目的は「すべての無秩序の根源である物乞いおよび無為を阻止するため」となっている。というのも都市の問題は「乞食がいたるところで無為にすごす自由を有していた事態に由来する」[12]からであり、彼ら「民衆の放縦および風俗の乱れによって悪はさらに増大してしまっているためである。

風俗の乱れが、物乞いたちの生活態度、すなわち無為や放縦からきていると認識されている。ここで十八世紀半ばに書かれたフレマンヴィルの『ポリス辞典』の「物乞い」（mendiants）の項目を見ると、次のように記されている。「物乞いの大部分、特に健常な物乞いの大部分は、正真正銘の放蕩者たちであり、彼らの怠惰が働くことよりも施しを求めるようにさせている」[13]。

次に「貧民」の項目を見てみよう。そこには二つの項目を参照するように書かれている。一つ目は「生計」の項目であり、そこには貧民はキリスト者として助けるべき存在であると同時に、奢侈と遊戯によって退廃をもたらすものであると書かれている[14]。

二つ目の項目は「泥棒」で、「浮浪者」や「貧民」と同義とされており、十八世紀のあいだ彼らを取り締まるために出されたポリス令が列挙されている。一七二〇年三月の王令[15]には、パリ市を含め「王国中で膨大な数の浮浪者や放浪者が拡がって」いると書かれている。そこでこの王令は「公序と公共の平穏」を乱すこの者たちのうちで、「ある者は病によって、ある者は怠惰によって引き起こす不都合を予防するため」特定の場所に収容するよう命令している。同年五月の王令[16]では、貧民たちのうち「健康で年齢の適した者たちを植民地へ連行する」ことを命令している。一七二四の王令[17]でも「性別の差異なく多大なる数の物乞いがパリと他の都市、王国全体に拡がり、その数が日に日に増えている」ため、「かくも多大な悪の進行を止めるため」刑罰を強化することを命令している。一七四九年の王令にも、さまざまな処置にもかかわらず「パリでは日に日にその数が増えている[18]」と記されている。

すなわち十七世紀から十八世紀にかけて「貧民」(pauvres)と呼ばれる人々には、病気で働けない人々だけではなく、浮浪者(vagabonds)、流れ者(gens sans aveu)、泥棒(voleurs)、放蕩者たちが含まれていた。ポリスは彼ら貧民が風俗を乱す者たちであるとして取り締まっているのだが、その理由は、無為や放縦という反宗教的な生き方を示すことで良俗を損なうのと同時に、彼らのなかに奢侈と遊戯を行なう者がおり、また犯罪や暴動を起こす危険があると考えられていたからである。

一六六七年のポリス代官設立を定めた王令によると、代官の仕事の一つは「騒擾を起こすものを都市から排除[19]」することとなっており、安宿、賭博宿の監視、不法集会や暴動の管理がその職務の一つとして規定されていた。実際、初代のポリス代官に選ばれたラ・レニは、ムシャールと呼ばれた密偵組織をつくり、パリに行き交う人々の動向や、犯罪の温床となる安宿や賭博宿を詳細に監視していた[20]。

すなわち、貧民と呼ばれる人々を生み出すのは無為や放縦といった情念であり、彼らが賭博や売春という奢侈や、犯罪や暴動の元凶であるから、ポリスは彼らを取り締まる必要があるということである。ところで、フレマンヴィルの列挙しているポリス令を見れば分かるように、都市における貧民の数はしだいに増加している。パリ市の人口は十八世紀末になると八〇万人ほどになり、そのなかに占める貧民はおよそ三万人であったと考えられている。フランス王国全体では、一〇万人から一一万人の貧民が一般施療院に監禁されていた。メルシエはパリの様子を次のように描いている。「天下周知の悪弊がこれほど数多くあるからには、このいわゆる「壮麗なる」都市に、乞食がかくも数多くはびこるのも、けだし当然ではないか？　外国人はみな乞食が多いのを見て不快な驚きに打たれ、そのままその衝撃から立ち直れないほどである。乞食が多ければ多いほど、議会の仕事もそれだけ多くなるはずだ[21]」。

貧民と感染症

ドラマールもまた貧民対策をしっかりする必要があると考えていた。というのも、貧民に関わる命令は、ポリスの全体に関わるからである[22]。例えば貧民に配慮することは慈善の問題であり、それゆえ宗教の問題になる。しかし良俗の問題でもある。というのも貧困が原因となり無為や放蕩といった悪が際限なく生まれるからであり、これらを良俗によって規律せねばならないからである。そして、貧民を社会のなかに配置する問題がある。物乞いは完全に禁止しなければならず、貧民たちを神の摂理がつくりだした秩序のなかに再び帰さなければならない。働けないものは病院へ、その他のものは職につかなければならない。それは彼らの置かれた状況と技能を考慮したものになるだろう。彼らが職につくことで、公共の平穏が保たれる一方で、新しい働き手を提供することにもなるはずだ。

最後に貧民に対処することは感染症に対処することでもある。というのもドラマールによれば、貧民は感染症の温床であると考えられるからである。「普通、貧しい物乞いと大いに結び付いている悪臭は、いつでも伝染病のもっとも確かな原因とされてきた。だからこそ、災害が起きた時に、人々はできうる限り物乞いをやめさせるように多大なる配慮をしてきたのだった」[23]。このことを証明するものとして、ドラマールは一五九六年の判例を挙げている[24]。この時代、パリ市は地方から来る貧民で溢れかえっていたが、「その数が非常に多かったので、彼らが運ぶ悪臭によって、何世紀も前から人々に知られている、最も激しい感染症を引き起こしていた」。そこで、一五九六年十月二十四日の判例で、「二十四時間以内に市内を出て、生まれた土地に帰る」ように命令した。そして、彼らが戻ってこないように、「パリ市の各門に、衛兵を二人」置くことにしたのである。

ドラマールは健康についてこう述べている。「われわれの生命が空気を吸い、吐くことに依存していることは、すべての者が確信し、われわれの経験が教えるところである。〔…〕この原理によれば、空気が健康に多大なる影響を及ぼし、しばしば病気の原因であるということは必然の結果である」[25]。そして貧民についてこう言っている。「健康の問題の多くを占めるのは物乞いである。健康であろうと病気であろうと、物乞いを遠ざけることによって健康な空気がもたらされる。市民の健康の保持のためにはこの健康な空気に気を配らなければならない」[26]。

ドラマールの著作が出版されたのと同じ時期に、トゥールーズで伝染病の流行が起きた。その病に罹った者には赤い発疹ができ、死者は各地区に一日に一〇人から一二人ほどであった。ある市参事会員は次のような手紙を書いている。「貧しい連中はすみやかに命令を与えなければ、われわれのところに何らかの災いをもたらすことでしょう。彼らを町から外へ出し、また外部の乞食はひとりたりとも入れないように努力しているところです」。それからしばらくして書かれた手紙には次のようにある。「貧しい連中を閉じ込めるために下された命令以来、われわれは以前よりいい空気を吸い始めています」[27]。

しかし実際には、ドラマールの言葉とは異なり、感染症の流行期に貧民の悪臭が問題にされることはそれほど多くはなかった。ペスト対策の歴史のなかでも、貧民たちを追放したり入市を禁ずる規則が存在していたことは確かであるが、貧民たちは援助されるべき存在であった。一六二八年のリヨンでは、都市財政が不足していたので、富裕者の家のドアそれぞれに、養うべき貧民のリストが掲示された。富裕者が拒否した場合には、そのリストに掲載された貧民は勝手に富裕者の家のドアを開けて、そこに居住することができた。この政策によって一万八〇〇〇人が養われた。十七世紀半ばには、ペストに襲われた地方都市に対して、政府が貧民対策のための資金を送金するようになる。アプト、オルレアン、アンジェでは追放や入市の禁止が行なわれた[28]。しかし、その理由は財政の不足であり、貧民が伝染病の原因であったからではない。マルセイユのペストでも、財務総監ジョン・ローは貧民へ配布する寄付金として一〇〇万リーヴルを市参事委員たちに送っている[29]。

ではなぜドラマールは悪臭を問題にしたのか。それは十七世紀以降、医学のなかで嗅覚の占める役割が増大するからであろう。われわれに馴染みのあるペストのイメージといえば、「ペスト医師」の形象である。彼は鳥のクチバシのような形の面を着用し、その上からメガネをかけ、手にはめたグローブの上から棒をもち、革製のガウンをまとっている。その異様なマスクの長い鼻の先にはハーブや香水など良い香りがするもので満たされており、その香で満たされているあいだはペストにかからないとされていた。歴史学者たちの考察によれば、この服装の考案者はシャルル・ド・ロルムという十七世紀の医師で、ルイ十三世の侍医をしていた。

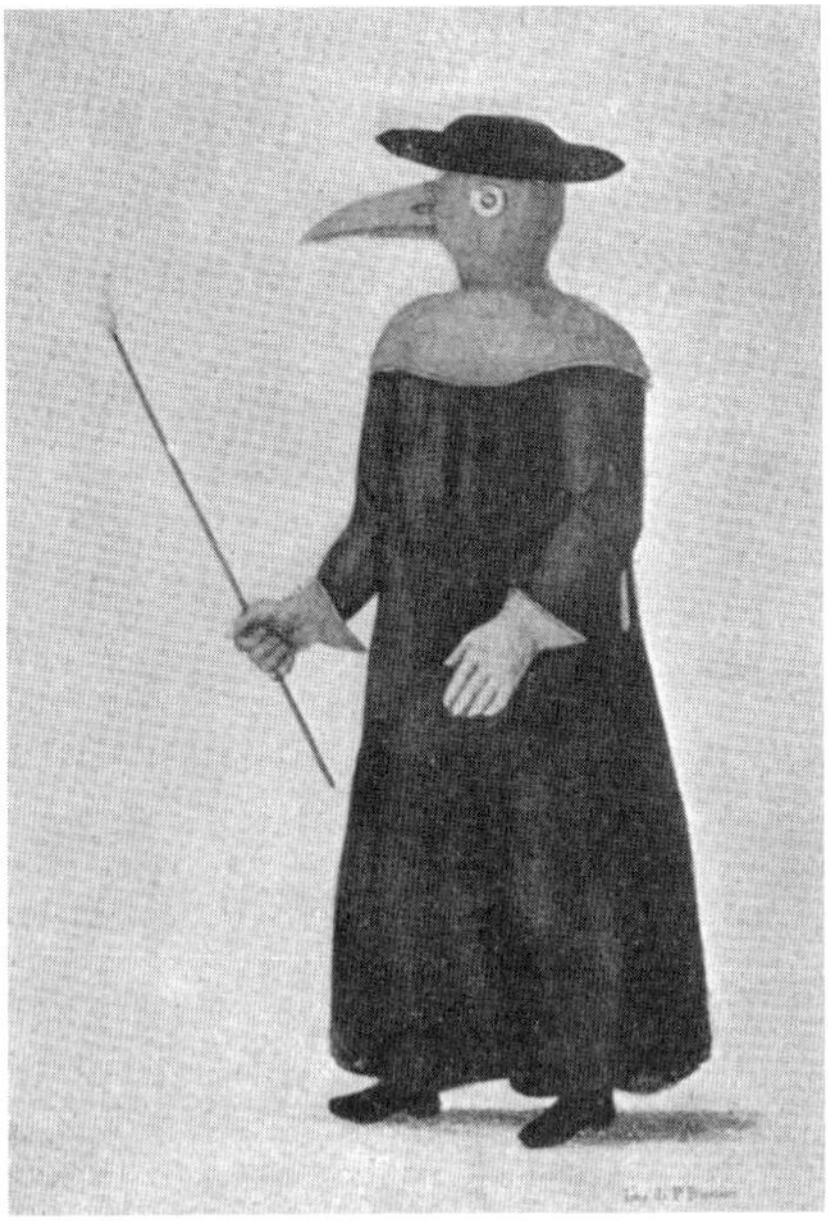

図7　ペスト医師

この医師は自伝のなかで、「空気の毒性を避けるため」口にニンニク、鼻にヘンルーダ、耳に香を含み、丸メガネをかけ、モロッコ革でつくったガウンを着なければ外出しなかったと記している[30]。後にこれを簡素化して、モロッコ革で長鼻つきの仮面をつくらせたとも記しており、これがペスト・マスクの由来だろう。われわれが歴史書などで目にするペスト医師の形象は、一六五六年のローマのペストのときのものか、一七二〇年のマルセイユのペストの時に政府から派遣された医師たちであることが多く、十七世紀半ばから十八世紀前半にかけて普及した方法であると思われる。

なぜこのような服装が必要なのか。その理由はフラカストロの感染説を思い起こせば容易に理解することができる。フラカストロは、ペストの「種」はリネンなどの生地に入り込み運ばれることがあると述べていた。シャルル・ド・ロルムはモロッコ革がなければタフタやセージでもいいと述べているから、リネンなどのようにペストの種がつきやすい服装ではなく、種が入り込むすきがないつるつるとした生地の服が好ましいということであろう。同じくフラカストロは、玉ねぎを切って涙が、コショウを吸ってくしゃみが出るように、ペストの種は蒸発して体内に入り込む危険があることも示唆していた。シャルル・ド・ロルムはメガネをかけ、鼻や口を良い香りで満たさなければならないと書いているが、これは悪性の空気を吸い込まないため、つまり病人から蒸発したペストの種を多く含んだ空気が体内に入らないようにするためであろう。

悪臭のなかに病を見いだす、このような思考は、アラン・コルバンが『においの歴史』[31]で描いたように十八世紀の医学のなかで定説化していき、「すべて悪臭は病である」[32]と述べたエドウィン・チャドウィックのような十九世紀前半の公衆衛生学者たちに引き継がれていく思考法となる。

貧民とポリス

ドラマールが貧民の悪臭を感染症の原因であると結論づけるのは、衛生がかかわるべきことがらとして悪臭という問題が前衛化された時代に書かれたということもあるだろう。しかし、貧民の問題がポリスの全領域にかかわる問題であるという認識からもきているように思われる。

このことをよく示すエピソードがある。第一章で見たマルセイユのペスト惨禍において、オルレアン公の侍医ピエール・シラクは、マルセイユで起こっている事態は感染症ではないとしていた。シラクによれば、それは「悪性熱であり、小市民の栄養不足によって引き起こされた病である」[33]。しかし、日に一〇〇人以上も死者を出している状況を検討しながら、なぜ感染症ではないと言えたのだろうか。歴史学者ジャン・エラールは、この背後に政治的な意図があったと指摘している。すなわちペストであると分かっていながら、そのことを公言しない真の理由が存在していた、と。エラールは、その意図をオルレアン公の顧問ダゲッソーの発言のなかに見いだしている。「公益はこう要求している。人々には、ペストがまったく感染しないということを説得するように、と」[34]。

ドラマールもまた『ポリス要項』のなかで、ペストが感染するものとして行動するように、そして国を動かす者たちには、ペストが伝染することよりも暴動が伝染することの方が恐ろしいと述べている。「噂があまりにも急速に外部に広まってしまうと、都市全体に警鐘を鳴らすことになり、平穏や通商をかき乱すことになるし、別の事故を引き起こしかねない。それは、健康の問題より困ることである」[35]。この発言で分かるように、健康の問題は、平穏や通商という他のポリスの問題と比較されており、ドラマールの結論は健康の問題を差し置いても、平穏を優先すべきだということである。感染そのものよりも、感染のパニックによって街が混乱し、食糧が高騰し、犯罪が増えることの方が問題だとされている。

つまりポリスの目的が善き生を導くことだとすれば、貧民はその裏側にある問題なのである。彼らの存在は、ポリスが扱うすべての領域において統治の阻害となっている。ポリスは心地よい平穏な都市生活を目標としていたが、貧民はこの目標にもっとも対抗する集団を形成していた。彼らの問題の根源にあるのは、ドラマールも王令も書くように、無為と放縦であり、そうした習慣が都市の治安を脅かすと同時に感染症の温床を形成するものであると考えられていたのである。都市統治にとってもっともやっかいな存在は、家屋をもたず、悪臭と悪徳を振りまきながら都市を徘徊するノマドたちであった。だからこそ彼らを監禁するか、都市の外へ追放する必要があったわけである。

都市における精神の腐敗と感染症

ここまで見てきたように、都市には奢侈と怠惰という二つの精神的腐敗の問題があった。その問題は、たとえイメージの連なりにすぎないとしても、何らかの形で身体的な腐敗の問題と連結されていく。ドラマールとフェヌロンをつなぎ合わせて都市問題を構成し直せば、このようになるだろう。都市に集まる不急不要な人間たちは情念に支配され、怠惰、無為、放縦にふけることで労働しない代わりに、遊戯や売春にふけることで、他の都市住民に奢侈という毒を植えつける。彼らは労働できるにもかかわらず物乞いとなり、ついには犯罪に手を染める。そして不衛生な彼らは悪臭を放つ点で感染症の温床となっている。

十九世紀はじめ、衛生学の第一人者ジャン＝ノエル・アレが記した『衛生学』では、奢侈と病がはっきりと結びついている。アレは都市の状況をこう記している。現在の都市は「自然の秩序にとっての奇形である」。というのも二、三千万の人が集合し、四、五〇万の人間が一つの都市に住むことで「空気は汚染され、水は腐敗し、大地ははるか遠くまで枯れ果ててしまう。その場所で人生は短くならざるをえないし、豊穣のしあわせを感じることはめったになく、極度の飢饉の恐怖がある。恐怖はしばしば伝染病と神経症の温床となる。それは犯罪と不徳の隠れ家となる。〔…〕奢侈の伝染病は、人間機械を堕落させ、たくさんの病気の種を用意する。だから私たちは驚かないのだ。われらの住む巨大な都市で、虚弱に生まれ、苦痛にしばられて生活し、平均寿命よりも早く死ぬ、形容しがたい醜い人々であふれかえっているのを見ても」(36)とアレは書いている。

アレによれば衛生学が、これら身体と精神の伝染病を防ぐ学問である。しかし身体と精神の伝染病を防ぐとは、どういうことだろうか。ルソーとカバニスの思想を見ながら、そのことについて検討していくことにしよう。

二　ルソーにおける身体と精神の衛生学

ルソーのなかで身体的な腐敗と精神的な腐敗の原因はすべて都市にある。『エミール』では次のように述べている。「人間はアリのようにぎゅうぎゅう詰めで生きるようにはつくられていない。彼らは耕すべき大地に散らばって生きるようにつくられている。一箇所に集まれば集まるほど、人間は腐敗する。体が虚弱なのも魂が悪徳にそまるのも、あまりにも多くの人間が集合することの確実な結果だ」。物理的そして精神的次元の両方から見て「人間の吐く息は、その仲間に対して致命的である[37]」。

『人間不平等起源論』にも同様のことが書かれている。「生活様式のひどい不平等がある。暇な者もいれば、過渡な労働を強いられる者もいる。さらに、われわれの食欲と情欲は安易にかきたてられ、満たされる。金持ちは高価すぎる食事をとって、不必要に消化不良に悩まされる一方で、貧民はひどい食事をとっている。あまり食物にありつけない彼らの欠点は、チャンスとあれば、むさぼるように胃の中に詰め込みすぎることである。さらに夜ふかし、あらゆる種類のゆきすぎ、あらゆる情念の節度ない熱狂、精神の疲労と消耗、あらゆる状態において人々が味わい、そのために魂が永久にむしばまれる無数の悲しみと苦しみ[38]」、そして「集まった多数の人々のあいだの悪い空気によって生まれる伝染病[39]」が蔓延するのが、ルソーにとっての都市である。

どちらも身体と精神の問題が関連するものとして論じられている。『エミール』では、身体の虚弱さが魂が悪徳にそまることとつながっており、『人間不平等起源論』では、身体の不調そして伝染病が情念の熱狂と消耗と同様に論じられている。共通しているのは、どちらも都市が問題とされている点である。ルソーのなかで都市と人間がどのように考えられていたのか、ここでは身体と精神の問題に分けて見ていくことにしよう。

ルソーにおける身体

『エミール』の冒頭では、子どもを育てるには田舎と都会のどちらがよいかが論じられている。ルソーは田舎の方が望ましく、生まれてから最初の数年間は都市の空気を吸わせてはならないとさえ書いている。なぜなら空気は体中の毛穴から体内に浸透し、人間の体質に「消えることのない刻印を残す」[40]からである。都会人たちは乳母に子どもを育ててもらおうとするとき、田舎で乳母をみつけて都会へ連れてくるが、これは間違いである。むしろ子どもは乳母に引き取ってもらって、乳母のいる田舎で育てられるべきである。そうすれば、子どもは「人口過剰の場所の健康に悪い空気のなかで失った精力を」田舎で取り戻すことができるだろう、とルソーは述べた。

『エミール』で重視されるのは病気にならないような体をつくることである。ルソーは衛生的な観念を強調し、病にかかってからでは遅いと述べている。なぜならば医者は体をいじくりまわして悪化させるだけだし、病気で寝ている時間はまったくの無駄でしかないからである。病を治すために使われる時間は自分のためだけに使われるから命が活用されていないし、苦痛を与えるという点でもマイナスなのは明らかだ。だから医者にかからずに生きる一〇年は、医者にかかりながら生きる三〇年よりもずっと貴重なのだ、とルソーは言う。彼にとって、医学は人間の健康を強化したり、寿命を延ばしたりはしない。だとすれば望ましいのは、病を予防することである。「医学のうち唯一の有用な部分は衛生学である。衛生学は学問というよりは美徳である」[41]とルソーは述べている。

では教育者は子どもをどのように育てるべきなのか。ルソーの答えはもちろん「子どもが青年期に達する以前に、青年期の病気に対して子どもを武装」することである。したがって、小さいうちから身体を鍛え、青年期になったときに病にかからぬ身体を手に入れなければならないということになる。

そのためにすべきことの一つとして、ルソーは生まれてすぐにすべきなのは、時おりぬるま湯で体を洗うことだと述べている。「子どもが強くなるにつれて、しだいに湯の温度を下げていって、しまいには夏でも冬でも冷たい水で洗うがいい。凍った水でもかまわない[42]」。こうして水浴の習慣をつけることに成功したら、入浴の習慣もつけること。ただし今度は耐えられる限り湯の温度を上げて、熱さに慣れること。そうすればば人間はさまざまな熱さや寒さに耐えることができるようになる、とルソーは言う。親が子どもに与える教育は、何よりまず身体を鍛えることだというのである。

なぜこのような身体教育が必要なのだろうか。『人間不平等起源論』のなかにそのヒントがある。「未開人たちのりっぱな体格を考え、彼らが怪我と老衰のほかにほとんど病気を知らないことがわかってみると、人間の病気の歴史は市民社会の歴史をたどることによって、容易につくれるだろうと考えたい気持ちになる」[43]。ルソーは、なぜ未開人は立派な体格をもち病気にならないのに、文明人は病気に苦しむのだろうか、と問い、次のように考察する。その答えを導くには人間がもつ能力の特徴を考えなければならない。人間の特徴は大人になるまでに時間がかかることである。これは動物と比べれば欠点と言えるだろう。そのかわりに、人間には「自己を改良していく能力」[44](la faculté de se perfectionner)が備わっている。人間はこの能力を使って、状況の力を借りていろいろな能力を発展させることができる。完成性(perfectibilité)、つまり自らの能力を発展させながら完成に近づけていく能力こそが人間の特徴である。しかしこの能力には大きな欠点がある。せっかく獲得した能力もたいへん失われやすくできていることである。たとえば老衰や事故によって簡単に能力を失ってしまう。だから人間はまず子ども時代に自己改良能力を十分に活用して完成させ、青年期を迎えること。そして青年期を過ぎたならば、この完成性が失われないように配慮しなければならない、とルソーは述べている。

自己完成能力はじぶんの周りにあるものを使って発展していく。だとすれば生まれたときの環境によって、どのような能力が開発できるかが変わることになる。ここにヨーロッパの子どもたちと未開人との差が存在するとルソーは考えた。未開人は周りに存在する自然の力を借りて自らを完成していく。身体が十分に発展するために病気にかからない体格がつくられる。しかし、文明人には便利な道具がたくさん与えられている。これは身体を鍛えるうえでは障害なのである。都会人は、自然のなかの未開人よりも身体を十分に開発できないために、病にかかりやすくなっているのである。

たとえば衣服について、『エミール』にはこう書かれている。「フランスふうの衣服は、大人にとっても窮屈で不健康だが、とくに子どもにとっては有害だ。循環をさまたげられてよどんだ体液は、じっと一つところにとどまることになる。なにもしないで家のなかにばかりいる生活がさらにそれを助長して、体液は腐敗し壊血病をひきおこす(45)」。衣服を着るなとまでは言わないが、せめてゆったりとしたものでなければならないとルソーは言う。昔の人は壊血病にかからなかったというから、現代人が壊血病にかかる理由は「着物の着かたや生きかた」にあるのではないか。古代人は衣服もまとわず、裸で野原をかけまわることで身体の完成性を獲得できた。われわれ現代人にはそれができない。だから「エミールに、冬、ストーブのそばで運動させようとは思わない。戸外で、野原のまんなかで、氷のなかで運動させたい(46)」。このルソーの考えは散歩を奨励する医師たちと合致する。馬車という文明の力は便利ではあるが、身体を怠けさせる。それは健康にとって毒である。おなじようにストーブや衣服などの文明の力は身体の開発にとって障害でしかない。

とはいえヨーロッパの子どもたちを生まれてすぐに未開人と同じように扱いうことは危険である、とルソーは忠告する。たとえば世界の民族の多くは、新生児をいきなり川や海で洗っているが、フランスの子どもに同じことをしてはならない。というのも「わたしたちの子どもは、生まれる以前から父と母が柔弱なために自分も柔弱にされているから、この世に生まれたときには、すでに痛めつけられた体質を備えている」からである。だから「これをもとにもどすべきすべての試練にも、いきなり子どもをさらしてはならない」とルソーは言う。温度の変化は徐々に行なうべきである。「危険のないように、水の温度は長い期間にすこしずつ目立たないように下げるべきで、正確に測るために温度計を用いてもいい(47)」。

ルソーの考えでは、ヨーロッパの子どもたちは生まれついて、親から痛めつけられた体質を受け継いでいる。単に生まれた環境が違うだけではない、歴史のつみかさねも問題にされている。「人間の病気の歴史は市民社会の歴史をたどることによって、容易につくられるだろう」とルソーは言う。文明は人間の身体に本来備わっているはずの力を痛めつけるが、その弱まった体質は世代から世代へと少しずつ遺伝していくと考えられているのである。市民社会の歴史が進むとともに人間の体質は少しずつ痛められていき、市民がかかる病気のリストは少しずつ増えていく。

したがってルソーにとって、身体教育において排除するべきものは文明なのである。文明は身体を弱らせ病を生み出している。大人は子どもの未来を考えねばならないから、教育の目的は、生まれつき体質が痛めつけられていることを考慮して、少しずつ自然に慣らしながら、病気にかからない身体をつくっていくことである。愚かなのは、子どものときに過保護に育てて、青年期になって病気になり易くすることである。

ルソーにおける精神

次に、ルソーは都市における精神をどう捉えていたのであろうか。彼は、精神にとっても都市は危険な存在であると考えていた。というのもフェヌロンと同様に、都市は良俗が乱れ、奢侈が蔓延する場所だと認識していたからである。身体を鍛えなければ病にかかりやすくなるのと同じように、精神を鍛えずに都市に飛び込めば悪徳という病にかかることになる。このことをルソーは次のように説明している。地方の名士の子どもがパリに到着したとしよう。彼は健全な理性と健康な身体をそなえている。彼は悪徳には軽蔑を、不品行には恐怖を抱き、売春婦という言葉には怒りを覚える。だが六ヶ月後には、彼は別人になっている。田舎者とからかわれることを恥じ、話しぶりを都会風に合わせて、格率〔行動の規準〕を横柄に語り、だらしない所作をとっていることだろう。あるスイス人衛兵隊の若い士官は、仲間から嘲笑されないよう、嫌々ながらタバコを吸う訓練をしたという。嗜好は習慣から生まれるのである、とルソーは言う。(48)

したがって、青年期の病を予防するために身体を鍛えるように、精神も鍛えなければならないことになる。ルソーのなかで身体と精神はパラレルに考えられており、身体にとって文明が余分なものであったように、精神（理性）の教育にとっても文明は障害となる。たとえば読書は危険であるとルソーはいい、その理由を次のように説明する。人間の理性は、自然のなかで少しずつ形成されていくべきだから、まだ育ちきっていないときに本を読んではならない。たとえば寓話を読むのは、その本の趣旨がわからず取り違えをする危険がある。理性の使い方は経験のなかで一つ一つ覚えなければならない。にもかかわらず本はまだ経験していない理性のはたらきを子どもに教えようとするから、じつは子どもにとって本は「最大の不幸の道具」で「子ども時代の厄災」なのである、とルソーは述べている。[49]

本だけではない。ルソーにとって自然から引き離すもののすべてが理性を発達させる障害になる。たとえば「孤独、無為、家に引きこもった柔弱な生活。女性や若者たちとの交際」は危険であるという。[50] それらは官能を刺激し熱狂をひきおこし、子どもを誘惑し、悪徳を植えつけるからである。こう考えると、学校や修道院の寄宿舎は、理性を鍛えるどころか、むしろ危険な場所になるという。

ではルソーにとっての精神の衛生学とは何だろうか。それはやはり自然から学ぶことである。自然のなかで子どもを鍛えることが、理性を鍛えることになる。その理由は自然のなかで人間はいやでも推論を働かせなければならないからである。ルソーは未開人について次のように述べている。「自分の意志以外の法をもたない彼は、自分の生の一つ一つの行為ごとに推論することを強制される。一つの動きをするにも、一歩を踏み出すにも、あらかじめその結果を考えておかねばならない」。すべての行動について推論を強いられる未開人は、それによって理性を完成することができる。これを見習ってエミールにも自然のなかで理性を鍛えさせようとする。「彼の力と理性は同時に成長し、互いに助けあって大きくなる」はずだから、[51] とルソーは述べている。

クリストフ・ド・ボーモンは『エミール』を読んで強く非難した。というのも、ルソーが言っていることは非常識に思えたからである。子どもは学校で勉強するべきで、むしろ子どもを放任したほうが、過ちに陥りやすいと考えるのが普通ではないか、と。それにルソーは反論する。子どもが自ら道を踏み外すことはない。過ちのすべては悪い指導を受けることが原因である。したがって過ちの源泉は学校や寄宿舎にある、と。

ルソーはボーモンの考えと自分の考えの違いをこう表現している。ボーモンの教育は、子どもの悪徳を学校という強制力によって押さえつけようという考えにもとづいている。私（ルソー）の教育は、悪徳が芽生えない子どもをつくろうという考えにもとづいている。「私は悪徳を抑える必要がないと言ったのではなく、悪徳が生まれないようにするほうがよいと言っているのです[52]」。ボーモンは、学校は病院のようなものだと考えていて、悪徳という病気を治す場所だと考えている。しかしルソーにとって、学校は悪徳に染まりやすい危険な場所である。「私は悪弊を治すよりは、悪弊を予防することを好むからです。それでは、つねに健康に暮らす方法があったとしても、医者が暇になるのを恐れて、それを禁止しなければならないのでしょうか[53]」。ルソーは、子どもにとって必要なのは、精神の医学よりも精神の衛生学だと考えていたのである。

ルソーは都市や文明を否定しているようにみえる。たしかにルソーは、都市や文明は人間の体を弱くし、病にかかりやすい体質に変える障害だと考えた。しかし、だからといって文明を「過剰な種の増殖を防ぐための必要悪としてのペスト[54]」であると考えているわけではないし、エミールを未開人にして森の奥へ追放しようと考えているわけでもない[55]。ルソーの教育論の目的は、青年期になって「社会の渦にまきこまれても、情念や人々の意見に引きずりまわされることがなく、自分の眼で見、自分の心で感じ、自分自身の理性の権威以外のいかなる権威によっても支配されない[56]」ことである。都会という危険な場所であっても、健康な身体と理性を保ちながら生活するための衛生学である。

例えば社交界についてルソーはこう述べている。確かに社交界に入ることは寄宿舎に入るのと同じくらい危険であろう[57]。だが理性の基礎を学んだ後で、より精妙な観察を学ぶには、交際の広い人々に学ぶべきである。パリは確かに趣味の悪い都市であるが、ヨーロッパ中で評価されている本の作者たちは、このパリで自己形成を行なってきたのである、と。理性の成長のためには、その高い評価を受けている本を読むだけでは十分でなく、作者たちと直接に語り合わなければならないと考えたルソーは、「考える頭脳を発達させ、視野を可能な限り遠くまで広げてくれるものは、社交界の精神なのである」(58)と述べている。

ルソーにとって社交界は悪い趣味の支配するところである。だがそこには視野を広げてくれる才能豊かな作者たちがいるとも考えていた。「人は悪い趣味が支配するところでも、考えることを学ぶことができる」。だが彼らのように悪い趣味をもつ人々と同じような考え方をもってはならない、とルソーは言う。そこでルソーとエミールは、社交界に入る前の訓練として、都会の喧騒のなかで会話の練習をする。騒がしいなかでも、注意を散漫にせず、つねに有益で教訓的である会話へと導くための練習である。それでも、社交界で長い時間を過ごせば、悪徳に染まってしまう危険がある。だからエミールは、十分に判断力を備えたと認めれば、変質してしまう前に、すぐにでも自然に連れ戻すのがよい、とルソーは述べている。

ルソーにおける過剰と節制

ここまで見てきたように『エミール』のなかでは、子どもの教育のために身体と精神を文明からなるべく遠ざけるように、そして自然のなかで鍛えるように唱えられている。その根底にあるのは、未開人は病気にかからず、自殺もしないということを前提として、自然に学ぶことが重要だという考えである。都市が危険なのは自然的要素が取り払われることで、身体と精神が痛めつけられる要因になるからである。

「夜ふかし、あらゆる種類のゆきすぎ、あらゆる情念の節度ない熱狂、精神の疲労と消耗、あらゆる状態において人々が味わい、そのために魂が永久にむしばまれる無数の悲しみと苦しみ」(59)。前出の『人間不平等起源論』のこの一節のなかで、都市生活はすべて過剰という側面から描かれている。富める人々には過剰な食事があり、貧しい人々は酷すぎる食生活を送っている。過剰な情念があり、過剰な労働がある一方で、ありあまる暇が存在する。フェヌロンは奢侈の危険について語っていたが、奢侈とは過剰なものである。不必要であるにもかかわらず、満足を得るために金銭を払って何かを得ようとすることである。都市の壮麗さは人々の過剰への情念を掻き立てる。そもそも都市の壮麗さこそが過剰な装飾である。マブリの『市民の権利と義務』は、マブリが客人を壮麗な庭園へと案内する場面から始まる。だが哲学的な会話をするうちに、マブリはすぐに恥ずかしさを覚える。というのも実際にはその庭園は過剰な壮麗に満ちていて、真の哲学者をそのような場所へ案内し自慢げに語る自己の愚かさに気づいたからである。ルソーの分析のなかでは、その壮麗さこそが精神的な悪徳や腐敗や奢侈を引き起こし、人々を疲弊させ消耗させているということになる。

ルソーは述べている。パリとロンドンのどちらが人口が多いのかという議論は、どちらの政治がより悪いのかを議論しているように聞こえる。パリを滅ぼしてしまえば国家は遥かに強くなるだろう、と。パリもロンドンもルソーの目には同じである。「フランス人はパリにはおらずトゥーレーヌにいる」[60]。国民の精神は辺鄙な地方にある。だからこそ、エミールは旅に出なければならない。そうすれば、「青年は、恐るべき腐敗が支配している大都会には少ししか滞在しないので、腐敗に感染する危険に」[61]されされることも少なくなる。

過剰さを予防すること、ルソーの衛生学はこの点に重点が置かれている。したがって、都市が問題となるのは、人口が過剰だからである。人口の過剰、そして文明の過剰。この都市がもつ過剰さに対抗するために、自然から学ぶことが必要になる。子どものころから、自然のなかで身体と精神を鍛え、節制を身につけること。青年期になり都会で生きていく頃には、病も奢侈も寄せつけぬ、自然の理性によってのみ思考する人間になっている。ルソーは、この過剰さに対抗するために節制することを説いている。食事を抑えること、本を読みすぎぬこと、友人たちと交わらぬこと、学校に行かぬこと。過剰なものから身を引き離す節制こそが、都市で生きぬくためにルソーが提示している手段である。

三　カバニスにおける身体と精神

一八〇〇年、アヴェロンの森で一人の野生児が見つかった。(62) この野生児はルソーの思想をテストする恰好の素材に思われた。組織されたばかりの「人間観察家協会」が、野生児をパリに連行して観察をはじめた。しかし、その野生児はルソーの言っているのとは真逆の存在だった。彼は瞬間的な感覚しかもたず、理性の完成とはほど遠い状態であった。精神医学者フィリップ・ピネルは観察した結果をもとに報告書を提出している。それによれば、森をさまよった「数年の間に、少年はまったくのケモノの本能だけで生きるものに退行していた」。ルソーの考えが誤りだったと人々に思わせるには十分だった。

「完成」(perfectibilité) や「改良」(perfectionnement) という言葉は啓蒙主義思想家たちに多用される概念だった。しかしルソーの思想は革命期の哲学者たちから強い批判を受けている。たとえばイデオローグの一人、ヴォルネイは次のようにルソーを批判している。(63) たしかに人間には完成性や自己改良能力が備わっているが、それはルソーの言うように未開人風の生活によって獲得されるのではない。「哲学者たちはなぜ未開の生活を完成の状態と呼ぶのだろうか。それは、普通の人たちと同じく、哲学者のなかにも賢人とばか者がいるからだ」。ルソーのもつ「奇妙な知性」が、「未開状態から空想の観念をつくりだした」にすぎない、と。このようにルソーを批判したうえで、ヴォルネイは次のように、真逆のことを述べる。「野生の苦い果物」は「人間が耕した庭でこそ、甘くおいしくなる」。同じように、人間も野生ではなく社会状態によって完成性を獲得することができる。野生状態の人間はただの野獣である。無知で孤立したその者は瞬間的な感覚と暴力的な欲求をもつだけである、と。

後にイデオローグと呼ばれることになる思想をつくりだした一人であるジョルジュ・カバニス(64)は、衛生学についてこう述べている。「公衆衛生は、人間という種をある個人として考える。その個人とは、身体教育に委ねられることで、可能なかぎり長い寿命を手にするのであり、そのことによって絶え間なく、次第に完全体に近づいていくことが可能になる」。よって衛生学の目的は、身体教育によって人類を「完全な型」(un type parfait)に近づけることである。ここで完全な型とは「すべての力と、器官と機能が、完璧な均衡状態にある」理想型のことである。「衛生学は、人間一般の性質を完全にすることを熱望しなければならない」[65]と。

ルソーにとって身体の完全さは過去にあり、文明はそれを阻害するものである。しかしカバニスにとって、人間の完成や改良は自然のなかで勝手に身につくものではない。人間の身体と精神を改良するのは社会である。社会の衛生学的配慮があればこそ、人間は完成に近づくのである。先ほどヴォルネイは人間の改良を、果物の改良を例に論じていた。同じようにカバニスもこう述べている。「われわれは、奇妙にも、動物の種族をより美しくより好ましいものに変える方法に従事してきた。植物を有用に心地良いものに変えてきた。馬や犬を何度も改良し、多くの方法で、果実と花を移植したり、接ぎ木したり、加工してきた。そうであれば、人間という種を完全になおざりにしてきたことは、どれだけ恥ずかしいことなのだろうか[66]」。

この「種としての人間」という視点こそが、十九世紀の公衆衛生学へと受け継がれていくものであると思われる。例えば十九世紀半ば、ラモーは次のように述べている。「公衆衛生は社会における人間を研究し、人間を種として考察する。宗教、政治体、風俗、習慣、制度、人と人との関係、国民と国民の関係はすべてその領域に入る。すなわち、公衆衛生は我々の社会的存在のあらゆる面に関係している。しかし、実際にはそれ以上のことをしている。というのも、それはカバニスが望んだように、人間一般の性質を完成させようとするからである[67]」。

ルソーにとって完成へと向かう傾向は自然に備わった力であり、問題は文明に侵されたその力をどのようにして取り戻すかであった。しかしカバニスから十九世紀の公衆衛生学へとつながる思想のなかで、完成とは文明によって与えられるものである。それは「種」として考えられる個人としての人間を、文明がどのようにして作り変えるのかが問題とされるのである。ではこのつくり変えられる「種としての人間」とはいったい何だろうか。

カバニスにおける身体と精神

医師であったカバニスは、医学のなかに哲学を位置づけ、哲学のなかに医学を位置づけることを目指していた。具体的には、ベーコン、ロック、ホッブズ、エルヴェシウス、コンディヤックなど感覚を中心として展開される思想を、医学的な見地から問い直し再構成することである。例えば、コンディヤックは『感覚論』で、人間の模像を使った思考実験をしている。模像に五感の一つを与えるとする。模像がその感覚から受けとるのは快または不快である。これが記憶として経験され、また違う快や不快を感じたときに、過去の記憶と比較することで判断するという機能が生まれる。こうして感覚一つからでも精神の働きが形成されることを証明している(68)。

しかし、カバニスにとって、哲学における感覚の記述にはまだ不明瞭な部分が多い。彼ら哲学者は観念の分析はしているものの、脳や神経がどのようにそれを生みだすのか、「感覚の活動が何によってできているのかを明瞭に説明してはいない(69)」。カバニスは感覚の哲学を医学的に組み換えている。「医学は、われわれに、すべての人間の身体の、ありのままの姿を見せる。人間の精神はその一部であり、言い方を変えれば、別の顔である。身体における感覚から、医師は単に観念と情念を生じるさまを見るだけではない。医師たちは、いわば観念と情念が形づくられるさまを見るのである(70)」。すなわち観念や情念を、身体機能として記述することが可能なのである。

カバニスによって感覚は次のように医学的に記述されることになる。「感覚は神経によって作用する(71)」。「胃と腸が消化を行ない、肝臓が胆汁を濾過し、耳下腺が唾液を用意するように、〔脳が〕観念をつくり出すと考えなければならない(72)」。これまで哲学は精神と身体を別のメカニズムによって記述してきたが、カバニスによれば、精神は器官の働きによって説明しうるものである。口内につくられる唾液のように観念は脳に形成される。このように考えると身体と精神は、神経という身体機能によって接続された一つのメカニズムである。「われわれは感じる。欲求および身体の働きは、われわれのさまざまな器官がいだく印象に依存する」[73]。したがって、人間を身体と精神という二つの働きによって構成される存在と見なすことは誤りである。人間という存在の中心にあるのは感覚である。まず感覚があり、身体や精神はその感覚の影響を受ける。「生きることは、感じることである」[74]とカニバスは述べている。

カバニスにとって身体や精神は感覚によって働く機能である。したがって、身体も精神も神経がなければ活動することができないということになる。精神の働きは、脳が引きおこす運動の結果であり、印象は器官から器官へと神経をつかって伝達されるものであるから、神経がなければ脳はいかなる印象も生みださないはずであるという。身体の働きについていえば、もし神経管を縛ったり切断したりすれば、身体は何も感じなくなり、自発的な運動はすべて不可能になる。これはすべての生命機能の停止を意味している[75]。つまり、脳が何かを欲することも、身体の動きも、われわれの五感がどのような刺激を受け取るかに依存しているのである。つまり生命とは、器官が印象を受けとることで作動する運動の総体である[76]。

人間の改良

このように思考することで、カバニスが行なっている操作とはどういうものだろうか。それは精神や魂と呼ばれ、身体とは区別された人間の領域を、身体に統合することである。精神は脳や神経という身体的機能がつくる何かである。こう記述することで可能になるのは何か。それは情念や徳として語られていた精神の統治の問題を、身体の統治として可能にすることである。すなわち傷を治すように悪徳を治すことが可能になるのである。

カバニスはこう述べている。「どれほど多くの人が空想によって死んだり治ったりしているだろうか。どれほど多くの体質が、特定の感情や、観念と感覚の不慣れな指示によって、悪化したり荒廃したり、また快復したり若返ったりしているだろうか。毎日新しい計画をたてることは長生きの方法であると、ベーコンは主張している。

しかし実は、英知が人間に勧めるのは、規則正しく平穏な習慣の方なのである」[77]。つまり感覚によって脳につくられる観念の結合の仕方によって、身体が快調になることもあれば、不調になることもある。それはすべてが神経の作用によって結合していることの証であるということである。だとすればベーコンは誤っているとカニバスは言う。というのも無理に刺激をつくりだすことは、身体の不調を引き起こす危険があるからである。カニバスにとって身体の不調を避けるためにするべきことは規則正しい生活である。つまり日々の行動の仕方が感覚に影響を与え、脳に不必要に刺激をつくらなければ、病にはならない、だから長生きにつながるということである。例えば食生活を変化させるだけで、精神状態を改善したり、悪化させることが可能になる。というのも「情念と観念は、器官の状態と、その発達と機能に、多大なる影響を与える」[78]からである。

同じことは気候にも言える。「人間は最も弱い動物に見えて、実は最も強い動物である。というのは、どのような気候や生き方にも、段階的に慣れ親しんでいくからである」[79]とカニバスは述べている。人間は寒い場所には寒いなりに適応した身体と精神に変化し、その場所で生きていくことができるようになる。逆にいえば、気候を変化させれば、違う精神状態に変化することになるだろう。すなわち、衛生学にとって問題なのは、どのような気候、どのような食事、どのような生き方が、人間の身体と精神にとって良いのかということである。カバニスは地球上の異なる生活環境を調べて、人間にとって有用か有害かを検討する必要があると述べている[80]。

カバニスは家畜の例を出してこう述べている。馬、犬、牛などの「身長や、四肢の形や顔つき、一言でいえば外見は、明らかに、動物を産み出した土地や、彼らが受け取る日常の印象、彼らが送っている生活様式、そして特に自然が彼らに与える食物に依存している」[81]。動物の身体的特徴は環境に依存している。だとすれば環境を変化させることは、身体の改良にもつながることになる。カバニスは、生まれつきもっている体液のバランスが、その人物の気質や体質に影響することを認めているが、この気質も生活の状況によってある程度までは変更しうると考えていた[82]。「もし、それぞれの気質を有益にも変更しうるならば、種そのものに至るまで、より広く、より深い仕方で影響を及ぼすことができる」[83]。

カバニスは、人間は長い時間をかけて、どのような気候にも習慣にも適応し生きていくことのできる強い動物であると言う。しかしながら、現在の環境が最良のものかどうかということは考えられてこなかった。気候や食生活やその他の要因が、感覚を通じて人間の身体と精神に及ぼす影響を調べ、より病気になりにくい精神や身体へと変化させることを目指すべきだと彼は言うのである。

こうして「人間という種」の意味がはっきりする。それは身体と精神が神経によってつながる動物の一種なのであり、生活習慣や住環境などによって、美しく好ましいものに変化させることが可能な動物の一種なのである。

狂気と犯罪の治療

だとすれば、これまで情念の問題と考えられてきた狂気や犯罪も、身体か環境かどちらかの問題として捉えるべきであるとして、カバニスは次のように述べている。「人間の病気はたいていの場合、その人自身の過失か、社会の過失が条件になっている。そしてたいていの場合、精神の不規則な状態が、その病気を悪化させる。どれだけ多くの誤った判断や血迷った性癖が、器官の動きを妨げただろう。どれだけ多くの悪習が、すべての機能に刻まれているだろう。実際、犯罪は、狂気と同じく、身体の病気にすぎないことがよくあるのだ」[84]。狂気も犯罪も病気であり、原因は食生活や生活習慣などその人の過失か、都市の環境など社会の過失のどちらかであるとカバニスは考えていた。

犯罪が病気であるならば、必要なのは刑罰ではなく治療だということになる。一七九八年、カバニスは五百人委員会において、監獄と病院を公的扶助という一つの体系のなかに統合することを主張している。「監獄にある幾つかの性質は、病院と多くの点で似通っている」。例えば懲治監獄は、若者の不品行な傾向を、規則正しさという治療に従わせるものである。カバニスは、われわれが望むならば、懲治監獄も含めた監獄を、犯罪を「一種の病気」として扱うような「犯罪に対する本当の隔離院に、簡単に変えることができる[85]」と言っている。ここでカバニスのいう隔離院とはどのような施設のことだろうか。それは感染症が蔓延しているとき、他の健康な人間へ感染することを避けるため、検疫期間をそこで過ごす場所のことである。そのあいだ物品は消毒され、人間は感染症に罹患していないかどうかが確認される。カバニスの言うように、犯罪が一種の病気ならば、監獄は、その病気が治るまでの一定期間を過ごす場所ということになる。

ではどのようにして治療するのだろうか。カバニスは犯罪を抑制するために、公教育の必要性を説いている。「ところで、彼らが生み出す違反と悪徳の本当の原因とは何でしょうか。それは、この不幸な階級に教育が欠けていることではないでしょうか。国家が彼らを教育できるとすれば、彼らへの救助を始めた後なのではないでしょうか。怠惰や、物乞いの習慣や、放浪癖こそが責められるべきなのではないでしょうか[86]」。ここに見られるように、彼にとって怠惰や放縦は情念ではなく、習慣という行動の次元にある問題である。怠惰や放縦が犯罪につながるとしても、それはその行動習慣がもたらす感覚があやまった観念を脳に生み出し、それが犯罪への傾向を高めるためだと考えられている。したがって、その対抗策は、怠惰という習慣に対抗する規則正しさを身につけることになるだろう。

ところで、カバニスにとって種としての人間を改良することとは、人間の品種改良を目指すということではない。優良個体を選び、その優良な性質を固定させるために何世代にもわたって交配を繰り返すことではない。たしかにカバニスも遺伝性の病があること、根本的な治癒が難しいことは認めている[87]。しかし、遺伝性の病や体質、気質も身体教育によって緩和し、改善することが可能だとカバニスは述べている。

すなわち、カバニスが考える衛生学の役割は、あらゆる身体的、精神的病を緩和し改善するために必要な身体教育を提供することである。そのためには、世界中の気候や食生活、生活習慣などを調査し、ある気質の障害にどの身体教育が有効であるかということを知らなければならない。だがその基礎となるのは規則正しさという方針に沿った身体教育になるだろう。規則正しさの習得が公教育によって万人に施されること。これによって犯罪や狂気が減少するだけではなく、何世代にもわたって繰り返されることでついには犯罪や狂気を克服できる日が来るのではないか。こう考えたカバニスは公教育について次のように述べている。公教育は「私－人間（moi humain）の発展に最も好ましい組織[88]」であり、それによって人間という「種全体に救いと至福という不滅の胚[89]」をゆきわたらせることができる、と。

●本章のまとめ

ここまでルソーとカバニスの思想から、衛生にかかわる部分を取り出して比較してきた。ルソーにおいて、身体と精神の問題は「腐敗」という問題を中心に組み立てられている。衛生学は、それに対抗するための技術であり都市や文明の過剰から身を引くこと、そして自然のなかで鍛錬することを提案していた。カバニスにおいて、身体と精神の問題は「感覚」という問題を中心に組み立てられている。衛生学は、この感覚を正すための技術であると同時に、その感覚の均衡を将来世代へと伝え、種としての人間を完成させるための技術であった。

したがって、両者が述べている衛生ははっきりと異なったものである。ルソーは人間に本来備わっている自然の力を信じている。それは文明に痛めつけられているが、完成へと向かう自然の力を呼び覚ますことによって再獲得できるものである。一方カバニスは社会技術の進歩を信じている。人間は弱い存在であり、バラに接ぎ木をしながら育てるように、人間も衛生という新しい技術によって進歩させなければならない。

本章の目的は、身体と精神の腐敗がどのように結びつくのかという点にあった。ルソーは都市がもたらす文明の過剰と自然の過少によって、身体も精神も腐敗すると考えている。カバニスは精神は身体の構造の一部であり、悪習慣によって不調がもたらされると考えている。どちらの場合でも、人間の身体と精神は、衛生学の実践によって改良することが可能なものであると考えられている。身体と精神の問題は、ルソーによれば鍛錬によって、カバニスによれば規則正しい生活によって、改良することが可能な領域である。

生権力と衛生学

フーコーは十八世紀末に現われるこうした新しい統治技術に触れて、次のように述べている。「西洋人は、少しずつ、自分たちが生きた世界における生きた種であるということを学び始めた。身体を持ち、存在条件があるということ、生命の確率や、個々の健康と集団の健康や、体力を修正できるということ、そして、それらを適正な仕方で配分できるような空間を学び始めたのである」(90)。ここでフーコーがカバニスのような思考を指しているということは分かるだろう。生きた種である人間の体力や生命を、技術を使って修正していくことが可能であると気づきはじめるのが十八世紀後半だということである。

生きた世界における生きた種

生きた世界における生きた種であるということについて、ジャン＝ノエル・アレの思想がその意味をより明確にしてくれる。アレは、一七九四年につくられたフランスで最初の衛生学講座の教授に任命された人物である。彼は亡くなる一八二二年まで衛生学を担当し、フランスにおける衛生学の基盤をつくった。十九世紀前半に花開くフランス衛生学の基礎がつくられたのはアレに負うところが大きい。

アレによれば衛生学は「健康を保持し、病気を予防するのに最適な方法の本質と選択を明らかにする」科学である。アレにしたがって整理すると衛生学は六つの部分から成りたっている。①「人間をとりかこむもの」（シルクムフザ Circumfusa）には、空気や土地、居住環境が含まれる。②「身体の表面にかかわるもの」（アプリカータ Applicata）には、衣服や化粧、入浴や香水などが含まれる。③「身体にとりこまれるもの」（インジェスタ

Ingesta）には、食事と飲料が含まれる。④「身体の外に排出されるもの」（エクスクレタ Excreta）には、排泄、嘔吐、瀉血などが含まれる。⑤「筋肉や器官の運動から生じる機能」（ジェスタ Gesta）には、就寝、起床、休息などが含まれる。⑥「印象の機能」（ペルチェプタ Percepta）には、感覚や精神などが含まれる。

アレもカバニスと同じく、身体は周囲の環境によって変化するものであるという立場にたっている。すなわち、世界が種としての人間に及ぼす作用も、衛生学の対象なのである。したがって、気候や居住環境、集団生活や文化的な習慣などが身体に及ぼす影響を分析すべきだということになる。アレは、この集団的な作用にまつわる知を公衆衛生（hygiène publique）と呼んでいる。公衆衛生学は、社会という観点から集団的に人々の健康を維持向上させるための規則を定める。一方で、食習慣や生活習慣のように、一人一人の健康の維持向上の規則を定める知があり、これを個人衛生（hygiène privé）と呼んで公衆衛生と区別している。

個人的健康の修正

人間がさまざまな介入によって改良することが可能な種の一つであるということを、カバニスやアレは主張した。『人間精神進歩史』において、コンドルセもまたカバニスと同じ観点から未来を見ている。「身体的諸能力、体力、技量、感官の鋭敏性などは、個体的完成によって遺伝されうる性質の一つに数えられるのだろうか。われわれは、いろいろな種類の家畜を観察した結果、このことを信じざるをえないのである」。家畜の改良は遺伝の力によって次世代へ伝えられていく。だとすれば人間もそのようなことが可能なのではないか。そして身体的機能だけでなく、精神に関しても同じことが言えるのではないか。「知能や頭脳の力や情意の力ないしは道徳的感受性などが依存しているような身体的構造のこの部分をも、遺伝させることができないだろうか。教育によってこれらの性質を完成して、もってその同じ構造のうえに影響を及ぼし、改良し、完成することは、できないことではないのではないか(91)」とコンドルセは述べている。すなわち、種としての人間を改良することは、情念を含むすべての身体的機能を教育によって改良し、それを遺伝によって伝えていくことで、人類を進歩させることを意味していたのである。

集合的健康の修正

ところで、フーコーが述べている集団的健康を修正するとは何を意味しているのだろうか。このことは言いかえると、人間の集団を計測し、その集団的な人間の健康を変化させることが可能であるということである。すなわち、今まで述べてきた人間と環境という次元の他に、人口という次元における健康の問題があるのだ。例えば、コンドルセは、次のように述べている。予防医学が進歩をつづければ、「人間にとっては平均寿命を長くし、もっと永続的な健康、もっと頑強な体格を保証できるにちがいないということは、もちろん何人も疑わぬであろう」。ついには「遺伝的な疾病や伝染的な疾病を絶滅し、またその起源を風土や栄養や仕事の性質にもっているような一般的な疾病を絶滅[92]」させる日がくるかもしれない。そのとき人類から病死という死因がなくなり、不慮の事故か老化だけが唯一の死因となるだろうとして、コンドルセは、「われわれは、自然の普遍的法則が、それ以上平均寿命を長くしてはならぬという限界があるものかどうかさえも知らないのである[93]」と述べている。

フーコーやコンドルセの言葉に見られるように、人間を「生きた種」であると考えることと、生命を確率として考えることは深く関連している。十九世紀の公衆衛生学がコレラの問題を統計学と確率計算を使って説明するように、人間を種として捉えて人口という視点から計測することは深く結びつくことになる。次章では十八世紀に議論された、予防接種と統計、確率計算の問題を見ていくことにしよう。

第四章　生命の確率――予防接種の問題について

十八世紀に登場する予防接種という手法は、伝染病に対する人々の考えを一変させた。それまで伝染病への対策といえば、検疫、消毒のように病を持ち込ませないという観点から考察されてきた。しかし、予防接種という方法はまったく別の解決策を提示している。それは一度感染してしまえば、その病への耐性を得ることを利用したもので、接種を受ければもう二度とその病に怯えることはないという点で画期的なものだった。

当時存在していたのは天然痘に対する予防接種であり、種痘接種（inoculation）と呼ばれていた。予防接種の原型であるが、現在の予防接種が無毒化もしくは弱毒化したワクチンを使うのに対して、種痘接種は天然痘そのものを体内に注入する。人間に感染した天然痘のうち、症状が軽いものを保存しておき、それを意図的に感染させる方法であった。

種痘接種の歴史は古く、中国とトルコでは十一世紀から一般的に用いられてきたが、ヨーロッパには知られていなかった。初めてヨーロッパに紹介したのは、十六世紀、イギリスの駐在大使としてオスマントルコに赴任していたモンターギュ卿の夫人メアリーであった。オスマントルコで行なわれていたその方法は、腕や顔面を切開し、天然痘の膿を体内に注入するものであった。彼女はトルコ駐在中に自分の息子に接種して成功すると、ロンドンへ帰国後、今度は娘に接種した。メアリーはキャロライン王妃に種痘接種を紹介し、王妃も興味を持ったために、彼女の子どもたちに接種を実行した。これがきっかけとなりイギリスの上流階級に種痘接種が浸透していく。彼女の孫娘の伝記によれば、モンターギュ夫人は彼女の娘を連れて、天然痘患者の病室を歩くというパフォーマンスを行なって、種痘接種の効果を証明しようとした(1)。

当時イギリスにいたヴォルテールは、『哲学書簡』のなかで、種痘接種に賛成しているイギリス人と、他のヨーロッパの国々との違いについて、次のように述べている。

キリスト教の支配下にあるヨーロッパ諸国でこっそり言われているところによると、イギリス人は、気違いで思いきったことをする連中である。気違いだというのは、天然痘にかからないようにするために子供を天然痘にしてしまうからであり、思いきったことをする連中だというのは、かかるとは決まっていない病気を予防する目的で、かかるのが確実なおそろしい病気をすすんでその子供に移《うつ》しているからである。イギリス人はイギリス人でこう言っている。「ほかのヨーロッパの連中こそ、臆病でむごい奴らだ。臆病だというのは、自分の子供に少しばかりの苦しみを与えるのをおそれているからであり、むごいというのは、天然痘でいつ子供を死なせてしまうかもしれないからである(2)」。

イギリスでは、一七四五年に創設されるミドルセックス病院で、貧者への無料の種痘接種が開始された。しかし、フランスでは、政府が種痘接種を導入すべきかどうか議論の最中であった。種痘接種賛成派のトロンシャンは『百科全書』のなかで、次のように述べている。「繰り返しますが、種痘接種はいつの日か、フランス中に普及するでしょう。そして人々は、なぜもっと早くに採用しなかったのかということに驚くことになるでしょう。では一体いつ、そのような日がくるのでしょうか？ 思い切って言いましょう。おそらくは、一七五二年に起きたあの事件、私たちにかくも警鐘を鳴らしたあの事件と同じような事件がもう一度起き、公衆の関心を呼び覚ました時でしょう(3)」。あの事件というのは、皇太子ルイ・フェルナンドが天然痘に倒れたことであり、この時ヴェルサイユで医師として仕えていたフランソワ・ケネーの処置によって、皇太子は一命を取り留めた。

なぜフランスは種痘接種の採用に躊躇していたのだろうか。それにはいくつかの理由がある。まず神学的に見れば、感染症の流行は神の摂理のなかにあるから、死すべき者たちが死から免れることが正しいかどうかという論点があった。医学的にも問題があり、予防接種は理論的に説明不可能な現象だった。先に述べたように、種痘接種はオスマントルコや中国で行なわれていた、いわば民間療法のようなものであった。たしかに経験上は、一度天然痘に感染した者は、もう一度感染することがないということは知られていたが、なぜそうなるかということを医学的に説明することはできなかった。三つ目の問題は、種痘接種が天然痘そのものを感染させることにあった。ここから、種痘接種が天然痘の流行を引き起こしてしまうのではないかということ、種痘接種が天然痘を感染させるので、少ない事例ではあるが死亡する子どもが出ているということなどが問題視された。

とくに子どもの死亡例があることが、種痘接種の是非を問う議論へと発展した。ヴォルテールの引用にもあったように、種痘接種とはいつ流行するか分からない天然痘に備えることである。将来のために今、死の可能性を秘めた種痘を子どもに接種することは果たして正しいのだろうか。ヴォルテールによれば、イギリス人は、ほんの少しの苦しみを今子どもに与えることになっても、将来の大きな流行に備えることができるのだから正しいと考えた。フランス人は将来かかるかどうかも分からない病気に備えて、子どもを天然痘にしてしまうのは正しくないと考えた。

このような問題に対して、現代のわれわれは「リスク」という馴染みの思考法によって対処している。将来の大きなリスクと、現在の小さなリスクを比較して、より合理的な選択肢はどちらかを判断するだろう。しかし、当時このような思考法はまだ生まれたばかりだった。それゆえに人々は種痘接種という新しい現象に戸惑い、困惑したのである。しかしその後、将来のリスクと現在のリスクを対比するという思考法が普遍化して、フランスでも種痘接種という方法はしだいに人々の支持を集めていった。十八世紀の終わりになると、種痘接種が法的に許可され、病院において一般的に実施されるようになる。それは、統計と確率に基づくリスクという考え方を、市民がある程度身につけ、日々のなかで行使しはじめたということである。では社会が、種痘接種と、その背後にあるリスクという思考法を受容していくことは何を意味しているだろうか。そのことを考えるために、順を追って種痘接種の歴史を見ていくことにしよう。

一　種痘接種に関する法学＝医学的議論

十八世紀半ばになると、フランスでも種痘接種は導入されるようになる。オルレアン公は自らの子どもに種痘接種をしていたし、医師たちのなかにも種痘接種を行なう者たちが出始めていた。しかし、一七六二年の秋から冬にかけて天然痘が流行しだすと、人々の間に不安がよぎりはじめた。その不安というのは、天然痘の流行が種痘接種によって引き起こされたものではないだろうかというものだった。翌年六月、大評議会委員オメール・ジョリー・ド・フルーリは閉廷後の高等法院に出向き、パリ住民が種痘接種の危険について口にしていることを次のように報告した。「人々の叫びは日増しに高まっている」。というのも種痘を接種する者も、接種を受けた者も「社会のなかでいかなる用心もせずに、過ごしているからである(4)」。確かに、種痘接種は「われわれの間でも少し前から信頼されてきたように思われる」。そのためこれまでは、その利点と危険が十分に検討されたのかどうか不安を抱くことはなかった。しかし、流行病によって不安を掻き立てられた民衆たちは「種痘接種が感染を増大させ、より多くの人々を危険にさらすと信じているし、近親者、友人、そして全ての市民を、この病気にかからせ、この病気と切り離せない危険にさらしていると信じている(5)」。彼らのなかには、「未知の種を血液に注入することで、違う病気の原因にならないか(6)」と危惧する者もおり、種痘接種を行なう医師たちは「不謹慎であるとの不満の声があがっている」。もちろん住民のなかには、種痘接種が天然痘の危険から身を守る術であり、周りの者たちに感染することはないと考えている者たちもいる。こう述べてジョリー・ド・フルーリは、パリ大学神学部およびパリ大学医学部に依頼して、種痘接種について意見書をつくらせてはどうかと高等法院に提案したのであった。高等法院はこの提案を受け入れ、結論が出るまで種痘接種を禁じた。(7)

パリ大学医学部による意見書

パリ大学医学部は、翌一七六四年八月および十月に委員会を開き、意見書をまとめた。(8)委員たちが種痘接種賛成派の主張を一つずつ検討した結果、疑わしい点が多数出てきた。賛成派は「種痘の毒性はつねに弱い」と主張していたが、毒性の強い種痘が接種されたケースが存在していた。それどころか天然痘にはない、種痘接種特有の劇的な症状がでることもあった。また「接種痕から腫瘍や潰瘍ができない」という主張も誤りで、顔や腕に痘瘡が残るケースも報告されていた。また「種痘接種によって、他の病が同時に注入されることはない」という主張に対しても、接種時に別の病が一緒に注入されたと思われるケースもあった。

「天然痘は致死率の高い病気である一方、種痘接種には危険がない」という主張も誤りであると委員会は判断した。パリ大学医学部は、一七一三年から一七五四年まで、各国で実施された種痘接種で亡くなった人数を計測した。それによると、一七一三年フランス人兵士一三人が接種し、四人が死亡した。イギリスでは、一七二一年から二三年にかけて、四八一人が接種し九人が死亡、一七二六年には六二四人のうち一三人が死亡した。一七四三年から五四年まで、ミドルセックス病院において種痘接種した五八二六人のうち死亡したのは一四人であると報告されている。しかし委員会によれば、ミドルセックス病院が報告している一四人の死亡という数字は疑わしい。というのも、委員会が検討した数多くの文献には、死亡例の記載があるのだが、それらを総合して推計すると、明らかに一四人よりも多くの患者が亡くなっているはずだから、というのである。

意見書によれば、イギリスでは次のような言葉が流布していた。「ランビー氏は二〇〇〇人に接種した。ベル氏は九〇三人に、ミドルトン氏は八〇〇人に接種した。ランビー氏は一人の死亡例も出していない。後の二人も、それぞれ一人か二人の死亡例のみである」[9]というものである。だが委員会によれば、これは誇張である。委員会が危惧するのは、種痘賛成派がその利点を過度に誇張し、人々もそれを信じてしまうことである。

もう一つの重要な主張は、「種痘接種によって隣人を感染させることはない」という点である。委員会が検討したところ、種痘接種によって感染が広がったと思わしき事例があった。例えばボストンでは、種痘接種が原因で、瞬く間に七〇〇人が亡くなったので、行政禁止命令を出さなければならなくなったと記録されている。[10]ヘルフォルトでは、種痘接種を受けた者から家族七人全員に感染し、一人が亡くなった。同じくロンドンでも、種痘接種した者から地区全体に感染が拡がり、数名が亡くなった。これは「明白な危険である。公衆を故意に危機に晒しており、そこには協力があったわけでもなく、見返りもなく、承諾を得たわけでもない」[11]と意見書には書かれている。

さまざまな危険を考慮して、パリ大学医学部は種痘接種に対する最終意見をこう述べた。種痘接種賛成派の意見には曖昧なところが多く、実際に危険も多い。もし死亡者がほとんどでないと信じた母親が子どもに種痘接種をさせた結果、不幸にも死亡してしまったとき、その母親は医師たちに何と言うだろうかと問い、彼女はこう言うだろうと答えた。「私は神様の手から生命を授かったのです。あなた方はそれを私から取り上げてしまった！」あなた方は「何の権利があって、わたしの幼い子供を取り上げるのか」。それにあなたたちに「神様の命令である秩序に介入する」[12]ことが許されているのだろうか、と。そして、種痘接種はいまはまだ「あまりにも不完全」[13]なので、「より長きにわたる幸福な経験が、普遍的な賛同に値することを待ちながら」[14]、現時点では禁止すべきである、と委員会は結論づけたのである。

医学部内における反対意見

このように、パリ大学医学部のまとめた結論は、あまりに危険が多いので現時点では禁止すべきというものだった。しかし医学部内でも種痘接種を擁護する声がしだいに高まっていく。一七六四年、アントワーヌ・プティが医学部の集会において種痘接種擁護の報告書を発表すると[15]、反対は六票、賛成が五票であった[16]。二年後にプティが再び接種擁護の報告をすると[17]、反対派の学部長エピーヌも「意見書」の補足として種痘接種の危険性を再度警告した[18]。ついにパリ大学医学部は統一した結論を出すため投票を行なうことにする。投票は一七六八年一月十五日に行なわれ、三二対二三で種痘接種賛成派が勝利した[19]。この結果、フランス国内では種痘接種が許可された。そのようななか一七七四年、ルイ十五世が天然痘で死亡する。王室ではこれを機会に、王子や王女たちに種痘接種を受けさせることとなり、フランス全土に種痘接種が広まっていった。

ではアントワーヌ・プティは何と言って医学部内を説得したのだろうか。その論拠は医学的というよりも、種痘接種の利点を統計的に主張したものであった。プティの著作を要約しよう。「人民の福祉が最高の法たるべし」という格言に従えば、種痘接種は個人の利益と社会全体の利益を結びつけるものである[20]。というのも種痘接種は、個人にとっては、天然痘に比べて死亡する危険が少ないからである。社会的に見ても、種痘接種の方が危険は少ない。それは天然痘が流行するよりも種痘接種を行なった方が犠牲者の数が少ないからだし[21]、子どもの頃に種痘接種をすることで、その後の人生から天然痘の脅威を取り払われた成人が増えるからである。確かに種痘接種で亡くなる子どももいるかもしれないが、天然痘の流行で成人が亡くなるよりはましであろう。「三歳以下の子どもの死は、四十歳の男の死と同じだけの悲しみを呼び起こす力はない。子どもの死は社会という観点から見れば感じとれるほどの喪失というほどではない。しかし大人の死は、妻から唯一の支えだった夫を奪い取り、共和国から、国を啓蒙する天才を奪い取り、国に使える良き市民を奪い取り、繁栄をもたらす国王を奪い取るからである[22]」とプティは述べた。つまり、種痘接種による死亡と天然痘の流行がもたらす死を比べてみて、種痘接種による子どもの犠牲者を選ぶ方が社会から見て利益をもたらすだろうというのである。

さらにプティは大筋次のように付け加えている。フランスの現在〔当時〕の人口は一億八千万人で安定している。そのうち一億二〇〇〇万人が天然痘の流行にかかり、一二〇〇万人が死亡することになる。もしすべての人が種痘接種を受けたとすると、六〇万人以下の死亡となるから、国家は一一六〇万人も得をすることになる。[23] このとき社会が受けとる利益の大きさを、より分かりやすく見てみよう。ある地区の住民を三〇〇人ずつに分割したとする。このうち生涯で天然痘にかかるのは三分の二であるから、二〇〇人が天然痘にかかる。そのうち死亡するのは一〇分の一なので、二〇人が死亡することになる。一方、種痘接種で死亡するのは一人以下である。つまり三〇〇人ずつのグループで、天然痘で死亡するのは二〇人、種痘接種で死亡するのは一人以下であるから、天然痘は種痘接種よりも一九倍の危険がある。[24]

プティの論旨は、個人にとっても社会にとっても種痘接種は利益になるということである。そしてその利益とは、個人にとっては生涯にわたって天然痘の危害から逃れることができるということ、そして社会にとっては有用な成人を失わないですむということ、そして助かる人口が多いということである。つまり予防接種を正当化したのは、医学知というよりも確率計算と人口統計によるところが大きかったのである。

二　種痘接種に関する数学的議論

ベルヌーイの擁護

数学者ダニエル・ベルヌーイの論文はプティと同じ論旨で貫かれている。ベルヌーイは「天然痘によって引き起こされる死亡率と、その予防のために行なわれる種痘接種の利点についての新しい理論」（一七六〇年）において、数値が与える印象がまったく異なることに着目している。ベルヌーイが手に入れた統計によれば、天然痘の流行時における子どもの罹病率は一三分の一もしくは一四分の一である。仮に一万三〇〇〇人の出生児がいるとすれば、種痘接種によって一〇〇〇人を救えることになる。その一方で平均寿命に換算するとたった二年付け加わるだけである。種痘接種によって平均寿命が伸びることは明白だが、このことを利益というべきかどうか、ベルヌーイは疑問を投げかけている。確かに種痘接種には利点がある。しかし、「物事を測るために、いかなる単位を使うべきだろうか。種痘接種を受けることによって得られる平均寿命によってだろうか。人生においてすべての年が同じ価値をもっているのだろうか[25]」と。

リスクを測定するのに、何を基準にすべきかという問題について、ベルヌーイは、一七三八年の論文で、リスク測定の新しい理論を提唱している。そのなかには次のように書かれている。「事物の価値の決定は、その価格ではなく、それが生じる効用にその基礎を置かなければならない。事物の価格は物そのものに依存するので、誰にとっても等価である。しかしながら、効用は、評価する人間を取りまく個々の状況に依存する。したがって、一〇〇〇デュカの利得は、金額としては同じだが、金持より貧民にとって重大であることに、疑う余地がないだろう[26]」（強調原文）。

同じ価格であっても、受け取る人間の置かれた状況によってその価値は異なる。金持ちにとってのはした金が、貧民にとって命をつなぐ恵みになる。つまり価値は価格そのものよりも、それがもたらす効用にあるとベルヌーイは考えた。では、種痘接種を実施することによって、国家や個人が受け取る利得について当てはめた場合どうだろうか。一〇〇〇デュカが、金持と貧民にとって同じ価値を持たなかったように、一歳児と二〇歳の成人が同じリスクを持っていることが同じ価値なのだろうか、とベルヌーイは問い、次のように述べている。「もし、一〇〇〇〇人の新生児の世代が、彼らの二万年分の時間を折半するとしよう。すべての人間が二〇歳まで生きて死ぬ場合と、五〇〇〇人が揺りかごの中で死に、五〇〇〇人が四〇歳まで生きて死ぬ場合と、どちらが国家にとって良いのだろうか。もしこの問題が、人類の運命であるのなら、一つ目のケースがすぐにでも無くなり、二番目のケースにとって代わられることになるだろう[27]」。

種痘接種によって人口全体の平均寿命が伸びることが利益なのではない。利益と言えるのは、種痘接種によって子どもの生命が失われても、成長した大人たちが天然痘の脅威から解放されることである。この点から見て、「種痘接種をできうる限りの注意をもって助長し保護することは、幾何学的に見てつねに正しい」[28]。幾何学的な正しさは、公理から演算した結果なので真理であり、「すべての合理的な人間が従うべき原則を定める」[29]。つまり人口や国家という集合的観点からも正しいのであるが、親が子どもに種痘接種を受けさせるかどうかという個人的決定の観点からも正しい、とベルヌーイは考察したのである。

プティもベルヌーイも同じ論旨で種痘接種を擁護している。つまり確かに死亡者が出るという問題はある。しかし種痘接種には利益も多い。仮に子どものうちに接種することを強制すれば、そこで犠牲者を出したとしても、生き残った者たちは、二度と天然痘にかからない身体をもった成人へと成長する。ここから、国家という観点から見れば、種痘接種を実施することの方が有益だということは明らかであるという結論に至ったのである。ただプティやベルヌーイは人口の増減から国家の利益について数学的計算によって主張している。しかしパリ大学医学部は、子どもを失う母親の悲しみによって反対していた。ここに、個人の選択という視点と国家の政策という視点の間には、大きな隔たりが存在していることになる。

ダランベールによる反対

数学者ダランベールは、ベルヌーイが種痘接種に賛同した根拠には誤りがあるとして、何度も反対する論文を執筆している。ダランベールによれば、ベルヌーイの解釈はあまりにも一面的すぎるし、個人という観点が欠落しており、個人が種痘接種を受けるときに生じるリスクを、危険な賭けをしているようなものであると考えるべきだと、次のように述べている。「一言で言うならば、種痘接種を受ける者は、賭けをする者とほぼ同じである。種痘接種の場合、二〇〇分の一の確率で、一晩で全ての財産を失う危険を冒している。そして、その対価は、自らの財産に額の分からない財産を加えることであり、そしてその額は、ほんのわずかであるかもしれない。また付け加えられる年月が遠い先であったなら、この財産の増加によって得られる喜びを感じることはほとんどないだろう[30]」。つまりこの危険な賭けは、割に合わないのだ。というのも掛け金は生命という自らの全財産であり、その対価として得られるのは、ほんの僅かに寿命が伸びることだけだからである、と。

確かに賭けに勝てる確率は高いかもしれない。賭けに負けて死亡するリスクは二〇〇分の一に過ぎないのである。しかし、この賭けは賭け金と対価の釣合いが取れていないとダランベールは言う。もちろん、天然痘が流行したならば、そのとき死亡するリスクは八分の一と高くなる。しかし人間が計算できるのは、いま二〇〇分の一九九で勝つか、いま二〇〇分の一で負けるかというリスクのみなのである。ベルヌーイが言うような、いま二〇〇分の一で死亡するリスクと、将来天然痘によって八分の一で死亡するリスクを比較するというようなことは普通の人間は行なわない。なぜならば、ここで比較されている二つのリスクは、現在に差し迫った種痘接種のリスクと、将来いつ起こるか分からない天然痘のリスクだからである。確率が低いとはいえ、現在身に降りかかるリスクの方を取ることは通常しないだろう。こう考えたダランベールは「現在を楽しみ、将来を案ずることはない。これが共通の論理である。この論理は半分正しく、半分誤りであるが、人類がこれを改めることを期待してはならない[31]」と述べている。いま死亡するかもしれない危険と、将来死亡するかもしれない危険を同じように比較することはありえないというのである。

だから「母親たちは、恐れと期待を正確に比較することができないので、種痘接種によって死亡するかもしれないという接種者たちの告白を考えて行動するだろう。母親たちは、種痘接種をひと月のうちに命を失う可能性として、すぐそばにある災禍と見なすだろうし、天然痘を遠い不確かな危険として見るだろうから、子どもの一生涯のなかに天然痘の危険を割り振ることはできないだろう[32]」。しかし、これが人間の心理なのだから、非合理であると言うことはできないだろう[33]、とダランベールは言うのである。

したがって、このような人類の性質を考慮に入れるならば、国家の利益と個人の利益が合致するとはいえないとダランベールは言う。というのも国家の利益は、確かにベルヌーイが述べたように、「その成員を保護すること」だが、個人の利益は、「自身を保護することが第一」であるから、この二つの利益は「別々に考慮しなければならない」[34]からである。自己保存の原則は、現在の生命の危機を避けるように呼びかける。しかし国家の利益は将来の高い死亡リスクを避けるように呼びかける。したがってダランベールの結論は、医学部の出した結論と同じく、技術が危険で不安定な段階で採用すべきではないというものである。種痘接種を採用することが許されるのは、個人の利益と国家の利益が一致したときである。つまり種痘接種が安全確実になって、死亡例がなくなったとき、自己保存の原則と国家の利益が一致する。ダランベールは、将来このようになるという可能性は大いにあると述べている。というのも、ある人物が実施した種痘接種では、一二〇〇人に行なって死者が出なかったことや、コンスタンティノープルでは一〇〇〇人に行なって死者が出なかったという報告が存在しているからである。[35]

三　種痘接種に関する道徳的議論

カントのジレンマ

カントにとっても、種痘接種は、自らの生命を危険に晒す行為だと位置づけられている。『人倫の形而上学』でこう言っている。「種痘を受けようと決心するひとは、なるほど自分の生命を保存するためにそうするのではあるが、いたずらに自分の生命を危険にさらしている。そしてそのかぎりでかれは、義務の法則に関して、船乗りよりもはるかに重大な局面にある。船乗りは、その身をまかす嵐を少なくともひき起こしはしないのに対して、そのひとは、死の危険をもたらす病気を自ら招き入れているからである」[36]。種痘接種を受けることと、船乗りが嵐に遭う覚悟で海に乗り出すことが比較されている。カントにとって人間の道徳的義務とは、自己を保存することである。したがって自殺することは許されない。種痘の接種を受けるときも、船乗りが海へ出ていくときにも、そこには生命の危険があるということが分かっている。にもかかわらずその行為を行なうことは、一種の自殺ではないだろうか。カントは次のように答える。船乗りや漁師が生命をリスクに晒すことは道徳の義務に違反していないだけでなく、もしそうしなければ努力を怠っていると言える。しかし種痘接種の場合はちがって、漁師を死に追いやるのは嵐であるが、種痘接種で死に追いやるのは自己である。船乗りは自らの生命を運に賭けているが、種痘接種者は自ら死を招き入れている点で、船乗りよりも重大な局面にある。

カントは種痘接種が道徳義務に違反しているのかどうか、結論を書いていない。ドーナ伯爵はこの記述を見てカントに手紙を出して問うている。伯爵の家系には、以前一九歳の婦人がお産のときに天然痘にかかり死亡したという事件が起きていた。この度伯爵は結婚することになったが、婚約者はまだ天然痘にかかっていない。事件のこともあり、婚約者に種痘接種を受けさせる決意をした。というのも、何の準備もせずに、毒性の強いミアズマに感染することは、やはり不確かな危険に自分の生命を晒していることと同じだからである。しかしカントの考えでは、この論理は誤りなのだろうか。[37]

カントはこれに答えて述べている。医療の現場では、英雄的な処置が許される場合がある。[38] 患者が生涯にわたって病を持ち続けるような危険があるとき、死の危険があるような処置をすることが許される。種痘接種はそのような処置に含まれている。というのも、感染の危険に怯えながら生きることも、生涯病気に苦しむことと同じだからである。このことからカントは、政府は一貫して種痘接種を推奨しなければならないと述べている。そうすれば個人は種痘接種を避けて通ることができなくなるので、種痘接種は許されるべきものになるというのである。[39]

このことについて、ラインハルト・ブラントは、カントは道徳的な結論を下していないと述べている。[40] ドーナ伯爵は二つの道徳的態度のどちらが正しいのかという点でジレンマに陥っていた。自己の生命を危険に晒してはならないという命令があり、自己保存のためにすべきことをせよという命令がある。カントはこの二つの命令のコンフリクトを解決するような道徳的な議論を避けている。というのもカントの答えは、政府が種痘接種を推奨すれば、市民はこの道徳的板挟みに陥らずにすむというものだからである。個人は自ら道徳的判断をしないで政府の命令にしたがう。もし種痘接種によって死亡したとしても、それは自己の決定が招いた道徳的責任ではなく、政府の責任だと言える。このようにカントが述べるとき、種痘接種はもはや道徳的な次元を離れている。結局のところ、政府が種痘接種を推奨する理由は何か。それは政府の使命が市民の福祉を実現することであるというものである。では種痘接種を実施することで実現される市民の福祉とは何か。それは少数の犠牲があったとしても、多数を救うことである。このようにカントの発言を分析するならば、ブラントが言うように、カントが展開している種痘接種への賛同は功利主義的であり、リスク計算を許しているということになる。

ミラボーによる検討

ミラボーも『種痘の政治的、道徳的観点からの検討』（一七七九年）のなかで、この問題を検討している。道徳的に見ると不必要に自らの生命を危険に晒すことは許されない。しかし不必要とはどのような場合を指すだろうか。例えば感染症が蔓延しているとき、慈悲深い人が病人を尋ねることを道徳は禁止しているだろうか。禁止はしていないはずである。しかし、この慈悲深い人が自らの命を危険に晒す必要性が本当にあると言えるのだろうか。言えないはずである。つまり不必要に生命を危険に晒すということの意味をもう少し狭い意味で捉えなければならない。それに、種痘接種は不必要に生命を危険に晒していると言えるだろうか。「種痘接種は、より大きな悪を避けるために、ほんのわずかな悪を与えることである。言い換えれば、何も防ぐことができない危険を、ゼロとは言わないまでも、限りなく小さな危険に置き換えることである」(41)。ゆえに「種痘を受ける者が、ほんのわずかな危険にその生命をさらすのは、より大きな災禍を免れるためである。道徳に違反する罪人であるどころか、種痘を受ける者は、道徳原理に一致している」[42]。

しかしミラボーはこう述べたあとすぐに、この新しい事象は道徳的議論には馴染まないと述べている。「はっきりと述べるならば、これは効用と正統性の問題なのである。種痘は、一〇〇年の経験によって導きだされた純粋な事実のみに関わる問題である。それゆえ神学や道徳に関わる問題ではない」[43]。つまり天然痘の流行に備えて、種痘接種をするのとしないのとではどちらにより高いリスクがあるのかということが、重要かつ唯一の問題なのであり、「これは事実の問題」である、とミラボーは言い切っている。その事実は、「膨大な数の事実と経験を比較することによって」得られ、そこから、導かれるもっとも確率の高い方法を採用しなければならないというのである。「天然痘にかかるリスクは、将来この病気にかかるリスクと、もしかかった場合に死亡するリスクの二つのリスクが組み合わさった比率のなかにある。こうして組み合わされたリスクは測定可能であり、その決定は確率計算に依存するが、この確率計算は、幾何学の一分野なのであって、神学にも医学にも属してはいない」[44]とミラボーは述べている。

リスクという思考

ラインハルト・ブラントが言うように、種痘接種の問題は道徳の限界を指し示しているのだろうか。残念ながら、ここでカントの複雑な哲学理論のなかにこの問題を置いて考察するだけの余裕はない。だが一つ言えるのは、カントやミラボーがこの問題を考察した十八世紀末という時期は、時代の転換点に位置していたということである。これまで個人が判断し、決定すべき問題は、個人や隣人やせいぜい社会という範囲に限定されていた。しかし、種痘接種の問題はその範疇を超えている。個人がそこで判断しなければならないのは、自己に将来降りかかる危険と現在の危険との比較であり、人口という尺度によって与えられる死亡率という数値を自らの身に置き換えて考える新しい思考法なのである。

ミラボーも引用しているように、このことを上手く説明しているのは、地理学者のラ・コンダミーヌである。彼は一七五四年の科学アカデミーの公聴会で発表を行なったが、そこでは親が子どもに種痘接種を受けさせる必要性をリスクの観点から説明している。「子どもの生命の問題だから、危険にさらすことはできないと、あなた方は言われるでしょう。子どもの生命があなた方にかかっているのですから、それは当然のことです。しかし、それにもかかわらず、危険にさらす必要があるのです。なぜなら、天然痘から、自分の身を自分で守ることはできないのですから。あなた方の子どもに種痘を接種するか、それともしないのか、その間はありません。つまり、どちらかを避けることはできないのです。あなた方の子どもに種痘を接種する場合、三七五回の幸運な出来事に対して、恐ろしい出来事は一回だけですが、種痘を接種しない場合、七回に一回以上の割合でお子さんを失うことになるでしょう。そしてこのリスクは、種痘接種よりも五〇倍大きいことになります[45]」。

この思考法の根底にあるのは、人口のなかに子どもを位置づけることである。子どもがもっている種痘接種のリスクも、天然痘で死亡するリスクも、人口という統計的集合のなかに位置づけなければ計測できない。子どもがこれからたどる人生は、運命という神学的要素からではなく、統計と確率からある程度予測しうる事象なのである。ダランベールは種痘接種を危険な賭けに譬えていた。しかし、ラ・コンダミーヌによれば危険な賭けではない。天然痘と種痘接種で死亡するリスクは、人口全体に配布される宝くじのようなものである。「これは強制参加の宝くじなのです。われわれは、嫌々ながら関心を抱かざるをえないそんなくじを持っています。各自一枚ずつ券を持っており、当たりが遅ければ遅いほど、危険性は増していきます。パリでは毎年、一四〇〇枚の黒い券の当たりが出ていますが、その賞金は死です。しかし種痘接種を実施したらどうなるでしょうか。それはこのくじの条件を変えることができることを意味しています。七分の一、いや良くても一〇分の一が死に至るこの不幸な券の数を減らすことができることになります。つまり一〇〇〇分の一になるのです。自然はわれわれのうち一〇人を殺し、技術はわれわれのうち一〇〇〇人を助けるのです（la nature nous décimait, l'art nous millésime）。

したがって両親が子どもに、この素晴らしい、完璧で確かな予防手段を与えることは、神聖な義務であります」(46)（強調原文）。

ラ・コンダミーヌの説明によれば、感染症にかかることは毎年配布されている宝くじに当たるようなものである。その宝くじは強制参加であり、配布されている枚数も一定である。つまり、人口という大きな集合から見れば、毎年一定数が感染症にかかり死亡しており、われわれはそこから逃れることができないのである。しかし予防接種はそのようなマイナスの宝くじの条件を変えてくれる。予防接種を実施することは、一四〇〇枚配られる当たりくじを、一〇枚に減らすことなのである。

●本章のまとめ

ここまで、種痘接種に関する三つの議論を見てきた。医学、数学、道徳という三つの議論はいずれも、統計や確率の思考によってしか解決しえない問題として予防接種を捉えていた。種痘接種が提起しているのはそれまでの学術体系には収まらない問題であり、新しい人口という集団的視点と、リスクや確率という配分的視点を組み合わせることでしか思考することが難しい問題なのである。フーコーはここに病気に対する新しい考えが生まれていることを示唆している。というのも、天然痘という病気を現在と将来の罹病率・死亡率や、フランスの人口や世代ごとの罹病率・死亡率によって考察することはそれまでになかった思考法だからである。

フーコーは述べている。「病気は、人口の中における事例の配分（une distribution de cas）として現われてくることになります。そしてその人口は、時と場所によって限定を加えられます。結果として、この事例という概念の登場によって、事例は、個人的事例を意味するのではなく、病気の集合的現象を個人化したり集合化したりする方法を意味するようになります。そして、この方法は、数量化や、位置の特定、現象の集合化、個人の現象を集合的な領域の中に統合するといった方式によって行なわれるようになるのです[47]」。感染症のみならず、あらゆる病は個人に起きる事象という次元のみで考えられることはなくなっていく。感染症も病も人口統計のなかに位置づけられ、個人はその人口統計への参照から考察される対象となっていく。天然痘と種痘接種の場合、種痘接種を受けた場合と受けなかった場合、そして子どもと大人のリスクを比較していた。十九世紀には、感染症は統計のより詳細な区分けから分析される対象となる。性別、年齢、季節、居住地区など、個人に起きた現象は集計され人口統計に記録され、個人は統計の側から自らのリスクを知ることになる。集団のリスクと個別のリスクを考慮して、政府も個人もどのような決定をするかということがますます問われる時代に入っていくのである。

前章でもとりあげたが、もう一度フーコーの言葉を引用しよう。「西洋人は、少しずつ、自分たちが生きた世界における生きた種であるということを学び始めた。身体を持ち、存在条件があるということ、生命の確率や、個々の健康や集団の健康や、体力を修正できるということ、そして、それらを適正な仕方で配分できるような空間を学び始めたのである[48]」。前章で確認したのは、衛生学によって人間の身体と精神を改良することが可能であるという視点が十八世紀末に現われたということだった。本章で見たのは同時代に、集団の健康が確率計算によって修正できるという視点が現われたということである。

ラ・コンダミーヌが言うように、予防接種を導入することは、人間の死の条件を変更することである。それは社会のなかに健康を適正に配分することを意味している。十九世紀になると、生活する環境によって一定の確率が存在し、公衆衛生が介入することでその確率を変化させることができると認識されるようになる。政府にとって感染症の死亡率は改善可能な要素となる。フーコーは述べている。「もはや生きているという事実は、死の運命や宿命の内に、時々生じるに過ぎない接触不能な基盤ではない。生きているという事実は、知の統制と権力の介入という分野に部分的に入り始めたのである[49]」。

ここから政府や法の役割が変化することを余儀なくされる。というのも、政府や法は人間が生きているという事実に関心を持たなければならなくなるからである。人間には固有の身体と確率があり、それを修正できるとなれば、法はそのような役割を担うことになるだろう。フーコーはこのことを次のように言っている。「法はつねに剣に拠ってきた。しかし生命を担わなければならない権力は、切れ目のない、調整的で矯正的なメカニズムを必要とする。問題なのは、もはや主権の領域で死を作用させることではない。そうではなく、生者を価値と効用の領域に配分することが問題なのである」(50)。

それまで法は審理手続きや、主権や土地所有などの問題に関心を払ってきた。人口統計によって、罹病率、致死率、寿命といった確率や、人口の細かな変動を測ることができるようになると、統治には新しい役割が与えられることになる。それは生きた人間に気を配ること、人口に気を配ることである。出生率、寿命、罹病率などを測定し、その統計から平均を割り出し、平均からあまりにも隔たっている人口の部分を修正し、平均そのものを高い水準で保つこと。そのために国家は衛生委員会のような組織を使って、人間の生の確率を管理し、増進させることを使命とするようになる。そのとき法はそうした統治の一部として機能することになる。フーコーは述べている。「法律制度は、調整機能を専らとする一連の機関(医学的、行政的等々の)の連続体にますます組み込まれていく」(51)。

これから見ていく十九世紀における感染症と衛生の関係は、前章および本章で見てきた二つの統治術のカップリングによって働くだろう。それはカバニスが述べていたように、人間の身体と精神を習慣や環境の変化によって変更できるということ、そしてコンダミーヌやミラボーが述べていたように、人口を適切な水準へ導くということである。個人的な身体、精神の改良、社会的な環境の改良、人口における死亡率の引き下げ。こうしたカップリングが幾度となく襲いかかるコレラへの解決策として提示されることになる。それはこれまで見てきた癩病やペストの予防とは異なり、医学的で行政的な新しい統治になるだろう。

第二部　十九世紀における感染症と法

第五章　感染症の衛生的統治――一八三二年のコレラ

　ドーミエによる一八三二年のコレラの情景を描いた版画を見てみよう(1)。中央にはおそらくコレラに冒されたのだろう、男が横たわっている。その左隣りにいる女性は鼻と口をハンカチで覆い、素早く家の中に入ろうとしている。背後には棺桶を運ぶ二人の男と、二人の従者をしたがえて走る馬車が一台描かれている。馬車と倒れた男のあいだには、痩せこけた犬が一匹いるだけで、白く余白が残されており、パリの空が快晴であることを見た者に知らせている。

　ボードレールは述べている。この版画が与える印象は人気のなさ、荒涼である(2)、と。コレラが見せる都市の光景は、かつてペストが描かせたような無秩序へ向かうものではない。そこには無法地帯となった都市を人々が逃げ惑う姿はなく、代わりに死体が棺桶によって整然と運ばれていく情景が描かれている。シャトーブリアンは述べている。「コレラにも恐ろしいところはある。眩しい太陽、群衆の無関心、いつも通り繰り返す日常生活が、このペストの日々に新たな特徴と別次元の恐怖をあたえていた(3)」。

　コレラを予防することとは、これまでわれわれが見てきた感染症とは異なった側面をもっている。シャトーブリアンはコレラが「物質的行政の時代」に訪れたと評している。すなわち行政組織と公衆衛生によって粛々と対応されたということである。本章では、十九世紀になって、行政がコレラにどのように対応したのか、公衆衛生がコレラをどのように認識したのかを見ていくことにしよう。

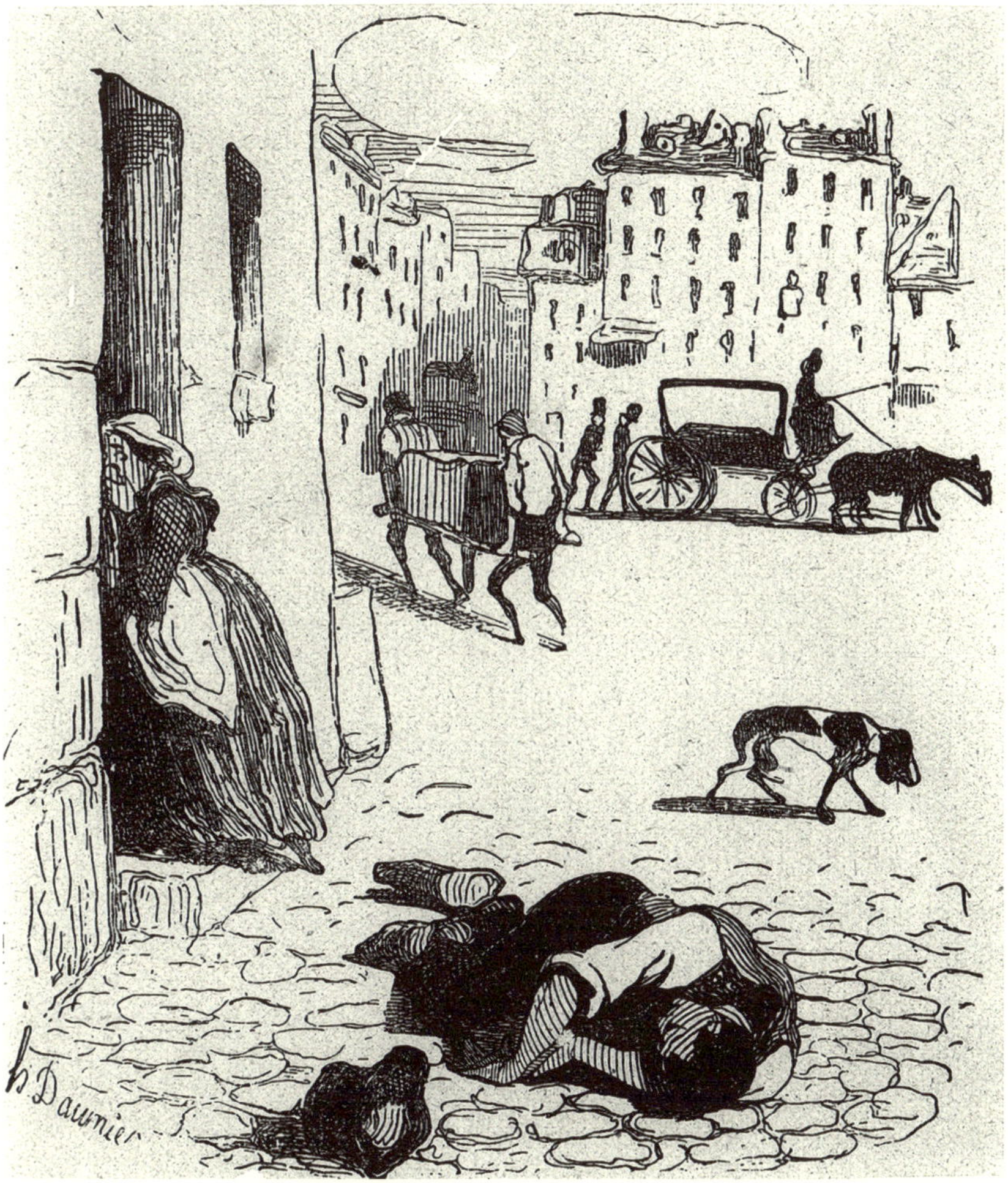

図 8　「コレラ流行の記憶」（ドーミエ）

一　一八三二年、コレラ

コレラの発生から到達まで

一八一七年六月、インドのガンジス川およびブラマプトラ川沿岸の複数の村でコレラの大流行が起きた。もともとコレラはこの地方の風土病として知られ、たびたび流行する病だったが、この時は劇的な流行を見せた。三ヶ月たたないうちに、ベンガル地方でコレラの被害を受けていない村は一つも存在しないほどに広まっていた。そこからゆっくりと、コレラは周りの国々に拡がっていった。東は陸路を伝って広東へ、海路を伝って一八二二年には日本へ到達している。西は海を渡ってアラビア半島の南端の都市オマーンに侵入すると、半島を北上していき、一八二三年の春にはロシア領アストラハンにまで達した。

ここで一旦終息したと思われたコレラ流行だったが、一八二六年再びベンガル地方に大流行が起きると、またゆっくりと感染が連鎖していき、一八三〇年春に再度アストラハンに到達した。今度はアストラハンで終息することなく、九月にモスクワで流行が起きると、一八三一年春にポーランド、夏にベルリン、冬にハンブルグまで感染が広がり、ヘーゲルやクラウゼヴィッツが犠牲になった。オーストリアやハンガリーも感染に巻き込まれた(4)。中東の聖地メッカでもコレラが流行し、巡礼に集まっていた人々のおよそ半数にあたる一万二〇〇〇人が死亡した。生き残った巡礼者たちは、帰途につきながら、各地へコレラを拡散していき、被害の大きかったカイロでは三万二〇〇〇人が死亡している。

コレラはロンドンやパリの目の前に迫っていた。しかしフランスやイギリスでは、コレラは上陸しないはずだという楽観論を唱える者たちがいた。彼らによるとコレラは「泥まみれで悪臭のある場所でしか被害を及ぼさない」病であり、流行するのは「例えばわれわれが知るように小アジア、ロシア、ポーランドのような国(5)」だけであった。『エジンバラ内外科医雑誌』にもこう書かれている。「西ヨーロッパ全体の文明の質が他よりも高いこと、そのことはコレラがこれ以上前進するのを阻止するはずだと楽観視していてよいかもしれない」[6]。

しかしコレラは一八三一年十月にサンダーランド、翌年二月にはロンドンに侵入した。ロンドンの罹患者は一万一〇二〇人、そのうち五二七五人が死亡した[7]。パリ市衛生委員シャトーヌフは以下のように記している。「ロンドンでコレラが出現したというニュースを聞けば、その侵略がパリに及ぶことを予想することは簡単だった」[8]。コレラはロンドンからパリまで予想外の早さでやってきた。一八三二年三月二十六日、パリのシテ島とその近隣の地区で四人が亡くなった[9]。この時点ではまだコレラと断定されなかったものの、翌日には重体となった六人がコレラと診断され、オテル＝デュー病院に搬送された。このあと二十八日に二二人、三十一日に三〇〇人と罹患者が劇的に増加して、四月がコレラ流行のピークとなった。「四月二日以来、死者の数は日に一〇〇人を超えていた。三日には二〇〇人の死者を出した。五日は三〇〇人だった。二四時間経つごとに、恐るべき速度で死者数が増加していた。九日、一二〇〇人が病に罹り、八一四人が死亡した。結局、災禍が侵入してから一八日後には、合わせて一万二〇〇〇から三〇〇〇人の病人と、七〇〇〇人の死者を数えていた」[10]と。

パリのコレラ

後に首相となる政治家ギゾーは、このような状態でもパリはパニック状態にはならなかったと記している。「都市のおおよその様子は沈んではいるものの、まったく混乱はなかった。〔…〕住人たちは静かな通りを、足早に通り過ぎていた。吸いこむ空気が冷たく乾燥していたこともあって、みな緊張してこわばった表情をしていた」[11]。議会も裁判所も行政も通常通り行なわれていた。内閣で公衆衛生の担当だった通商・公共事業大臣アルグー伯は、馬車に乗って死者の多い貧民街を駆けまわり、自らの手で死体を馬車に乗せては墓地へと運んでまわっていた。慈善心あふれる各地区の女性たちが貧民たちの世話を買って出た。ギゾーの妻もその一人で、すっかり

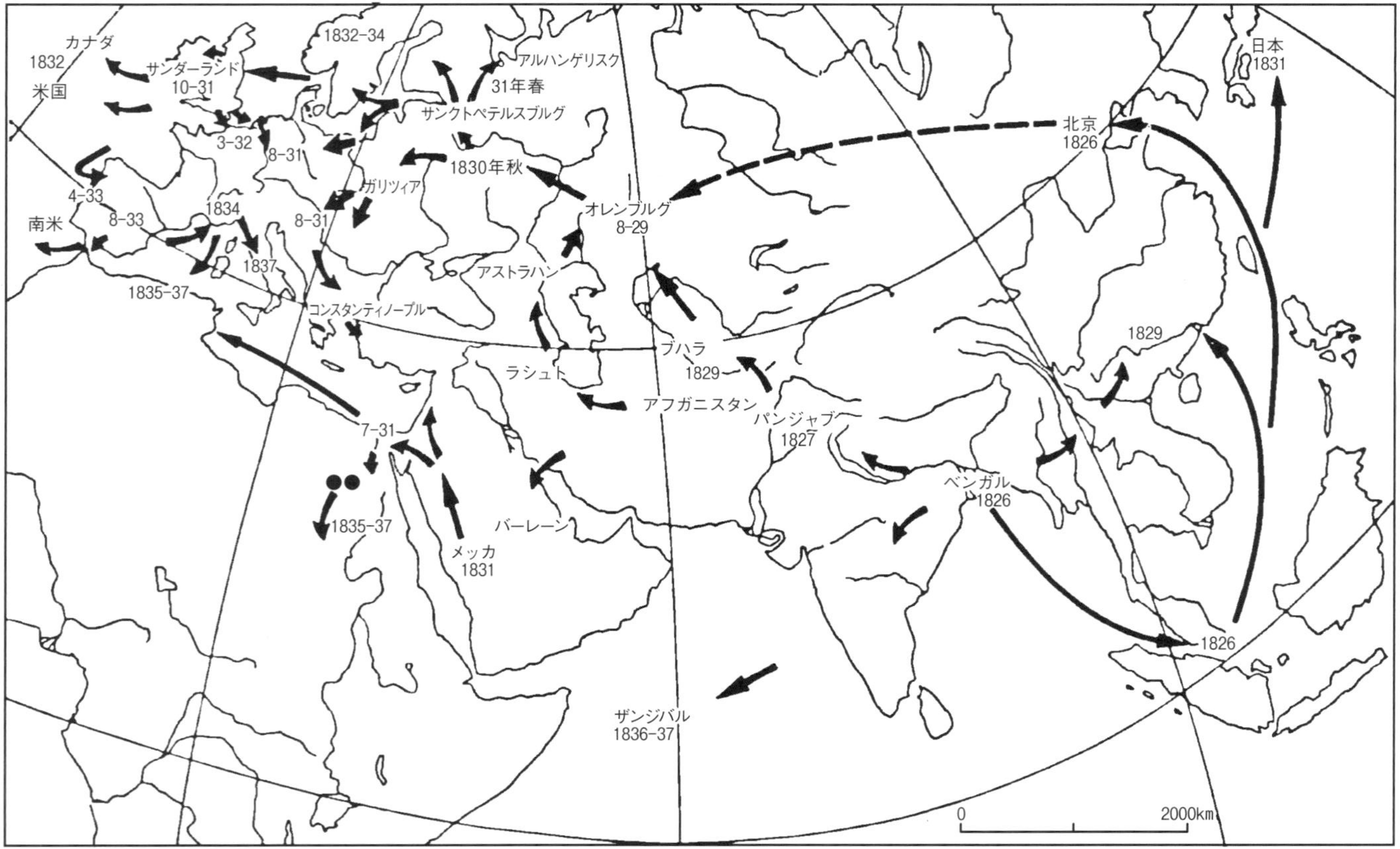

図9　コレラの第二次大流行の経路（1829～1837年）

貧民に慕われてしまい、ギゾーの仕事場にはひっきりなしに訪問者があった。そのせいかギゾーも軽度のコレラにかかったが、症状は一日悪化しただけですぐに完治した。先ほど引用したように、アンフェール通りに住んでいたシャトーブリアンは、伝染病に襲われた街があまりにも静かなのを気味悪がっている[12]。

ただし、パリのなかでもほんの一部、「貧しく粗野な連中であふれた通りだけ」は騒然としていた、とギゾーは述べている。その理由の一つは汚物やゴミの処理問題である。当時パリの道路は排水口が中央についていた。中央に向かって傾斜がついており、通りに落ちた泥や汚物などは真ん中の穴から下水道へと落ちる仕組みになっていた。しかし清掃もされず排水口は泥や汚物で詰まることがしばしばで、雨などが降ると通りは汚物まみれの水溜りができた。馬車によって跳ね上げられたその汚水が歩道を歩く人たちに降りかかるのも常であった。警視総監ジスケは、いくつかの街区で汚水溜まりと泥を一掃し、それが難しいところでは塩化石灰の漂白剤で消毒した。王室は五八万四〇〇〇フランを寄付し、パリ警察は暖かい衣服と食物を配給した。汚物は消毒・除去されたが、家庭ゴミの収集も下水溜まりをつくる原因だった。パリの家庭ゴミは、夜になると家の前へ積み重ねておくことになっていた。それを屑屋と呼ばれた人々が夜中に壊れかけの車で集めて回るのだが、装備が悪いせいであちこちに屑を撒き散らしていた。行政は一八三二年四月一日以降、ジャコブ社という企業とゴミ収集サービスの契約を交わし、夕方に最新モデルの放下車で泥やゴミを集めて回らせることにした[13]。四月一日の朝からシテ島やシテ島に近い右岸の数地区を中心としたあちこちの通りに、斧や棒を手にした集団が現われた。ある者はジャコブ社の放下車を破壊し、セーヌ川に投げ捨てた。彼らはやがて暴徒となり、破壊や略奪を繰り返しながら進んでいった。警察は放下車を護衛するとともに、暴徒を逮捕していった。一二五人の被告人のうちで、屑屋はたった七人で、他は革命運動の秘密結社に関わる労働者たちだった[14]。

またゴミ問題以外でも暴動が起きたことを、四月五日の『モニター』紙が報じている。ニュースによれば、二日前から、ワインを販売している店主たちがワインに毒を混ぜているという噂が民衆のあいだに広まっていた。

不安が高まり激昂した集団は、毒殺者と言いがかりをつけては、無抵抗の市民を殺害してまわった。不安を静めるため、政府は化学者をおよそ五〇軒のワイン販売店に派遣し、ワインの成分を調べさせた。もちろん毒の痕跡はなかった。同時にパンや菓子や肉にも毒が入ってないことを調べさせた。それでも騒動は収まらず、四日にはサン＝ドニ通り、ラファイエット通りや、グレーヴ広場で殺人事件が起きた。

こうした暴動は、シテ島やシテ島に近い右岸のオテル・ド・ヴィル地区、アルシ地区、ロンバール地区などで起きており、ここはパリでもっとも古く、狭い通りが無数に交差する地区で、通りの水はけは悪く、日が差さず、労働者が共同部屋にひしめき合うように暮らしている地区であった。コレラの発生した地域であるとともに、後に判明するが、コレラによる死亡者数が段違いに多い地区だった。

暴動

ギゾーは、こうした一部の地域を除いて、パリはパニックになることなく静かだったと記している。六月になるとこの静寂が破られることになるが、原因はコレラではなくコレラに乗じた暴動であった。この暴動の原因は四月に行なわれた病院の視察にあった。三月末コレラの流行がはじまると人々は、病が感染するのではと疑心暗鬼になっていた。そこで人々を勇気づけるために、国王ルイ・フィリップはコレラ患者の搬送先であるオテル＝デュー病院を訪問することを提案した。オルレアン公が国王の代わりに訪問を買って出て、四月一日、総理カジミール＝ペリエとともにオテル・デューを訪れた。病室を回り、コレラ患者の手をとっては勇気づけ、接触による感染はないということをアピールした。この訪問はあまりにも長時間におよんだので、そのあいだに一〇人ほどが死亡したと証言する者もいた。若い医師が、この悪性の空気に長時間滞在するのは危険であると忠告したが、オルレアン公もカジミール＝ペリエも聞き入れず、コレラは感染しないと気勢を上げた。だが三日後、カジミール＝ペリエはコレラに倒れ重体となり、一月ほど病に苦しんだのち五月十六日に亡くなった。

総理の席が空白になったにもかかわらず、後任はなかなか決まらなかった。共和派および王党派に反対する議員たち三九人が、現政府に反対を表明した[15]。都市は不穏な空気に包まれはじめた。六月、ラマルク将軍がコレラに倒れると、その葬儀に乗じて大規模な暴動が起きた。共和主義者たちは、学生や労働者を引き連れて、革命の象徴である赤いフリジア帽をかぶり、ラマルク将軍の棺の周りを囲んだ。そして口々に君主制の打倒を叫んだ。暴動は各地に広まっていき、共和派たちは狭く入り組んだ通りにバリケードを築いて国王軍との抗戦の構えを見せた。暴動の翌日、ルイ・フィリップは戒厳令を宣言し、市内の鎮圧に向かった。自宅で小説を書いていたヴィクトル・ユゴーは、銃声を聞くと家を抜け出し、市内を見て回った。「夕方六時ごろ、ソモンのパサージュが戦場になった。蜂起者が一方の入口をおさえ、軍隊が反対側の入口をおさえていた。一方の鉄柵からもう一方の鉄柵へと銃火がかわされていた。ひとりの観察者、夢想家、つまり筆者〔ユゴー〕はその火山を近くまで見に行ったのだが、ふと気がつくと、双方の銃火にはさまれたそのパサージュにいた。弾丸から身を守ってくれるものは、二つの店をへだてている半円柱のふくらんだ場所しかなかった。筆者はほぼ半時間近く、そんな心細い場所にいたのだった[16]」。ルイ・フィリップの戒厳令には多くの批判が浴びせられた。その理由は、パリ市が外部からの攻撃を受けていないために危機的状況とはいえなかったことや、六日に宣言されたので法的には五日の事件には適応できないはずだから、逮捕は正当とはいえないなどであった。

こうした暴動に隠れて、コレラは四月十四日以降、罹患者、死亡者ともに徐々に減少していった。五月と六月の死亡者数は日に一五人から二〇人のあいだに落ちついた。七月になると再び死者数が増えるものの、十八日の二二五人を頂点として、三〇人から二五人、二〇から一〇人と減っていき、九月三十一日に終息した。結局、パリのコレラは六ヶ月と六日間流行し、一万八四〇二人の死者を出した[17]。当時のパリの人口はおよそ七八万五千人なので、人口の二%が亡くなったことになる。

二　コレラと行政

われわれの関心は感染症と法の関係であるから、コレラの侵入前後にどのような法的措置や行政措置がとられたのか見ていくことにしよう。シャトーブリアンは回想録で述べている。もしコレラが宗教の世紀に流行したのなら、兵士はパリの周囲に防疫線を展開し、市内から出るもの、市内へ入ろうとする者がないように見張っただろう。教会は嘆くものたちでいっぱいになり、あの家この家と臨終の聖体拝領が行なわれ、弔いの鐘が鳴り響き、交差点では神に赦しを乞うように説教が行なわれただろう。そして商店は閉鎖され、司教は聖ジュヌヴィエーヴの聖遺物をともなって、礼拝行進を行なっただろう、と。だがこれらすべてはなされなかった。シャトーブリアンは「コレラは博愛と、不信仰と、新聞と、物質的行政の時代に到来した。〔…〕コレラは暗がりのない日中の、やや嘲笑ムードのなか、まったく新しい世界を進んでいった。新聞は、コレラの治療薬を紹介し、犠牲者の数を掲載し、〔…〕コレラにかからないための予防策、たとえば採るべき食事や、着るべき服装を紹介していた[(18)]」と述べている。

この新聞記事は『モニター』紙上に掲載されたコレラに関する手引書のことだろう。連載はコレラが発生して間もない三月二十九日から五月七日まで続き、内容は予防法として家屋、特にトイレの清掃が重要であること、清掃には塩化石灰の漂白剤を用いるべきであること、コレラには身体を冷やすことがよくないので、暖かい衣服を身につけること、風呂に入るべきこと、乾燥した肉や魚は食べないこと、水分の多い野菜は食べないこと、冷たすぎる飲料を飲まないこと、水は濾過すること、過度のアルコール摂取を避けることなどが書かれ、看病の際に気をつけるべき点、ショック状態になったときには暖めること、暖めるときに用いるべき塗り薬のつくり方などが書かれていた。新聞の掲載だけでなく冊子として四〇〇〇〇部がつくられ、主にパリで配布された。手引書は衛生中央委員会によって作成された。彼らは手引書をつくるだけではなく、各地区に緊張搬送先として救援事務所を組織し、死亡数の統計をとり、コレラが終息した後に統計に基づく報告書を提出している。

衛生中央委員会は清潔にすることを強調している。「家屋とその周りを可能な限り清潔にたもつこと」[19]。「衣服はかなり清潔にしておかなければならない。清潔は健康にとって非常に不可欠である」[20]。警察が汚水溜まりや泥を排除し、漂白剤で消毒したことはすでに述べたとおりである。清潔と消毒が強調される一方で、伝統的なペスト規則のような隔離や検疫といった方法はまったくとられなかった。コレラの時代の行政の変化について詳しく知るために、いったん革命直後まで遡り、パリ市行政が衛生を組織していく過程から見ておこう。

パリの衛生委員会

時代は戻って一八〇二年、パリ市は衛生委員会を設立していた。この衛生委員会はパリ市の不衛生だと思われる施設、例えば監獄やゴミ捨て場などを調査することが目的であった。この衛生への関心はこれまで見てきた歴史の延長にあるが、十九世紀的であるのは、調査対象に工場の悪臭が付け加わったことである。一八〇四年内務大臣は科学アカデミーに工場から出る悪臭の調査を依頼した。科学アカデミーの調査団には衛生委員会から三名が派遣された。科学アカデミーの仕事は、危険な物質を出している工場と悪臭はあるが人体に影響がない工場を分けることにあった。はっきりとした区別を設けることで、危険な工場は郊外へ移転させるとともに、悪臭はあるが健康被害を出さない工場の営業の自由を保障しようとした。科学アカデミーが出した結論[21]で、健康に危害を加える恐れのある工場は二つに分類された。一つは動物性の原料を使う工場で、腐敗や発酵のプロセスを含むものである。動物の腐敗や発酵はその臭いによって不快を与え、健康に危険を及ぼす。もう一つは火を用いる工場であり、蒸気やガスを発生させることから、健康に多少なりとも危険を及ぼす。ただし二つの分類の危険度は同じではない。「動物性もしくは植物性物質を大量に扱い、それを積み上げたり腐敗させる工場は、隣人に健康上の被害を与える」[22]から都市の外部に移転させる必要がある。一方で火を用いるために蒸気やガスを発生させる工場は、「隣人に健康上の被害を与えるのは予防策を怠った場合のみ」[23]であるから、移転の必要はなく監視の目を光らせるだけでよいと結論づけている。一八〇九年に科学アカデミーはこの分類を手直しして、住宅街から遠ざけるべき工場、住宅街で営業できるが監視が必要な工場、隣人にいかなる危害も加えない工場の三つに分類した[24]。「不衛生または不快な悪臭を広める工場や工房に関する一八一〇年十月十五日の勅令」[25]はこの分類を採用し、どの工場がどの分類に当てはまるのか、詳細なリストを作成している。工場の営業は許可制となり、第一のグループは半径五キロメートル以内に住宅がないことを条件に許された。

工場や工房の悪臭が実際に何らかの健康被害をもたらしたわけではない。パリ市内には工場の数が増加し続けており、それにともなって住民から悪臭への苦情が増えたことに対処したという面が大きい。アラン・コルバンの言うように、都市の衛生を保つというよりは、危険ではない化学工場の営業にお墨付きを与えることで、産業の発展を促進し、都市住民を産業に慣れさせようとしたのだ[26]。

黄熱病

一八二〇年代に入ると新たな感染症の危機が訪れる。スペインのジブラルタルに流行していた黄熱病である。黄熱病は十八世紀末から流行し始めた危険な病だった。例えば一七九三年七月にフィラデルフィアで流行したこの病は十一月までのあいだに五〇〇〇人の死者を出した。この時フィラデルフィアに滞在していたヴォルネイは、黄熱病の惨禍を次のように回想している。「恐怖が人々の精神を占領していた。病は感染性でペストに似ており、かかれば不治であると思われていた。何人かの医師が、この有害な噂に信頼性を与え、なかには公に出版する者までであった。すべての病人は見捨てられた。夫は妻を、両親は子どもを見捨て、子どもさえ両親を見捨てた。荒廃した家は、死体に汚染されたまま手つかずだった。政府が介入し、まず死体を埋め、次に病人を力づくで病院へ運んだ。家はチョークで印づけられ、〔…〕取り乱した人々は隣町に逃げ出したり、何もない草原に野営した。それはまるで町が敵に乗っ取られたかのようなありさまだった(27)」。

フィラデルフィアの黄熱病が感染性のものかどうか、現地の医師たちの意見は二つに分かれた。医師ド・ヴェーズはフランスから亡命してきた医師であり、黄熱病の隔離のために使われたブッシュヒル慈善病院の指揮をとっていた。ハイチで同じような症状を見てきたド・ヴェーズにとって、黄熱病が感染症であることは明らかだった。その強力な証拠は、黄熱病が合衆国に現われたのが一七八三年以降であるという事実だった。というのも、黄熱病はもともとハイチやスペインのカディスなどの一部の場所に流行する風土病であり、一七八三年は合衆国がハイチなどの島々やスペインと頻繁に通商を始めた年だからである(28)。一方、感染症を否定する人々にとって、黄熱病は天候と土地、泥や沼などさまざまな原因が重なりあって、合衆国で生まれた病の一つに過ぎなかった。その証拠は、黄熱病が蒸し暑くなる夏に始まったということであり、また「黄熱病が、郊外や、汚泥にまみれた地区に住む人々だけを好んで襲った(29)」という事実であった。

一八二一年、ジブラルタルで流行した黄熱病に危機を感じたフランス政府は、王立医学アカデミーのメンバー四人を現地へ派遣し、視察させた(30)。四人は九月二十八日にフランスを発ち、十月九日にバルセロナに到着した。数日間の休息を取ることになっていたが、医師マゼはすぐに仕事をすることを望み、十一日に病人たちを見て回った結果、翌日に黄熱病を発症し、二十二日に亡くなった。医師バリーとパリセも、第三段階にある病人を診察した夜に、危険な症状が現われた(31)。こうした経験と集めた証言から「黄熱病の原因は、病人のなかにも、その周囲にも存在し、日ごろ使う衣類にも、商品のなかにも存在する(32)」ために、人間からも商品からも感染する病であるという結論に至った。

だがこうした結論が当時の医学的見地からは異端であったことは、次のような文章からうかがえる。たとえ「病歴と類似による、根拠がなく虚偽で矛盾した推測。空想的で不条理な推測(33)」に思われるとしても、われわれの経験に照らして黄熱病は感染性である、というものである。

帰国した三人の医師によって作成された報告書は、黄熱病をペストのように厳重に扱うことを提言している。今回の病の患者には熱や嘔吐のような黄熱病と断定できない症状があらわれる。だが感染力の高さを考えると、「疑わしい場合には、危険が明白で証明されたものとして扱う必要がある」[34]。すべての汚染地域から来る船や乗客や商品は疑わしいものとして検疫すべきである。病人は監禁し汚染された家を閉鎖することが必要である。病人は家族ごと隔離院に運ばなければならない。政府は健康な人間たちに移住を勧めるべきである。あるいは離れた小高い土地に野営できる施設をつくること、集会を禁じ、墓地に注意すること、感染の恐れがある家具や動物は排棄すること、病人のために前もって掃除した巨大な部屋を用意すること、防疫線を離れた所につくることなどを早急に行なうべきである。「その囲いの中に、小さな村がいくつか入ってしまうことを恐れてはならない」[35]。可能ならば一〇リュー〔約四〇キロメートル〕離れた場所が良い、と報告書は勧めている。こうした厳しい措置について、パリセはこう述べている。「人々はこの不愉快な必要性に苦しむだろう」。しかし、「誠実な人間が、祖国の惨禍を望むだろうか」。隔離から逃れることで自らつくりだした災いを、自分だけでも生き延びたいなどと思うだろうか[36]、と。

一八二二年の衛生警察法

一八二一年十一月九日、この報告書をもとに、衛生警察法案がつくられ、貴族院で十二月十四日に採択された。二十四日に下院に回ると、審議は翌一八二二年二月十八日まで持ち越され、感染を認める議員と感染を認めない議員との間に、激しい議論が繰り広げられている。

最初に発言したケラトリーは、問題の本質は「この病気の性質を決定することである」[37]と述べた。というのも、もし感染症でなければ、「法案の大部分は不要であり、それが掻き立てる不安から見れば危険でさえある。さらにいえば、罰則が厳しすぎることになってしまう」[38]からだ。ケトラリーは、黄熱病は感染しないという立場をとっていて、この法案は「過剰な義務による恐怖で、内陸と外海における他国との関係性を乱しており、道徳的犯罪行為である」[39]と発言した。

ケトラリーはさらに、医師たちの報告書を見て、そのまま法案を通そうとしている議員たちに向けても非難をしている。「あなた方の委員会は、無邪気にも、委員会は医学の問題には関わり合わないと表明しています。王の意思によってその使命を帯びているわけでもなく、この問題は医師たちの議論の対象なのだと。しかし私はこう言いましょう。それはあなた方が検討し決定することを任された問題なのだと。何によって法は正しくなるのか[40]、と言い換えてもいいです」。

ケトラリーによれば、議員たちが信じて疑わないパリセらの報告書には問題があるし、ペストと黄熱を一緒くたに考えている者たちにも問題がある。もし彼らが言うように感染するのであれば、スペインを観察した医師たちもその種を持ち帰っていることになるのではないか。しかしまだフランスに黄熱病は入ってきていないではないか。だがおそらくケトラリーにとっていちばんの関心事は、通商の自由だった。「わたしの考えでは、後世の人々が、歴史のなかに現在の状況をふり返った時に見いだすのは、力ではなくて弱さのしるしでしょう。まるでフランスを封鎖状態にしたいかのようです。〔…〕場違いな急場しのぎで、商業的自殺を犯してしまうことで、われわれ自身をヨーロッパの笑いものにしてはならないのです」[41]。

議員ポンピエールも、黄熱病は腐敗した空気が起こす病以上のものではない、したがって、「議会が、法案を緩和することに疑いの余地はない」[42]と発言した。議員ピラストルは予防自体には賛成したが、罰則がついていることには反対して、「この法は、自由で啓蒙された人々には相応しくない」[43]と述べた。

結局、議会は翌々日に持ち越されることになった。しかし、この日の最後に、ジェランド男爵が発言を要求し、こう述べた。「一方は病気が感染症であると思っている。他方は感染症であるとは思っていない。私にすれば、この不確実性だけで十分である。それだけで、予防策を権威付けるだけではなく、法を規定するのにも十分である。というのも、病の可能性があるなかで、怠慢は許されないからだ。平凡だが、懸念が残るなかでつねに採択されなければならないのが安全の方針だという原則で十分だろう。病気を感染しないと考えれば、商業的利益があることは私も知っている。だが、あなた方に配られた医学委員会の報告書のなかには、まさにその過ちを一掃する資料がいくつもある」[44]。この発言に後押しされるように二月二十日から三日間、条文一つずつについて討議され、二十二日に、二一九対八七で法案は可決され、三月九日に公布された。

一八二二年の衛生警察法の内容について簡単に見ておこう。まず健康である場合を除き、検疫を受けることが義務付けられた。検疫は中世から続く衛生通行証の区分である「健康、疑いあり、感染」という三区別が使われた。もし感染者が規則を破った場合の罰則は、死刑と定められた[45]。疑いのある者が検疫を受けなかった場合には、禁固と最低でも二〇〇フラン、最高で二万フランの罰金とされた。また、第一一条によれば、防疫線を突破するか、検疫を破ったものはすべて死刑とされた。第五条によれば、消毒の難しい場合には、感染の恐れがある動物は殺害し埋めること、商品は燃やさなければならず、その場合の補償はしないと書かれている[46]。

衛生警察法への批判

衛生学者モロー・ド・ラ・サルトは、一八二四年に発行された『体系百科全書』の「ペスト」の項で[47]、この法に賛同し「新しい行政」についてまとめている。感染症が流行したら最初に衛生委員会を設立することが、「これらの立法の基本的な目的である。衛生委員会は、ペストの惨禍に関しては、絶対的で限度のない権威をもつ」として患者を病院に閉じ込め監視すること、都市を孤立させること、都市の門を最も厳格に警戒すること、市場は都市の外部につくること、消毒のためにあらゆる方法を用いること、さらに感染症の発生した都市を「一種の包囲網のなかに」置くことなどが定められた。さらに具体的には、犬や猫は「病原菌を遠くまで運ぶ可能性があるため」殺害すること、防疫線を張り検疫のための家屋を用意すること、「抵抗された場合、その職務を指揮する士官は、攻撃者や違反者を撃退することを少しもためらってはならない。銃剣を使って、反乱した都市は燃やすと脅し、住民は剣で突き刺すと脅して、撃退すること。住民たちの住む家は、それぞれを「隔離院としてつくり変えること」、「これらを実行する厳格さは、残忍で、過酷すぎるように思われるが、災禍を発生した場所に閉じ込める唯一の方法である」と記された。

しかし一方で、厳しすぎる取締まりは自由の敵であるという意見も表明されていた。イギリスの医師チャールズ・マクリーンは、イギリス、フランス、スペイン、アメリカ合衆国の医師たち一五人を集めて、黄熱病が感染しない旨のマニフェストを発表したり、一八二四年には『邪悪な検疫法およびペスト感染の非存在について』[48]を刊行した。フランスでは、一八二六年に、医師ニコラ・シェルヴァンが黄熱病は感染症ではないので、これ以上予防策を充実させる必要はないと記した請願書を下院に提出した。下院はこれを内務大臣に送付し、内務大臣は医学アカデミーに審議を依頼した。シェルヴァンはアカデミーに非感染の根拠となるすべての書類を送付した。一八二七年、一一ヶ月におよぶ審議の後、医学アカデミーはシェルヴァンの意見に賛同した[49]。翌年、アカデミーはシェルヴァンに医学賞を与え、予算委員会は、隔離院が「全くの無用」であり、これまで設立のために莫大な金額が使われてきたが、「これまでの出費は完全な無駄であり、これからもそうなるであろう[50]」と述べ、隔離院建設のための予算を大幅に減額した。

一八三二年のコレラと予防

その数年後、まるで中世のようなペスト規則はわれわれの自由で啓蒙された時代の敵であるというムードのなか、新たにコレラがインドからヨーロッパに侵入しようとしていた。ヨーロッパ各国は、コレラに対して厳格な処置を採るべきか、清掃と消毒で満足すべきかのジレンマのなかにいた。そのようななか、厳格なペスト規則を採用した都市にベルリンがある。一八三一年、ベルリンでは、コレラと診断された患者が病院へ運ばれた。運搬は二人の軍人と一人の警官に護衛された。先頭には鈴を鳴らす者がおり、市民は鈴の音を聞いたら通りから離れなければならなかった。感染者の出た家屋は生存者ごと閉鎖され、家屋ごと隔離された生存者たちには市の役人から食糧が配給された。野犬と野良猫は殺害され、野鳥の翼は切り落とされた。この厳格な規則に住人たちは反発した。同じ年、フランソワ・ルーレはこう記している。「コレラがベルリンの町を襲った時、世論はこの病気が感染する性質を持つことをほとんど知らされていなかった。現在のパリでも世論はその性質を知らされていない。ベルリンでは、コレラ患者を埋葬する時には、通りに姿を現わしてはならず、もし現わした場合には死刑にするとしていた。最初の葬列の際、多くの群衆がその列に殺到し、人々は墓掘り人に触れ、棺に触れた。群衆は感染も法も恐れてはいなかった。もし彼らがコレラが感染すると知っていたら、もし彼らが法の適合性に納得していたらそのようなことは起きなかったはずである。われわれは、新聞がより多くの情報を伝えることを要求する」(51)。ちなみにルーレは、コレラは接触でも空気でも感染するとして(52)、採るべき衛生政策を次のように記している。「防疫線をつくることが、コレラの伝播に対向するために採るべき手段の、最初で最良のものである」(53)。というのも、ポーランドで防疫線を廃止したことが、コレラの侵入に繋がったからである、と(54)。さらに、防疫線と同時に隔離院をつくらなければならないとも述べている(55)。さらに医師たちは、「富裕階級に対しては、家屋の衛生について必要なことを指示するだけで良い。行かなければならないのは、貧民の居住地である。というのも、そこには湿気と、寒さと、ぼろ着と悪臭が見いだされるからである」(56)と記した。

パリ市では、コレラの上陸が現実的になった一八三一年七月に、セーヌ県知事ボンディの呼びかけで二つの委員会がつくられた。一つは行政を担当し、一つは衛生を担当することになっていた。まず衛生委員会がコレラの対応策を審議した。その結果委員会の提案はベルリンのように伝統的なペスト規則に従うものだった。郊外に四つのコレラ病院をつくること、患者を強制移送し監禁すること、集会や市場など人の集合を禁止すること、古着と家畜の売買を禁止すること、コレラ患者を出した家屋には目印をつけること、物乞いに食糧を配ること。[57]だが行政委員会はこの提案を受け容れることに難色を示した。行政委員会は、衛生を保ち消毒をすることで満足すべきだと考えた。一八三一年十月にコレラに襲われたサンダーランドを視察した医師マジャンディはこう述べている。この街では衛生規則は何もなされていない。だがもし隔離が行なわれたら、サンダーランドの住人四万人は混乱し、絶望しただろう。それは病気以上に悪いことだ[58]、と。プロイセンはロシア―ポーランド間に六万人を動員して防疫線を張った。オーストリアは、ポーランド、ガリシア地方、ハンガリーに対して防疫線を張った。しかしどれもが無駄に終わった。コレラに蹂躙された国々で防疫線が通用しなかったこと、検疫にさほど効果がなかったことは、行政委員会の見解に説得力を与えた。一八二二年法はもはや時代遅れになっていた。

清掃や消毒といった衛生処置を基本とする行政委員会の考えに従うかたちで、衛生中央委員会が設立された。中央委員会は、市民の各区の著名人や医師や薬剤師などに無償の援助を求め、彼らを地区委員会や街区委員会という下部組織に配属した。コレラ侵入に備えて、街区委員会は、担当街区の家々を訪ねてまわり、それぞれの衛生状況を観察しアンケートを採取し始めた。その結果は地区委員会へと渡り検証された後、要約が中央委員会に届けられた。中央委員会は要約を分析し新たな対応策を考えることになっていた。例えば当時の一一区リュクサンブール地区では、二ヶ月のあいだに、九二四軒が訪問され、四〇二件が不衛生であると認められた。理由は「便所、井戸、汚水溜、配管、排水溝、敷石が悪い状態であること。雨や家庭の排水が淀んでいること。家畜がすし詰めになっていること。堆肥と汚物が山積みになっていること[59]」だった。

衛生中央委員会は、各区に健康局を組織した。これはいわば臨時の診療所で、モロー・ド・ラ・サルトが先ほど述べていた中世の衛生長や衛生奉行のようなものではまったくなかった。ここには医師や医学生が常時待機することになっており、コレラ患者の最初の治療に当たる場所であった。各病院もコレラに備えて、患者用の部屋を確保していた。すでに手引書を新聞に連載したことは述べたが、一八三一年十一月の時点で最初の手引書を印刷し配布している。

コレラが侵入するとまず解剖室が閉鎖された。不衛生な住宅への監視がはじまり、各地区の健康局が稼働しはじめた。水道栓を増設し、一日に数回道路を清掃することが義務づけられた。サンゴバン社は一二〇〇キログラムの塩化石灰を寄贈し、毎週六〇キンタル（約三千キログラム）を原価で譲ることを約束した。衛生委員および警察は、塩化石灰を水で溶かして漂白剤をつくり、パリ中の排水口や下水に流した。シャトーブリアンの想い出のなかで、コレラは塩素の匂いと結びついている。「友人のひとりであるプクヴィルは、復活祭の日に、いっしょに夕飯をとるために私の家に向かっていた。モンパルナス大通りに着いたとき、人の手で棺が相次いで運ばれてくるために立ち止まらなければならなかった。彼はその行列のなかに幼い女の子の棺を見つけた。棺は白い薔薇に埋め尽くされていた。花に彩られた運送隊が過ぎていくと、塩素の匂いでいっぱいの空気を残していった(60)」。人間の集合する場所は危険であるとして、学校の教室と廊下に漂白剤が散布された。病院や監獄、兵舎でも同様だった。

三　コレラの後で

コレラが過ぎ去ったあとで、衛生中央委員会は原因の解明に乗り出した。だが隔離や検疫といった予防策が効かず、解剖してもその理由が判明しないこの病に対して、分析できる唯一の方法は、統計を比較して死亡率の差から原因を推測することだった。だが性別、温度、風向き、高低差、湿度からは手がかりはつかめない。一方、パリにある一二区ごとの死亡率を比較すると、そこには驚くべき差が存在していた。最も死亡率の低い地区は二区で、人口七万五〇八七人のうち、コレラによる死亡者は七〇五人にすぎず、死亡率は九・三九‰であった。最も死亡率が高いのはシテ島を含む九区で、人口四万一八〇五人のうち、コレラによる死亡者は一九二二人で、死亡率は四五・九七‰であったから、二区の五倍近い死亡者を出していることになる。この差はどこからくるのだろうか。人口密度が原因なのだろうか、それとも衛生状態に問題があるのだろうか。

パリ市統計局

中央委員会にはパリ市の統計をとってきたフレデリック・ヴィヨとルネ・ヴィレルメの二人の専門家が参加していた。ここで委員会が行なった分析を検討する前に、パリ市の統計分析の前史について簡単に述べておこう。一八一七年、セーヌ県知事シャブロルは、数学者フーリエとフレデリック・ヴィヨをパリ市統計局の担当に任命した。ヴィヨとフーリエはパリ市に関するさまざまな統計をとり続け、その結果は一八二一年から順次出版されていった。

一八三〇年、ルネ・ヴィレルメはヴィヨの統計表を使って、パリの死亡率に差が生じる原因を探求する論文を発表した。掲載されたのは前年に創刊されたばかりの『公衆衛生および法医学年報』であった。『公衆衛生および法医学年報』は十九世紀のあいだ、フランスのみならずヨーロッパの公衆衛生学に絶大な影響を与え続けることになる雑誌で、ヴィレルメはパラン＝デュシャトレ、エスキロールとともにその中核を担っていた。

ヴィヨによる一八一七年からの約十年の死亡率を見ると、地区ごとの差がはっきりとしている。一区から六区までの死亡率は低く、七区から一二区の死亡率は高い。最も死亡率が低いのは二区で、高いのは一二区である。ヴィレルメは統計表とさまざまな要因を比較しながら、この差が生まれる原因を探っていく。今まで見てきたように、当時、不衛生の観念が結びついていたのは、空気が新鮮であるかどうか、沼地から離れているかどうか、人間が密集していないかどうか、不快な臭いがしないかどうかなどであった。しかしヴィレルメは一つずつ検討しながら、死亡率との関係を否定していく。セーヌ川からの距離と死亡率とに因果関係はない。土地の高低と、通りの風通しと、飲水と、人口密度と死亡率との明確な合致は見られない。ヴィレルメが死亡率と明確な合致を見いだすのは家賃であった。確かにヴィレルメが指摘する地区ごとの家賃と死亡率の比較は、軽微な差を除いて完全に符合していた。ヴィレルメはこう述べている。「したがって、財産と、裕福さと、貧困こそが」、パリの住民にかんして、「死亡率に見いだされる大きな差を生み出している主要な原因[61]」である。そして裕福さの程度は、食事と衣服と清潔さと関連している。だから、病に直接関係するのは衣食住の清潔さであって、地形や人口密度ではない、と。

ヴィレルメは九区にあるアルセナル地区とサン＝ルイ島を比較して説明している。一八一七年の統計によれば、アルセナル地区の住民は一万一一六三人、サン＝ルイ島はおよそ半分の五七七八人である。自宅で死亡した人数は、アルセナルが三六三八人、サン＝ルイ島がおよそ半分の一一六八人であるからそう変わりはない。だがアルセナル地区のなかにある不衛生な場所として名高いモルテルリ通りと、パリでも美しさで知られるサン＝ルイ島の河岸通りを比べたとき、死亡率には圧倒的な差があった。ヴィレルメはこの二つの地区をこう表現している。「モルテルリ通りは、狭く、汚く、薄暗く、換気の悪い建物に折り重なるように住んでいる貧民たちが最も多い通りの一つ」である一方、「サン＝ルイ島にある四つの河岸通りは、ほとんどの建物が特別なアパルトマンであり、住人は裕福に生活をしている」。モルテルリ通りの人口は四二六七人、サン＝ルイ島の河岸通りの人口は一五七六人であるから三分の一弱である。約八年間の自宅での死亡者数は、モルテルリ通りが一〇五〇人、河岸通りが二四一人であり、四分の一と少ない。死亡率に直すと、モルテルリ通りは三〇‰、河岸通りは一九‰と極端な差が出ている。さらにヴィレルメが指摘するのは、貧民は自宅で死亡するよりも、病院で死亡することが多いし、モルテルリ通りの住民には老人が少ないのに対して、サン＝ルイ島には引退した老人が多く住んでいるという点である。これを考えるならば、モルテルリ通りの死亡率の高さは数字よりも多くなると考えなければならないとヴィレルメは述べている。

コレラの報告書

こうした点を踏まえて、コレラの報告書に戻ろう。ヴィヨとヴィレルメが参加していた衛生委員会によるコレラの死亡率の調査は、彼らが指摘してきた地区ごとの死亡率の差と一致している点が多い。先ほども述べたとおり、モルテルリ通りを含む九区は最も死亡率が高く四五・八七‰となっている。これは死亡率の低い二区の九・三九‰のおよそ五倍である。またコレラ以前の死亡率の比較では、一区から六区が低く、七区から一二区が高かったが、コレラの死亡率でも一区から六区までの死亡率は二〇‰を超えていないのに対し、八区から一二区はすべて二〇‰以上の死亡率と、同じような結果が出ている。報告書もこの点を指摘している。「後者六区は、日頃から三〇人に一人の死亡率である。逆に前者六区は、四〇人に一人である[62]」。

このようにヴィレルメの衛生調査とコレラの死亡率が同じような結果を出したことに対して、報告書はこう述べている。「すし詰めと貧困が、六区までと、それ以外の区の死亡率の違いを明らかにしてくれる。委員の一人の調査は、コレラの出現する前から、長いあいだ死亡率について注意を払ってきた。その研究が示しているのは、モルテルリ通りの死者が首都のどの場所よりも多いということ、貧しい住民が生活する地区は他の場所よりも死者が多いということである。コレラは他の病気と同じように貧しい住民を襲ったということなのだ[63]」。

地区と死亡率

一八三〇年の論文で、ヴィレルメはこう述べている。「私は最初の論文で、パリの各地区が、はっきりと別の街を形成するものとして考えた。これから行なう研究もこの立場にもとづいている。ある地区の住民が他の地区に移住することは容易に起こるが、死亡率の分析を地区ごとに見るこの方法は、われわれの目的に非常にかなっている。というのも、その地区に移り住んでくるのは、ほぼつねに同じ階級で、似たような仕事をして、裕福、中流、もしくは貧困の状態も同じ住人だからである[64]」。ヴィレルメが統計表を根拠として主張するのは、住民が

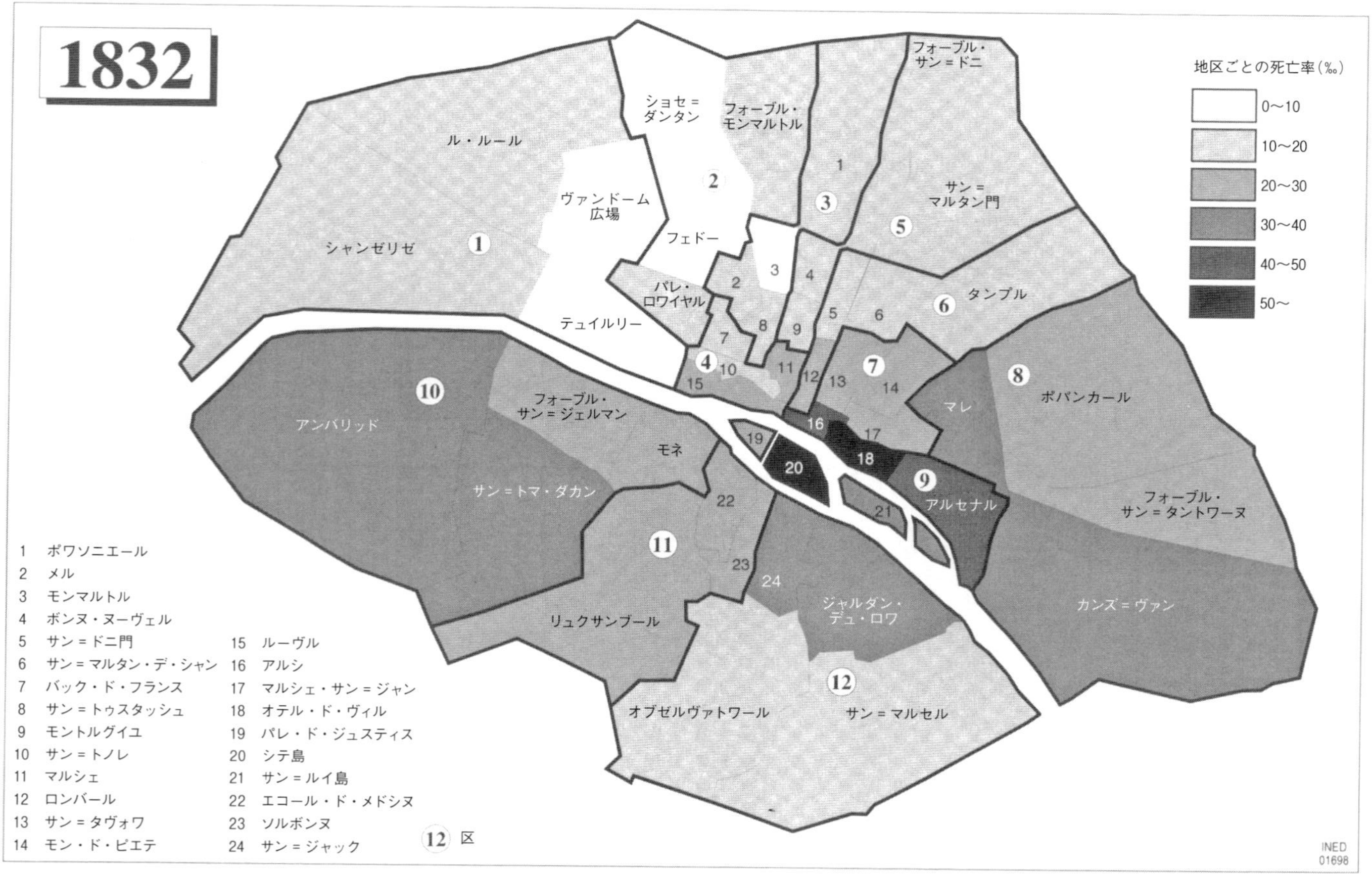

図10 パリの地区ごとの死亡率（1832年）

入れ替わっても、死亡率は変わらないということである。病が人間が生まれつきもつ頑強さや耐性などと関係があるのかどうかは分からない。病がいかなる経路で、何を媒介にして人間を襲うのかも分からない。しかし街区という条件をつけて集団的に観察したとき、病と人口のあいだには明らかな関係性が存在する。

地区ごとに健康格差があることを指摘したのはヴィレルメだけではない。例えば、一八二五年の『ロンドン・マガジン』誌上で、スタンダールは医学アカデミーが発見した事実に驚いたと書いている。それはパリの不衛生な通りで生まれた子どもの一歳までの死亡率が九〇％であるのに対して、地方では一二％を超えないということである。「最も高度な哲学も、最も欠点のない論理も、一人の人間、あるいは二人の人間に現われた生理現象の原因を発見するのには不向きなことが多い。だが同じ現象を一万の人間で観察すれば、真実はすぐに明らかになる」[65]。

スタンダールが驚いた医学アカデミーの発見は、クロード・ラシェーズによるものである。ラシェーズはヴィレルメと同じように、街区ごとに衛生状態を分析し、死亡率と照らし合わせながら、その原因を探った。その成果は『パリの医学地図』という古典的名著として一八二二年に出版されている[66]。『パリの医学地図』を読むと、ラシェーズが衛生を分析するときに二つの要因を分けずに使っていることがわかる。ある通りは、狭さ、汚さ、薄暗さ、集団生活、貧困という観点から不衛生だと非難される一方で、ある通りは悪臭に晒されているという点で非難される。一つ目の要因はヴィレルメと変わらない。一区と二区はパリのなかでも衛生的である。というのも、シャンゼリゼ通りやテュイルリーのように大きな公園があり、道は広く、行き止まりなどなく、風の通り道が確保されていて、家は大きく優雅に建てられている。特に再開発が終わったばかりの二区は、モンマルトルの丘が冷たい北風を防ぐように心地よくつくられていることから、富裕層が大勢移住してきた。道はまっすぐで広く、家から家の間隔も余裕をもってつくられているために衛生的である。一方、シテ島は、パリで最も古く道は曲がりくねってつくりが悪い。家は奇怪に集合していて、一つの家に三〇人も一緒に住んでいる。オテル・ド・

ヴィル周辺は、薄暗く、じめじめして、厚く黒く粘つく泥が何重にもなっている。[67]七区のアルシ地区や、一一区のリュクサンブールやソルボンヌも悪いが、不衛生が最も際立つのは一二区である。この辺一体は工場のための再開発地区で、工場と労働者のための家屋の建設が盛んに行なわれている。というのもゴブラン川とビエーヴル川があり、その沿岸が工場建設に関して立地が良いからである。沿岸は、革なめし工場や染色工場が立ち並び、工場自体は清潔だが、保管庫として薄暗くて狭い部屋しか用意していない。その薄暗く狭い部屋に工場長は製作した商品を保管し、労働者は大勢の家族と犬や猫やうさぎと一緒に住むので、空気が汚染されている。[68]

ラシェーズが非難する二つ目の要因は悪臭である。例えば八区カンズ＝ヴァン地区の東には、バスティーユ堀がある。ここは船の停留のために使われるのだが、水が停滞して淀み、悪臭と有毒なミアズマがたまっている。東風が吹くとカンズ・ヴァン地区はその影響を受けるので不衛生である。モントルグイユ通りは、中央市場の北にあり、市場から売れ残りや通りに捨てられた魚や野菜の悪臭が漂ってくるので、正午を過ぎたら二時間以上は留まってはいけないなどと書かれている。だが当時のパリで、悪臭の最大の原因となっていたのは、北の市壁のすぐ外にあったモンフォーコンのゴミ捨て場であった。ゴミ捨て場と言っても、モンフォーコンが回収したのは主に糞便で、しかもそれを肥料につくり変えるために、水分を抜き乾燥させる作業を行なっていた。モンフォーコンの悪臭は十八世紀末からつねに問題となっていて、イノサン墓地の悪臭を調査した科学アカデミーのメンバーも調査に訪れている。モンフォーコンのすぐ内側にあって、強い悪臭にさらされているフォーブル・タンプル、フォーブル・サン＝ドニ、フォーブル・サン＝マルタンの三地区はとくに危険である、とラシェーズは述べている。

コレラの原因は何か

コレラが侵入したとき、衛生中央委員会もモンフォーコン近辺の地区は危険であると考えていたようである。

しかしモンフォーコン近辺の死亡率が特に高いというわけではなかった。パリ市外にあってモンフォーコンを取り囲んでいる四つの地区の死亡率は一七から一九‰に留まっており、平均よりも低かった。さらに報告書が驚きとともに伝えているのは、モンフォーコンで人糞の乾燥に従事していた一五四人のうち、コレラで死亡したのはたった一人だったということである。

これまでの章で見てきたように、十八世紀の医学において悪臭は特権的な位置を占めてきた。だがコレラの死亡率の分析から明らかになるのは、その関係がゼロとは言わないが、著しく弱いということである。

コレラの原因が悪臭ではないとすれば、残る要因は一つしかないと衛生中央委員会は考えた。それはヴィレルメが指摘するように狭く、汚く、薄暗く、換気の悪い建物と、そこに折り重なるように住むこと、貧しい労働者人口である。報告書は強い口調で彼らを非難している。「社会階層の最下層に位置づけられるこの階級は、産業の夢に彩られ、人で溢れ、工業の盛んなわれわれの都市に、不注意による過ちと、不品行による混乱を絶えずつくりだしている。パリほどこの階級であふれた場所はない。何らかの稼ぎを得られるのではないかという誘惑によって、パリは流れ者の大群を引き寄せ続けている。定住もせず、定職もないこの階級は、貧困と悪徳以外のものを持たず、日中は公共の道をさまようだけで、夜は貧民宿に帰っていく。首都のあらゆる場所にあるこの貧民宿は、いつでも彼らを受け入れるために存在しているのである(69)」。

貧民宿にはモルテルリ通りの特徴がすべて備わっている。「薄暗い部屋は、時に侵食されて黒ずんだ壁に囲まれている。汚い小部屋で空気が循環することはない。汚れた窓からはほんの少ししか太陽が入り込まない」。それに「配管からは雨水と生活用水が溢れていて、さながら汚れた井戸のようである。便器はありとあらゆる汚物で塞がっている。〔…〕住民たちは、部屋の隅のすべてに、また彼らのベッドの下にまで、泥でよごれた布切れを溜め込んでいる。そこから、悪臭のひどい瘴気が、醜いあばら屋の真ん中に漂っている(70)」。「これこそが、死亡率が他より高い地区が観察できる理由である。これこそが、病気の種が他よりも早く進展する理由である。これこそが、早く人生が終わる理由であり、他の地区では四〇人に一人の死亡が、ここでは絶えず三〇人に一人になる理由なのである」(71)。

貧民宿の調査

一八三二年のコレラから二年後、ヴィレルメは貧民宿の宿泊者が、他の宿泊施設の客よりも多くコレラの犠牲になったかどうか、詳細な調査を実施した。その結果は『公衆衛生および法医学年報』に掲載された。パリに存在する宿泊施設は、一等級から五等級に分類され、四等級および五等級が貧民宿とされている。一等級はホテル(Hotel. Auberge)と呼ばれ、主に旅行者が宿泊する。二等級は家具付きの貸家(Maisons Meublées)で、主に学生が借りている。三等級は共同部屋(Chambrées Communes)で、貧しい労働者が借りている。四等級以下は、一晩貸しの安宿(Logeurs à la Nuit)で、主に浮浪者が借りていた。四等級の価格は五スーから一五スーで、浮浪者たちは警察の目を逃れるなどの理由で、一晩ごとに安宿を転々としていた。三等級の労働者たちは、一部屋をたいていは二人でシェアし、八ヶ月ほど滞在して出稼ぎをする。価格は一月単位で、一人五、六フランである。二等級の学生たちは、月に一五から四〇フランを払い、一年ほど滞在する。一等級の外国人たちは、安くて一晩三〇スー、高いと六フランを払って、そこに二週間ほど滞在することが多い。

一八三二年の九月、パリに存在した三一〇六の宿泊施設のうち、コレラが発生したのは九六五軒である。コレラの発生した四月から九月までに閉鎖した六五軒を含め合計三一七一軒の宿泊施設が存在しており、宿泊人は三万二四三四人であった。そのうちコレラにかかったのは二三四二人で、死亡したのは一〇三三人である。宿泊客のおよそ一四分の一が罹病し、三一・四分の一が死亡した。罹病者と死亡者の比率は、一対二・二七だから、およそ半数が亡くなったことになる。

ヴィレルメは一つ一つの宿泊施設を訪ねてまわり、地区ごとのコレラの罹病率と死亡率を、施設の特徴や客層、周りの環境などとともに紹介している。すべてを紹介することはできないが、例えば一区では、テュイルリーの宿は清潔であり、罹病率は一一〇分の一、死亡率も一八三分の一と低いのに対して、シャンゼリゼとヴァンドームには貧しい労働者たちの共同部屋があり、罹病率は二九分の一、死亡率は一一五分の一とテュイルリーとくらべると高い。六区ではロンバール通りの状態が最も悪く、罹病者、死亡者ともに他の二倍以上である。九区ではオテル・ド・ヴィル、シテの状態の悪さをあげ、やはりモルテルリ通りの汚さを細かく描写している。

ヴィレルメは状態の悪いシテの宿と、きれいなテュイルリーの宿を比較し、そこに極端な差が存在することを指摘している。罹病率は、シテが八・五分の一であるのに対して、テュイルリーは一八三分の一だから、二二倍ほどの差がある。死亡率は、シテが四・五分の一でテュイルリーが一三七分の一であるから三〇倍の差がある。ヴィレルメはこの等級ごとの罹病率の差をこう譬えている。もしそれぞれの宿に一〇〇人ずつの住人がいたとしよう。そのうちコレラにかかるのは、一等級五人、二等級九人、三等級一九人、四等級五二人、五等級六〇人となるだろう、と。

ヴィレルメはこれらの結果から、次のように結論づけている。「病の被害は、その場所が呈する不潔さという明白な原因によって起きる。宿の貧困状態、住人の貧しさ、とくにその場所が売春に使われているときに(72)」被害が大きくなる。貧民宿は、ホテルよりもコレラの猛威にさらされたのであるが、「同じように不潔で、同程度の貧しい人々が住む安宿であっても、売春をまったくしていないところは」コレラの被害が少なかった。ゆえに、「コレラは、不道徳な心が社会に対する度重なる攻撃を誘発してしまう人々を、とくに犠牲者として選ぶことによって、社会を浄化しなければならなかったのだ(73)」、と。

四　人口と感染症

マルサスと感染症

十八世紀末、マルサスは『人口論』のなかで伝染病の原因について次のような仮説をたてている。「清潔にたいするおおきな注意によって、ペストはついに完全にロンドンから駆逐されたようにおもわれる。しかし、疫病の流行期および伝染病さえうみだす二次的な原因のうちに、密集した人口と不健全で不十分な食糧とがふくめられるべきであると、いえなくはない」[74]。『人口論』は版を重ねてその内容を大きく変えるのだが、この仮説は変わっていない[75]。マルサスはその根拠をいくつか挙げている。疫病がとくに貧しい階級の人々を襲うこと。統計上、伝染病が流行した年は、飢饉や不作の季節が同時にきたり、あるいは飢饉に次いで伝染病の流行が起きていること。そしてわれわれが経験上知っているように、「熱病が監獄や、工場や、密集した救貧院や、大都市の狭く風通しの悪い通りで発生する」[76]ことである。

マルサスが伝染病の原因として人口の密集や食料不足をあげるのは次のような理由からである。「食糧および住民の健康を保持するのに必要な設備」[77]を超えて人口が増えると、食料が不足し人口密度が高くなる。例えばもし今後一〇年間多くの結婚が行なわれるのに、家屋の数は同じままだと仮定するならば、一戸あたり五、六人であった居住者数は七、八人となり、「おそらく一般の人びとの健康にひじょうに不都合な影響をおよぼすことになろう」[78]。したがって、家屋や食糧が十分ではないにもかかわらず結婚を奨励するようなことがあれば、人口と食糧の均衡がとれている国よりも、「周期的に疫病流行に見舞われることになるだろうと思う」[79]。

マルサスはまたこうも主張する。「いかなる国においても人口の真実的かつ恒久的増加の唯一の基準は、生産手段の増加である」[80]。人口増加の原因となりうるのは、生産手段の増加だけであり他の要因は一切関係がない。

生産手段を超えて無理な人口増加が起きれば、疫病を含む何らかの原因によってその増加は制限される。一見、ランダムに発生しているようにみえる疫病や飢饉だが、ある程度人口増加と食糧の比率から予測しうるのではないか。「他に人口を減少させる原因がなければ、すべての国は、うたがいもなく、周期的疫病あるいは飢饉に見舞われるであろう(81)」。

予防接種の人口に与える影響

マルサスの『人口論』初版は、一七九八年に出版された。同じ年、エドワード・ジェンナーは種痘に代わる安全な予防接種の方法として、牛痘についての論文を発表した。安全な予防接種のおかげで天然痘の脅威と天然痘患者が激減しても、人口は生産手段に比例するというマルサスの考えは受け継がれつづけた。たしかに天然痘の死亡者数は激減し、予防接種禍も減少した。統計学者デュヴィヤールは、この安全な予防接種の発見によって、ベルヌーイとダランベールの論争はまったく無意味になったと書いている。しかしフランスで最初の政治経済学講座を担当したジャン＝バティスト・セイはこう述べている。「一〇万人を助けることで、牛痘はわれわれの人口に一〇万の人間を加えたなどと書かれた本を読んだり、そう言われるのを聞いたりすると、その見当違いに笑わざるを得ない(82)」。

セイによれば、マルサスの言うように人口の増減は生産手段に比例する。では牛痘は無意味だったのだろうか。いやそうではない。予防接種は人口増減に関わることはないが、「人間の境遇を改善するため(83)」に有用なのである。パリ市の都市統計をとっていた数学者フーリエも、セイと同じように考えていた。人口には生産手段にもとづく固有の法則が存在し、衛生の向上や予防接種の普及がそれに関与することはない。予防接種の普及に関係なくパリ住民の数は一定である。公衆衛生が貢献するのは人口における健康な人間の割合を増やすことである。つまり公衆衛生は、人間の量を増やすのではなく、人間の質を高めるのである。

ヴィレルメ「伝染病について」

コレラが過ぎ去って間もなく、ヴィレルメは論文「伝染病について――公衆衛生、医学統計および政治経済との関係」を発表した。この論文でヴィレルメは、マルサス、セイ、フーリエの考えに同意している。「伝染病が、いたるところで、頻繁に、繰り返し起きるという事態が示しているのは、人々が貧窮しているということである。言い換えると、人口が、持っている生産手段に対して、過剰だということである」[84]。ヴィレルメは、疫病は過剰人口を抑制するために流行すると言い、人口は生産手段との関係のなかでその数が決定されるため、公衆衛生の普及が人口増加に寄与することはないとも言う。では公衆衛生の役割はいったい何なのだろうか。

ヴィレルメは健康な土地と不健康な土地の住民を比較して説明する。例えば二つの土地で人口が同じであったとしよう。二つの土地に住む同じ数の人口は、その維持される仕方に違いがある。沼地に囲まれた不健康な土地では、伝染病が風土病となっていて、毎年のように流行する。住民は早死することが多いが、他のどの土地よりも出生率が高いために人口は維持される。一方、健康的な土地に住む住民は、不健康な土地に比べて伝染病に襲われる頻度が半分ほどである。住民は寿命も長く、人口の増減は安定している。この二つの土地で、人口の数が同じであるとすれば、不健康な土地は子どもの死亡率が高くても、それを上回る出生率によって健康的な土地の人口と同じ数を維持していることになる。

このように人口が同程度に維持されているとしても「それを構成する人間の資質はまったく異なる」[87]。不健康な土地では、人々は虚弱で病気がちだから、有用な成人になる前に死んでしまうことが多い。反対に健康な土地に住む人々は頑強で健全だから、国力になるし、寿命をまっとうできることが多いから、自らと家族を養うに十分な時間を生きることができる。この二つの土地のどちらが良いかは明白だ、とヴィレルメは述べている。このこと

上の例でいえば、伝染病は不健康な土地よりも健康的な土地を襲う頻度が少ないということになる。このこと

からヴィレルメは「文明の進歩は伝染病の頻度と激しさを減少」[86]させるという結論を下した。減少のみならず、ペストや天然痘のように消滅させることに成功した場所も存在している。牛痘にも同じことが当てはまる。牛痘は人間の質を高めることに貢献した。それは天然痘が人類にもたらしてきた病の脅威をなくし、「盲人の数を減らし、生まれたままの美しさ保ち、平均寿命を伸ばした」[87]。このような事実が人口の増減に寄与しないとしても、文明の進歩は住民の健康状態や質を向上させているとして、ヴィレルメは次のように述べている。「われわれの社会もそうだが、あらゆる社会で、自分の子どもに牛痘接種させる、教育があり裕福な階級と、それを拒否する下層の民衆が見られるのが一般的である。ジェンナーの幸運な発見は、こうした表現が許されるならば、特に人生のめぐり合わせでもっとも良いくじをひいた人々に、恩恵を与えている」[88]。

●本章のまとめ

楽観論者たちは述べていた。パリのような衛生的な都市にコレラはやってこない。なぜならガンジス川とブラマプトラ川に挟まれた泥から生まれたその病が住みつくのは、同じような環境にあるアジアやロシアやポーランドだけであろう、と。コレラがパリに侵入したとき、衛生学者がつくりだした都市のイメージは、パリのなかのアジアであった[89]。通りは薄暗く、泥にまみれて、排水口はつまり汚水が溜まっている。通りの両側にある建物は部屋ごとに何十人もの貧困階級が折り重なって生活をし、怠惰に任せて清掃をしない。パリではシテ島やモルテルリ通りにつくられたこのイメージは、ロンドンではジェイコブ島に、ハンブルグでは穴蔵地区に見いだされる[90]。

コレラ文学のなかにも内なるアジアのイメージが見いだされる。トーマス・マンの『ベニスに死す』で、アッシェンバッハの滞在するホテルは、ヴェネツィアという地域の特性上、川という境界によって区別されている。コレラは、ゴンドラという媒介を使って渡る向こう岸のものである。アッシェンバッハはこの「外界の調査」に

「外国人を装って」出かけていく。[91] 向こう側の世界では、「下層階級の人々に一種の風俗紊乱をもたらし」ており、そこは「無節操、厚顔無恥、増大する犯罪」がはびこる危険な場所である。[92] そこは「ただイタリアの南部や東洋の各地にのみ見られるような、厚かましく放埒な形[93]」をしている。ヴェネツィアのその一角は、まるでアジアのように不衛生で不道徳な場所である。一つの都市のなかに、衛生的で安全なホテルと、不衛生で危険な外界という空間的区分がなされている。アッシェンバッハがコレラに斃れるのは、ヴェネツィアに留まったからではなく、少年を求めてその外界に入っていったからである。

コレラは都市全体を平等に蹂躙したわけではなかった。新しく衛生的につくられた地区は被害が少ない一方で、古く狭く曲がりくねった通りは大きな被害が出た。報告書は書いている。「これほど空間が狭く、人口が圧迫されており、空気が悪く、居住が危険で、住民が悲惨な場所はない[94]」。コレラという感染症は、貧民街と明確に結びつけられる。悪臭や腐敗という十八世紀的イメージの代わりに、狭さ、薄暗さ、貧困、ぼろ布、湿った状態、怠惰、売春が十九世紀のコレラのイメージとなる。

一八三二年六月の事件はこのイメージのリストに暴動とバリケードを加えた。『レ・ミゼラブル』のなかでユゴーは、巨大なバリケードが出現する一帯をこう表現している。

そんなわけで、この四本の通りが迷路のようにもつれあい、一方では中央市場とサン゠ドニ通りに、他方ではシーニュ通りとレ・プレシュール通りにはさまれた二百平方メートルほどの場所に七つもの街区ができていた。どの街区も奇妙な具合に仕切られ、大きさもまちまちで、秩序もなくいい加減に並べられ、石置き場の石の塊みたいに、狭い割れ目によって区分けされていた。狭い割れ目といったが、筆者としては、暗く、狭く、角ばって、両側に並ぶ九階建てのあばら屋のあいだを行く路地を、それ以上に的確に言いあらわすことができないのである。そのあばら屋もすっかり老朽化し、シャンヴルリー通りとプチット・トリュアンドリー通りでは、家々の正面は家から家へとわたした大梁によって支えられているほどだった。道が狭く、どぶの幅が広かったので、通行人は年中ぬれたままの石畳のうえを、穴倉みたいな店や、鉄輪をはめた大きな車よけの石や、とてつもないゴミの山や、巨大な鉄格子の門でがっしり固めた家の出入り口などに沿って歩いていた(95)。

コレラにかかる者たち、暴動を起こす者たち、売春をする者たち、彼らが住む一帯の狭く、汚い通り。これらのイメージが二つの態度を形成する。貧しい病人を助けよという慈善的な態度、そして都市から病と暴動という危険な要素を排除せよという衛生的な態度である。ラシェーズは、怠惰にまかせて掃除をしない者たちを非難していた。また、ヴィレルメはコレラがとくに不道徳な者たちを選んで襲ったと述べた。下水溜まりができる道路の悪さ、下水道の整備の遅れが問題にされると同時に、その道路沿いの住人の生活習慣も同じように問題とされるようになる。衛生学者たちは都市設備の不衛生と同じく、統計という尺度を使って不道徳さを測定しはじめることになる。それは「精神衛生」(hygiène morale)というまなざしで、怠惰や犯罪や飲酒への非難となっていく。コレラが貧しい労働者を集中して襲ったがために、衛生学の対象は狭く細い通りやその排水の悪さ、そこに住む人々に絞られていった。都市と住人への衛生的配慮は清掃と消毒がその対処法であったが、精神への衛生的配慮が問題となり、衛生学のなかに内面領域が取り込まれていくことになる。

第六章　手本の感染——公衆衛生と精神感染

前章では、公衆衛生学者たちが罹病率・死亡率を参照しながら、コレラが貧しい労働者階級を好んで襲ったという共通認識を導きだし、彼らの身体や住居の衛生状態を改善する必要性を訴えてきたことについて見てきた。公衆衛生学者たちは同時に、労働者階級の内面にも関心をもち、精神衛生という観点からその改善の必要性を訴えている。なぜならば身体や住宅の衛生を悪化させる原因が、彼らの生活習慣や、暮らしぶりにもあると考えていたからである。例えば、ジョゼフ＝マリー・ド・ジェランドは貧困対策として有効なのは家庭訪問をすることであると書いている。というのも人間の内面にある怠惰や無思慮は、住まいの状態に現われるからである。家庭訪問員は、貧困者の住まいを見て、家具、シーツ、所帯道具が整頓されているかどうかを見なければならない。というのも、持ち物を選んで手入れをしているかどうか、衣服やシーツ類が不潔かどうかを見れば、怠惰や無気力、無思慮といった内面について知ることができるからである(1)。自動箒清掃車を発明したクレルジェは述べている。清潔は清潔を呼ぶ。住まいの清潔は衣服と身体の清潔を呼び、その結果、生活習慣の清潔を呼ぶ。不潔とは悪徳の装いに他ならない(2)、と。

第三章で見たように、公衆衛生は、身体、精神、社会のすべての面について改善し指導してゆくべきであると考えられていた。十九世紀の公衆衛生学も同じく、身体衛生だけではなく、精神衛生の重要性も唱えている。すでにロベール・カステルが著書『精神医学的秩序』で明らかにしているように、十九世紀の精神医学は公衆衛生学の一部と考えられていた。その体系のなかで精神衛生がどのような機能を担っていたかということについて、ここですべてを語ることはできない。そこで、この章では十九世紀の公衆衛生思想のなかで語られていた「手本の感染」という用語に注目し、その観点から精神感染と予防の関係について考えてみたい。

十七世紀にはすでに、ロシュフーコーが「手本の感染」について語っていた。「手本ほど感染しやすいものはなく、われわれが大きな善や大きな悪を為せば、それらは必然的に同じような行為を生みださずにおかない。われわれは善行を見ると競争心を起こして模倣し、また、悪行を見ると、それまで羞恥心に押さえこまれていたわれわれの本然の悪心が、手本によって解放されて、それを模倣するのである」(3)。十九世紀の公衆衛生学では、労働者階級における「手本の感染」が問題視されていた。労働者階級の内面が問題視された社会問題のなかでも、本章では飲酒と自殺についてとりあげてみたい。自殺についてはエスキロールを、飲酒についてはヴィレルメを参照するが、両者ともに手本の感染という観点から考察している。自殺や飲酒が手本を介して感染するとは何を意味していたのか、まずはエスキロールによる自殺増加の分析から見ていくことにしよう。

一　エスキロールと自殺の感染

ジャン＝エティエンヌ・エスキロールは、パラン＝デュシャトレやヴィレルメとともに『公衆衛生および法医学年報』に寄稿していた、十九世紀前半の公衆衛生学を代表する医師の一人である。ピネルの弟子として精神医学や道徳統計を専門としており、サルペトリエールやシャラントン精神病院に勤務していた。部分的な狂気を意味するモノマニーという概念をつくりだしたことでも知られている。

エスキロールはいくつかの著作のなかで、精神病が感染する可能性について触れている。例えば、一八三八年の著作のなかでこのように記している。「何人もの著者が精神異常は伝染性であると確信している。たしかに心的要因とは無関係に、狂気が一度に大多数の人間に広まる年が存在する。一方、精神の感染があることについて議論の余地はない」[4]。伝染（épidemie）と感染（contagion）の違いについて簡潔に説明しておこう。伝染とはミアズマの影響でその場にいた全員が同じ病にかかることである。感染とはある者の病が接触によって他の者にうつることである。このことを精神病に言い換えると次のようになる。精神異常が伝染性であるということは、ある場所にいる人間が一斉に精神異常になるということである。一方感染性であるということは、精神異常が人から人へと連鎖することを意味している。

とはいえエスキロールはそれほど明確な区別をしているわけではない。例えば精神感染について次のように述べている。「悪魔憑きは時として伝染性である。すべての神経病とおなじく、悪魔憑きは一種の精神感染と、模倣の力によって広まっていく」[5]。また別の論文ではこのように述べている。「伝染病や感染症が多少なりとも起こりやすい大気の構成が存在しているように、精神にもある一般的な傾向が存在している。それは精神異常が一種の精神感染によって、多数の人間に広がり、繁殖し、うつりやすいという傾向である」[6]。このような部分的な引用から想像すると、エスキロールはおそらくこう考えていたのだろう。人から人へ精神異常が感染することには疑いの余地はない。そして何らかの原因で精神感染が起こりやすい状況がつくられると、その感染が一度に多数の人間に広まってしまうことがある。

エスキロールによれば、精神異常の感染の事例は古くはギリシア神話のなかに記されている。それはプロイトスの娘たちの話で、娘たちは神の怒りをかい狂気にさせられ裸のままペロポネーソスを放浪した。預言者がプロイトスに娘たちの治療を申し出たが、報酬が高すぎるために拒否されると、狂気は国中の女たちに感染していった[7]。十四世紀のオランダ、ベルギー、ドイツに広まった悪魔憑きや、十六世紀のローマに広まった悪魔憑きも、「想像力と模倣の力」によって広まった精神感染の事例であり、サン＝メダール教会の痙攣《けいれん》派もまた「精神感染の犠牲者であるが、幸いなことに、われわれの国で起きたこの種の光景では最後のものである」[8]とエキロールは述べている。

サン＝メダール教会の痙攣派

ここで少し遠回りになるがエスキロールが述べているサン＝メダール教会の痙攣派について見ておこう。この事件は十八世紀に起きたもので、発端はパリスという神父の葬儀だった。パリス神父はジャンセニストで、サン＝メダール教会で行なわれた葬儀にはたくさんのジャンセニストたち集まった。彼らが熱心に祈っていたところ、そのなかに麻痺していた足や腕が治った者が現われた。その噂がパリ住民のあいだに広まると、サン＝メダール教会に埋葬されたパリスの墓に触れれば、不治の病も奇蹟の力で治るということになり、奇蹟が起きるときには必ず前触れとして痙攣が起きるのが神の力の証拠であるということになった。その奇蹟の話を聞きつけた者たちが、パリスの墓に集まって熱心に祈るようになり、なかには痙攣が起きて不具の病が治ったという者たちが現われるようになる。騒ぎが増す一方なので、国王の命令で墓地は閉鎖された。気の利いた者が教会の壁に「この場所で奇蹟を起こすことを禁ず[9]」と書きつけた。

この事件は哲学者たちの考察の対象となった。メルシエはこう書き記している。「哲学が、この怪奇現象の正体をあばき、宗教改革者や魔術師を嘲笑い、この精神の伝染病に頭を悩ませていた政府を助けたにもかかわらず、この熱狂は民衆に伝染し、連鎖反応を起こしていった[10]」。ヴォルテールによれば「政府は、ひと月の間、この伝染病を、猖獗するにまかせておいた[11]」。

なぜこの奇蹟騒ぎが伝染病として考えられているのか。その理由の一つは、奇蹟を見たという者が後を立たなかったということがある。ヒュームはこう記している。「たくさんの奇蹟が問題のないほど廉直な判者の前で、信用と名声をもつ証人に証言され、知識の進んだ時代に、しかも現代の世界において最も卓越した舞台において、ただちにその場で証明された。その上、その奇蹟の物語は出版され、いたるところに配布された[12]」。奇蹟を見たという者は後を絶たず、それも貧民だけではなかった。例えば、パリ高等法院のモンジュロンは、奇蹟が起きたことを証明しようと証言を集め、著作として出版している。

では哲学者たちはこの精神の伝染病についてどのように考えたのだろうか。ディドロによればこれは集団心理にすぎない。「あの時奇蹟が起きたというのは、幽霊が存在するのと同じことである。誓ってもよいが、幽霊を見た者はすべて前もって幽霊を恐れているのであり、このとき奇蹟を見た者はすべて奇蹟を見ようと固く決意していたのである」[13]。十八世紀において、この感染性の現象は、狂信（fanatisme）という観点から考察されている。ヴォルテールは言う。「ひとたび狂信に脳を侵されるやほとんど不治の病となる」。狂信は、サン＝バルテルミで起きた虐殺のように、自らの狂気を殺戮によって推し進めることにもなる。ヴォルテールによれば、この奇蹟騒ぎも狂信である。というのも痙攣派は、眼が燃え上がり、手足がふるえ、奇蹟を否定しようものなら今にも誰かを殺しかねない様子であるからだ。「この流行病の治療薬としては、徐々に普及し、ついには人間の習俗をやわらげ、悪の接近を防ぐ哲学的精神以外にはない、なぜならば、この病気は一旦はびこると、逃避して空気が浄化するのを待たなければならないからである。法律や宗教では魂のペストにたいして不充分である。宗教は魂の救いの糧となるどころか、病気に冒された脳髄では毒に変わるのである」。ヒュームもヴォルテールに同意して言う。哲学以外に「この伝染的な悪疫に対しては、他のいかなる対策も無用であるか、少なくとも不確実である」。迷信は過った見地に基礎を置いており、哲学が正しい感情を吹き込めばすぐに消滅するものだ。「疫病と薬品のあいだの争いはより公正である。薬品が効果を示すか、それとも偽りであり不純物が混ざっていることを示すか、それを妨げるものはなにもない」。狂信者に対して、そしておびただしい数の証人に対して、彼らが奇蹟と呼んでいるものが絶対的に不可能であることを証明する以外にできることはない[14]。

すなわち、奇蹟騒ぎという精神の伝染病は、その場にいる人間たちが狂信という病にかかったために起きる。そしてこの狂信という病の原因は、人々に哲学的精神が欠如していることである。したがって、哲学的精神をもっていれば、悪の接近を予防することができるということになる。

十九世紀末になると、これらの現象は、ギュスターヴ・ル・ボンやフロイトなどによって、集団心理学として考察されるようになる。[15]つまり集団が及ぼす暗示の影響が、模倣や伝染を引き起こすというのである。十八世紀の狂信という視点と、十九世紀末の集団心理という視点のちょうど中間にあって、エスキロールは、精神感染は模倣や想像の力によって起こり、特定の条件の下では多くの人間が一度にかかるくらいの伝染力をもつと考察している。

精神異常の感染

エスキロールによれば、自殺の連鎖は精神異常が感染することをより明確に示している。集団自殺について古いものではプルタルコスが記している。戦争中だったミトレスで、娘たちは夫が帰還しないことを嘆いていた。娘たちの失望は、しだいに街中の娘たちに感染し、自殺が蔓延したと記されている。行政官は「自殺者の死体を裸にして公共の広場に晒すこと」という命令を下し、この規則ができてすぐに自殺の感染は止んだ。十七世紀になるとプリムローズが、リヨンの娘たちのあいだに陶酔状態が感染し、彼女たちがローヌ川に集団で身投げした事件があったと記している。エスキロールが生きていた時代にも、ルーエンとエタンプで集団自殺が起きていた。[16]同じ頃、トマス・シデナムはマンスフィールドで集団自殺があったと書き残している。

エスキロールは自殺の原因をこう分析している。「脳が興奮し、感受性が豊かになり、欲求が増大し、欲望がさし迫り、悲しみの原因が増えれば増えるほど、精神異常の頻度が高まり、ゆえに自殺が増えることになる」。[17]地方の村と都会、ロシアと英仏を比べれば、どちらに自殺者が多いかは一目瞭然だという。つまり精神が高揚する要素が多い環境に身をおくと、精神異常と自殺の可能性が高くなるということを主張しているのである。

ルイ・シュヴァリエが明らかにしているように、都会において自殺者が多いという考えは十八世紀後半から広範に見られる。メルシエは世界中の都市のなかで、自殺者がもっとも多いのはパリであると述べている。ラシェーズの『パリの医学地図』でも、パリは自殺者がきわめて多いと述べており、さらに統計に計上されていない自殺者がまだたくさんいるとつけ加えている。ラシェーズやサン＝マルク・ジラルダンは、パリの自殺者は工場労働者に多く見られるが、ロンドンでは反対に金持ちに多いとし、さらに、パリでは貧困からくる憎悪によって自殺するが、ロンドンでは無為と享楽からくる倦怠から自殺する、と述べている。さらにジラルダンは「もし、われわれの時代の職人たちが、自殺という病気にかかっているとすれば、その原因は現代科学と現代文明が彼らの知性を絶えまなくいらつかせているからである[18]」と言う。エスキロールも、パリは精神感染が起こりやすい傾向をもっていると考えていた。というのも街には「模倣の力、宗教観念の軽視、過度な文明化、軍人精神、政治動乱、道徳の退廃、ギャンブル、オナニズム、アルコールの過剰摂取、体の痛み、ペラグラ[19]」が溢れていたからだ。ブリエール・ド・ボワモンも革命や動乱と狂気の感染は関連していると主張している。「模倣、それは真の精神感染であり、精神異常を増加させることに貢献している[20]」。

これらの言葉には二つの要素がある。一つは、自殺が精神の異常な興奮によって引き起こされていること。二つ目は、集団的な自殺は模倣や手本を通じて行なわれるということである。この二つの要素をつなげて考えるならば、このようになるだろう。都会は精神異常と自殺が起こりやすい環境や傾向が整っている。そこで何か手本となる自殺が起きれば、模倣の力によって感染の連鎖が広まっていく。

この時代の有名な出来事といえば、ゲーテの『若きウェルテルの悩み』の出版が引き起こした自殺の連鎖であろう。スタール夫人はこう述べている。「ウェルテルは、世界一の美人よりも多くの自殺を引き起こした[21]」。今日ウェルテル効果（Werther Effect）として名を留めている模倣自殺について、エスキロールは精神感染が原因であるとして次のように語っている。「もし自殺が絶えまなく著作や演劇で繰り返され、しかも自殺がどうでもよい行為ではなく勇気ある行為として[22]」賞賛されるならば、もともと都会の人々の心は精神異常に感染しやすい環境にあるため、自殺する方向に傾いていく。自殺の手本が「新聞で毎日のように報告されるならば、模倣の力によってこの傾向は強化されるだろう(23)」。新聞が報道する自殺事件は、単なる記事ではなくだれにでも模倣される手本となる。それは「感染性で有害である。もし、だれか夢や悲しみに悩む人が、新聞で友人や知人の自殺記事を読まなければ自殺することはなかったということが起きないとも限らない。執筆の自由が、人間の命に勝ることはないだろう(24)」と。自殺を英雄的に扱う新聞記事や演劇や小説は、自殺の感染を引き起こしかねない。『若きウェルテルの悩み』が各国で発禁処分を受けたように、エスキロールは自殺の報道が表現の自由の乱用にあたると考えた。エスキロールは「人間には、その情念を導き、その行為を統治する権威が必要なのだ(25)」と言う。権威によって、信仰心と道徳と規則正しい生活によって魂を鍛えること、法を敬い社会の義務を果たすこと、他人を軽視したり、欲望に溺れないようにすることで自殺の感染を予防すべきだ、とエスキロールは主張したのである。

デュルケム『自殺論』

およそ半世紀後にデュルケムも『自殺論』において同じことを述べることになる。「外部から抑制するものがないかぎり、われわれの感性そのものはおよそ苦痛の源泉でしかありえない。というのは、かぎりなき欲望というものは、そもそもその意味からして、満たされるはずのないものであり、この飽くことを知らないということは、病的性質の一徴候とみなすことができるからである(26)」。デュルケムは言う。かつては同業組合が収入と支出のバランスをとっていた。いまや産業と市場の発展によって、欲望は解き放たれ規制するものはない。宗教は影響力を弱め、政治権力は経済生活に奉仕する手段ないし下僕になってしまった。フランス革命以来、この国が培ってきたのは増大する欲望であり、それを規制する法は神的にも政治的にも社会的にも存在しない。この無法状態すなわち「アノミー」は、自殺が増加しやすい傾向をつくりだした。「人が健全な規律に服している社会」や「自己を縛り、抑制することに慣れている人」が自殺することはあまりない。だが「今日の経済的状態の無秩序は、そうしたあらゆる危険な冒険に扉をひらいている。人々の空想は目新しいものに渇え、しかもそれを規制するものがないので、空想は当てもなく手探りすることになる」[27]。

エスキロールもデュルケムも外部の規制がないことが、自殺増加の原因となっていると分析している。デュルケムの言葉でエスキロールの思想を説明するならば、アノミーは自殺と精神異常の感染を引き起こしやすい環境だということである。衛生学は感染を予防することを使命としている。コレラの予防はコレラを引き起こしやすい都市環境を消毒によって清潔にすることだった。同じように考えるならば、自殺の予防は自殺を引き起こしやすい環境つまりアノミーを改善することである。法や規制がないことが原因ならば何らかの法をつくればよい。エスキロールはミトレスの娘たちの自殺感染を止めたのは威嚇法だったことを例にして、自殺を予防するために威嚇法を復活させるべきだと提案する。同じくデュルケムも『自殺論』において自殺処罰法の歴史を詳細にたどり、古代ギリシアから近代社会に至るまで自殺への法的罰則が一般化していることを確認しながら、自殺処罰を過去の遺物だと考える者の浅はかさを非難している[28]。

エスキロールは賢明な立法者が威嚇法を復活させることを切望している。だがデュルケムは言う。たしかに自殺は道徳に違反するし、アノミーを解消するには自殺を処罰するほうが良いだろう。だがそもそも自殺処罰が近代社会から消え去った理由を考えるとそれは難しい。自殺処罰法は時代にそぐわないし、誰も納得しないだろう。だとすれば、立法ではなく道徳的な規則の確立で満足すべきなのだ。アノミーをなくすには、子どもたちの道徳教育を徹底し、労働者同士のつながりを復活させて、道徳心を高めるしかない、と。

一八三八年法

エスキロールは、狂気の感染や、自殺の感染を止めるために、表現の自由の制限や、威嚇法の復活を求めている。手本の感染を止めるためには外部の強い権威が必要であること。このようなエスキロールの思想は、一八三八年につくられる法律によく表わされている。この法律は、精神病者の強制入院に関するものであり、エスキロールはこの法律の後押しをしたと言われている。[29] 内容は、各県に精神病者のための公共または私設の病院を設立するよう定め、精神病患者は任意か強制によって入院させるものである。任意の場合は、家族が入院を希望する時で、医師の診断が必要だった。精神病だと偽って、家族の誰かを厄介払いすることを防止するためである。強制の場合は、「パリでは警察署長、それ以外の県では知事」が、「公の秩序を乱し人々の安全を犯すおそれのある禁治産者または禁治産ではない精神病者」を入院させることができるとしていた。また騒乱などの緊急の場合にも一時的かつ必要な処置を命ずることができた。

家族の心情を考えずに、公共の混乱を招く恐れがあるという理由で強制入院させることは、親権や自由の侵害にあたるのではないだろうか。法案の審議で、ある議員はその恐れを口にしている。「この法の目的は何か。それは個人の自由を守ることだ。野山を放浪している多くの精神病者がひきおこす災いからこの国を守ることだ。しかし、この法はその範疇を超えてしまっているように思われる」。[30] 一方で法案に賛成の議員はこう述べている。「精神病と診断された者を、ただ社会が配慮するだけでは十分でない。社会の力によって、その数を減らさなければならない。すべての学者が揃って言うには、風俗の頽廃と同じく精神病者は増加しており、下劣で低俗な感情は、これ以上ない活力で、病の要素を発達させるという。ある者によれば、どの国でも狂人の数は、犯罪者の数と全般的に類似しているという。また、狂気が最も激しく活発に表面化する年齢は、犯罪と同じであるという。したがって、人間という種にとって、かくも下品なこの病が惹き起こす損害を減少させ予防しうるものは、教育なのである」。[31]

先ほど述べたように、エスキロールやボワモンは、文明の発展が狂人を増加させると考えていた。エスキロールは、社会の悪徳が貧民と犯罪者の数を増加させるように、文明の発展は狂人を増大させるとして、こう言う。「狂気が文明と直接に関係があるならば、精神異常者の運命を改善するだけでなく、その数を減らすよう努力することは社会の義務である」[32]。ボワモンはこう言う。「精神病の大部分は、われわれの悪徳、情念、貧困が起源となっている。一言でいえば文明化が起源である。したがって被害者たちを不幸を呼び覚ます場所から遠ざけなければならない。病人たちを都市の内部や城門の近くに置いておくと、必要な休息を取ることができなくなってしまう」[33]。文明化と社会生活が彼らから理性を奪うのだから、彼らを入院によって切り離さなければならない、と。

さらに、エスキロールは述べている。たしかに家族の反対を押し切って精神異常者を隔離することは人道に反するように思われる。しかし医学的に見れば隔離は必要である。しばしば犯罪行為をおこす精神異常者を遠ざけることで社会の安全を守ることができるというだけではなく、彼のためにもなるからである。というのも、しばしば家庭環境によって精神異常がひきおこされることがあるからだ。「精神病の道徳的原因は、家庭内に存在し、その源泉は、悲しみ、家庭内不和、金銭的損失などである。認識能力や道徳的能力に対して与えられる最初の衝撃は、しばしば、精神病者の家庭において、知人、両親、友人たちによって起こされるものである」[34]。こうした環境にいる限り精神異常が治癒することはない。必要なのは錯乱をひきおこす外部の要因を取りのぞき、治療への抵抗をやめさせ、患者の状態に適した生活を送らせ、知的で道徳的な習慣をとりもどすことである、と。

強制的に隔離するためには民法が障害になっていた。それまで精神異常者に関する規定は民法四八九条以下が定めていたが、それによれば法的に介入するためには禁治産を宣言されている必要があり、その宣言は親族や配偶者によってなされるとされていた[35]。エスキロールは述べている。精神異常者をもつ家族は、その者への愛情のゆえに隔離されることを嫌がり、また医師の治療から逃がれるため、「禁治産の宣言に対して大きな反感を抱いていることが一般的である」[36]と。しかしこの感情は「打倒すべき偏見である」。法案の審議で内務大臣は述べている。われわれは、「近親者への公正な愛情を妨げる」わけではなく、「家族の一員に行方をくらますように仕向ける邪悪で強欲な感情を妨げる」[37]ためにこの法律をつくるのである、と。つまり愛情のゆえに子どもを匿うことはかえって子どものためにならないから、法が強制的に入院をさせなければならないということである。

法と精神医学の転倒

ここまでの話を整理しよう。一八三八年法そしてこの法を支えているエスキロールの思想は次のようなものである。狂気の原因は家庭である。というのも、家庭のなかにある「不満、金銭上の心配、恋愛上の嫉妬、悲しみ、別離、破産、貧困」などのエピソードが「狂気を引き起こし、狂気を絶えず増長させる」からである。すなわち狂気にとって、「家庭が狂気の恒常的な支えであるがゆえに、それを省くために、患者を家庭から隔てなければならない」ということである。[38] このような理由から、一八三八年法は禁治産か否かを問わず強制入院を可能にしたが、フーコーはここに法と精神医学の転倒を見ている。というのも先ほど説明したように、一八三八年法は「禁治産を跳び越えて監禁を行なうことを定めている」が、このことの意味は、禁治産に代わり「監禁が、狂人を取り押さえるための主要な部品になる」ということである。これまで入院には禁治産であることが条件であったが、一八三八年法では禁治産は「その付随的な一部品でしかない」。というのも、禁治産が必要になるのは例外的な場面に限られ、「たとえば、個人の法的状況や民法上の権利が危険に晒されるおそれがあるとき、また逆に、個人が自らの権利によって家庭の状況を危険に晒すおそれがあるとき」などだけだからである。[39] すなわち、精神病患者を監禁するという精神医学上の要請が主たるものであり、禁治産という法的要件はその監禁につけ加えられる一部分に後退することになる。

監禁の効果

では監禁される患者たちはどのような処遇を受けていたのだろうか。フーコーはジュール・フルネやフランソワ・ルーレといった医師たちを引用しながら説明している。フルネによれば、人間精神は真理の源泉ではなく、置かれた環境のなかで真理を把握する道具にすぎないがために、家庭内部に風俗を破壊する影響があるとき病が生じることになる。したがって、「逆に言えば、道に迷った精神への衛生措置が、真の家族によれば良いという証である。というのも、それは精神を平和と、知性と、愛で満たすからである[40]」。家族のなかに狂気へと導く要素があるとき精神病がつくられるのだから、そのような要素のない真の家族で満たされれば病は消え去るはずである。監禁は、真の家族という衛生措置によらなければならない、とフルネは述べている。

一方ルーレは、精神病院で最初に重視すべきなのは規則正しさであると言う。「歩くことができる患者のうち働くことができない者や働こうとしない者は、施療院の中庭に集められ、時間の許す限り、訓練中の兵隊のように歩行の訓練をさせられる。最も怠惰で最も強情な者たちにとってさえも模倣の力は絶大であり、初めはすべてを拒否していた者たちも、少なからず歩行訓練に同意した。これが整然として規則的で分別のある行動の始まりであり、この行動が他の行動へと導くのである[41]」。

エスキロールは、自殺や狂気の伝染は手本や模倣の力で起きるのだと説明していた。監禁はその影響から患者を救い出すことになるが、監禁はそのような狂気へと導く要素から切断するだけでなく、真の家族や規則正しさの力で、良俗へと引き戻すことになる。

二　ヴィレルメと飲酒癖の感染

エスキロールは、道徳心と宗教心の緩みがアノミーをつくり、それが精神感染を引き起こしていると考えていた。この時代の飲酒癖の増加という問題は、自殺を感染と考えることと同じ構造をもつ社会問題と考えられていたように思われる。ヴィレルメによる飲酒癖の分析を見てみよう。

ヴィレルメはフランス全土の工業都市において、一八三五年から三年を費やして調査を行なった。ミュルーズやリールなどの綿工業都市、ランスやアミアンなどの羊毛産業都市、リヨンやサン＝テティエンヌなどの絹織物工業都市で、目的は労働者階級の身体衛生および精神衛生の調査だった。その成果は一八四〇年に『労働者の身体的精神的状態の描写』として発表された[42]。第五章で見たように、ヴィレルメは文明化が感染症の頻度と強度を弱め、また住民の健康の質を向上させると考えていた。工業都市の分析においてもこの主張を貫いている。例えば身体衛生について、近代的で機械式織機が並ぶ工場と、手織り機を専門とする職人が集う工房を比べながら、ヴィレルメは工房だけを危険視している。確かに大きな工場は蒸気によってかなり高温になっているが、空気の衛生を考えると、一人ひとりには十分なスペースがあるし、天井が高いので問題はない。一方で、工房は狭く湿度が高いので危険である。特に危険なのは、綿繰りや綿打ちと呼ばれる製糸の初期過程を手作業で行なっている職人たちで、飛び散る綿の塵を吸い込むために、結核になりやすい。

しかしながら、彼の著作において労働者の身体衛生はメインテーマではない。というのも身体衛生で問題視しているのは、手作業による昔ながらの製法を用いざるをえない貧民たちであるが、彼らの数はそれほど多くはないからである。工業化と製糸の機械化によって、労働者の健康は向上した。むしろヴィレルメが問題視しているのは、産業の活性化で給与が上向いてきた労働者たちに、飲酒癖という新たな問題が蔓延していることである。

ヴィレルメは労働者についてこう述べている。「一般命題として、工場労働者たち、とくに都市の労働者たちは明日のことを考えないと断言してもいいだろう。彼らはいくら稼いでも稼いだだけ使ってしまい、給料や職業に関係なく、みな同じように年の瀬には貧乏になっている。彼らの多くがモットーにしているのは、働くが愉しむことも忘れないということだ[43]」。男たちはいくら稼いでも余った分を貯金せずに酒に使ってしまう。稼げなければ稼げないで辛さを忘れようと酒に溺れる。ヴィレルメは述べている。飲酒癖は「貯蓄に反し、子どもの教育に反し、家族の幸福に反する[44]」。それは「本人を堕落させ、愚鈍にさせ、健康を害し、寿命を縮め、道徳を破壊し、社会にトラブルとスキャンダルと腐敗をもたらし、犯罪へといたらせる」。飲酒癖は暴力沙汰など軽犯罪を誘発する。これらのことを考えると、飲酒癖は「労働者階級にとって最大の厄災である。その頻度を抑えあるいは減少させることができれば、労働者たちは、貧困から抜け出せ、もっと健康になるだろう[45]」と。

社会問題としてのアルコール

限度を超えた飲酒癖、その結果としてのアルコール中毒は社会問題となりはじめていた。当時は蒸留が簡単になり蒸留酒の価格が下がりはじめた頃で、カフェやキャバレーで安く飲めるようになっていた。だがこれはフランスにかぎったことではない。ヴィレルメがフランス全土の工場地帯を調査していた一八三〇年代は、アメリカで節酒運動が本格化しはじめる時期にあたる。『アメリカ節制協会の歴史』の著者ロバート・ベアードは、次のように試算している。毎年一二〇〇万人が六〇〇〇万ガロンのアルコールを消費し、その額は一億ドルにのぼる。酒で毎年三万人が命をおとし、五〇〇万人が飲酒癖に陥っており、彼らは「犯罪や不節制につながる貧困によって、周りの人々に最も有害な影響を与えている[46]」。この飲酒癖の「感染は広く一般化していて、多少なりとも襲われていない家庭はひとつもないほどだった」とベアードは述べている。

ベアードは司法長官だったウィリアム・ワートが、飲酒癖を感染症に譬えた演説を引用している。ワートによると飲酒癖は「歩きまわるペストのようなもの」で、「多くの場合、父親の悪しき手本は家族全員を腐敗させるのに十分である」。だがペストよりも飲酒癖のほうが悪質ではないだろうか。というのも、「もし致死的で感染性の病がわれわれの国に侵入し、われわれの街を襲いはじめたら、大急ぎで適切な処置をとって、その病の進行を止め、防御することに全力を注ぐだろう。しかし飲酒癖に比べて、ペストの方が西洋に悲しみと死をより多くもたらした破壊的な病といえるだろうか。ペストはつかの間の病でしかないが、飲酒癖は永続的な病である。ペストの流行は天候、季節、場所が限られているが、飲酒癖はあらゆる天候、季節、場所に存在する。ペストは一撃で殺戮するが、不節制は緩やかな死によって、身体と魂の両方を蝕んでいく。一八三〇年代において、飲酒癖とアルコール中毒は「歩きまわるペスト」であり、このワートの演説に見られるように、飲酒癖とアルコール中毒は「歩きまわるペスト」であり、社会に蔓延する感染症と考えられていた。その感染の原因は、ワートの言うように父親という「悪しき手本」であり、それが妻や子どもへと感染するものであった。

手本の感染としての飲酒癖

しかしヴィレルメは、父親たちが元凶というわけではなく、彼らもまた感染させられているのだとして、そのメカニズムをこう説明している。労働者たちが飲酒の習慣を身につけるのはカフェやキャバレーである。最初は飲みたいという欲求からではなく、誰かの真似で飲みはじめる。それから他の誰かに負けまいと杯を重ねる。しだいに心地よさを覚え、最後には抗えぬ欲望になっていく。こうしてカフェや居酒屋において、仕事を終えた労働者たちが過剰な飲酒の習慣をうつしあい、その習慣は各家庭に感染し、いつか子どもたちもそれを真似るようになる、と。

ヴィレルメは言う。それまでは給与の上昇が、労働者階級を貧しい状態から救い出すと考えられてきた。だが給与の上昇は貧困をなくすどころか、過度の飲酒習慣という新たな社会問題をつくりだしてしまった。この習慣はペストのように子どもたちにまで広まっている。労働者階級に生まれた不幸な子どもたちは、「無秩序のみを見、猥雑なことだけを聞き、悪徳だけをその身につける。不純な環境のなかで育ち、悪しき手本によって形成されて、他のことは知らないから、見てきたものを真似るようになり、必然的に父親たちのように、酒飲みで、放蕩で、知性のない人物になっていく」。

ヴィレルメはさらにこう述べている。「このようにして、粗野、悪習、悪癖、退廃そして貧困は、手本の力あるいは感染によって、世代から世代へと伝達されていき、習慣の感染によって永遠につづくことになる。それは他の階級や、他の労働者たち、あるいは別の離れた場所に住んでいる彼らと同じ労働者階級のあいだで、良俗と良質が永続し伝達しているのと同じことである[48]」。良俗は良俗を生み、悪習は悪習を生む。ヴィレルメは親の職業と自己の職業で寿命の長さが変わることを指摘している。同じようにどのような界隈に住み、誰と付き合うかで悪徳に染まるか良俗の下に生きるかが決まる。それは生まれつきの問題ではなく、環境の問題であり感染の問題である。「労働者の長所と短所、美徳と悪徳は、基本的に、彼の周りにあるものの結果である。一言でいえば、彼の生活環境、とくに育った環境が原因である[49]」。

飲酒癖の予防

では悪徳や不節制や飲酒癖の感染を予防するにはどうすればよいのだろうか。ヴィレルメは絶対禁酒以外にはないと言う。「飲酒の習慣がある人は、完全に酒を断つよりも節度をもって飲むほうがよほど簡単だと考えるのが一般的だろう。私もそう思っていた。しかし不幸な経験をした人びとが、その逆を主張することがあまりにも多かったので、私は意見を変えざるをえなかった[50]」。ヴィレルメはいくつか例を挙げている。たくさん飲んでしまうことを恐れてほんの少量でも飲酒を断わる労働者や兵士たち。一年間の断酒の後、飲酒を再開したら自らを抑えることができなくなった者たち。「これらの例は、アメリカの節制協会に採用されている原理——不節制に対する唯一の確かな治療薬はアルコール飲料を完全に断つことである、に一致する[51]」。合衆国の節酒運動家たちが絶対禁酒主義（teetotalism）を採用するのは、一八三一年から三五年にかけてであり[52]、ヴィレルメの文章が書かれた時期と一致している。

そして半ば諦観しながらヴィレルメはこうも述べている。労働者たちの数はあまりにも多い。彼ら全員を「改善するのは不可能だ。給料も彼らの状態を変えることはないだろう」。ではこの手本の感染に衛生学はどう対処すべきなのか。ヴィレルメはこう結論づけている。「関わるのは彼らの子どもたちだけにするべきだ。悪を永続させている有害な影響から子どもたちを救い出すことだけを目的にすべきだ[53]」。

一八四一年法

今まで検討してきたヴィレルメの『労働者の身体的精神的状態の描写』の出版は一八四〇年で、この年には工場における子どもの雇用と労働時間を制限しようとする趣旨の法案が提出されており、ヴィレルメの思想は法案の成立に大きな影響を与えた。上院で法案の報告を担当したのは同じく一八四〇年『子どもの労働について』を出版したシャルル・デュパンで、ヴィレルメを参考にしながら法案を擁護している。さらにこの年は、フレジエによる『大都市の人口における危険な階級』と、ビュレによる『イギリスとフランスにおける労働者階級の貧困について』が出版されており、どちらも工場で働く子どもたちの精神衛生を問題にしている。

彼らに共通するのは、不道徳や不節制が子どもたちに感染すると考えていることだ。ヴィレルメはこう述べている。「彼らの仕事場を見るならば、数多くの労働者がいつもごちゃ混ぜになっており、そこは酔っぱらいと放蕩の学校になっている[54]」。とくに仕事場で男女が仕切られていないことは問題で、男女の「混合がもたらす秘密の言葉は、悪習の授業となり、理性が語りかける年齢になる前に、いかがわしい感情[55]」を引き起こす。ビュレも同じく男女の混合を問題にしている。「われわれが見るのは、貧民たちが、年齢も性別も一緒くたに、小さな部屋に集まっており、時として同じベッドで眠っているということである。こうした接近と手本によって、放蕩がそそのかされるのである[56]」。フレジエも共同生活が問題だという。「悪しき習慣がかくも強力に感染するのは、共同生活のなかでである[57]」。

一八四一年に施行されるこの法律は、行政に対して工場における「良俗と公共のマナーを維持する」規則をつくるよう義務づけている[58]。議員のラグランジュは審議において、内容をより明確にするべきだとし、工場内での男女の分離を定めることを明示すべきだと発言した。この提言は却下されたものの、政府はできる限り、工場内での男女分離を促進するべきであるとした。報告者シャルル・デュパンもこう述べる。「労働者たちの男女の混合は、早熟の腐敗をもたらし、それを予防し影響を遅らせる試みはなされていない。道徳と宗教の教育はなされているものの、日曜学校のみに限られている(59)」。

報告者デュパンは工業地帯の道徳的腐敗が問題であることを示すため、統計を利用して次のように説明した。道徳的腐敗の徴候は私生児の数が多いことである。フランスにおける工業化が最も進んだ地区では二〇〇〇人の嫡出子に対して、私生児は九四九人もいる。他の地区では三八三人でしかない。これは工業地帯の男女間に違法な関係が多いことを示している、と。ヴィレルメもとくに北部の工業都市で私生児が生まれやすいと述べている。

デュパンはさらに道徳的腐敗の徴候として犯罪率の高さを挙げる。生命、身体、自由に対する罪では、工業地帯で一万八〇五人に一人の割合で起訴されているのに、他の地区では一万五一三七人に一人の割合である。財産に対する罪でも、工業地帯で四七九二人に一人の割合で起訴されており、他地区の八六〇八人に一人と比べると段違いに多い。「もちろん、この結果はただ労働の悪習のみによるのではないだろう。だがその原因の一端であるし、悪影響をもたらしていることは間違いない。子どもたちの労働を抑えることは、病全部を治療することにはならないかもしれないが、その原因の一つを攻撃することにはなる(60)」。

労働時間の制限

一八四一年法は子どもの労働時間を制限することを目的としていた。第五条によればその時間をつかって子どもたちを学校へ通わせることを目指している。条文によれば一二歳以下の子どもについて、学校に通っていることを証明できないかぎり労働を許可できないことになっていた。通学を半ば義務づけることを意図して、下院の報告者ルヌアールはこう述べている。たしかに工場労働は有用な訓練であるが、道徳教育も、読み書き計算も教えはしない。子どもたちの一日は労働によって取り上げられてしまい、学習する時間は残っていない。「このまま労働人口が大多数の市民に遅れ、無知の状態にとどまるとすれば、進歩をつづける他の階級は、普遍的な歩みのなかで変わらないこの階級に対して、つねに開きつづける遅れを責め、日に日にその差が開いてしまうのではないだろうか。われわれは工業の未来のために、この悪を予防することに関心を抱いている[61]」と。

ところで、ヴィレルメは通学が犯罪を抑えることになると勘違いしてはならないと警告している。たしかに一般的には、教育によって識字率が向上することが、犯罪件数の減少につながると思われている。だが犯罪統計の先駆者アラン・ゲリの研究を見れば分かるように、識字率と犯罪率は無関係である。デュパンもこれは承知しており、被告人に読み書きができない者が圧倒的に多いなどということはないと記している。

一言でいえば、たしかに工業地帯の犯罪率は高いが、その原因は教育が行き届いていないからではないということである。ビュレはこう記している。「われわれの時代、知性の発展と、道徳性の発展の間には不一致が存在している。この一〇年というもの、頻繁で、悲しい手本が周期的に示すのは、混乱への誘惑が熱しやすい人々にどれほど感染したかということである。彼らが、簡単に熱狂し、いきいきした感情を見いだすことができるのは、暴動と、庶民の祭りと、革命と闘いのなかだけなのである[62]」。

知性の発展と道徳性の発展は反比例している。それは教育の普及とともに、暴動や犯罪件数も増えてきたということである。ヴィレルメはその理由をこう説明している。どの親も自分の子を弁護士や医者や公証人にしたいと思うものだが、労働者階級にはそのための財産や力がない。どれだけ努力しても、彼らの子どもたちは親知らずで社会に反抗的な子どもに育ってしまう。「たしかにそれは大いなる悪であるが、教育を責めるのはやめよう。環境、うぬぼれ、野心、極度の優越感こそがほんとうの原因なのだ。抜け出せない自分の階級の上位にある職業につくことを夢見て、その夢が破れて失望した者は、彼らの上に立つ者すべてに対して嫉妬深い憎悪を抱くことになる[63]」。

教育の意義

教育の普及が犯罪を減少させるわけではない。むしろ教育が普及することによって社会の格差が広まり、貧しい労働者階級の憎悪がかきたてられ、犯罪が増加することになりがちだ。それでもヴィレルメは教育の重要性を説いている。それには二重の意味がある。一つ目の理由は、通学することで感染源から避難することができるからである。悪習が感染するのが工場や工房の共同生活や、労働時間外の路地裏で子どもたちが遊ぶ時間だとすれば、学校へ通っているあいだはその感染から免れることができる。二つ目の理由は、学校において道徳教育が行なわれることである。良俗も悪習もともに感染によって精神に植えつけられるとすれば、学校の道徳教育は良俗を感染させるといえる。学校はいわば感染から子どもたちを守る避難所の役割を果たすと同時に、道徳教育によって良俗を感染させる場所である。感染のしやすさを考えるならば、小学校よりも重要なのは、保護施設（salle d'asile）に通わせることである。ヴィレルメは述べている。「保護施設は、昼のあいだ、労働者階級の子どもたちを集めて、通りにはびこる悪しき手本と危険から守るための施設である。くわえて、子どもたちに従順さ、秩序、清潔を形成する場所でもある。両親がまだ早いと考える年齢で、道徳教育をほどこす場所である(64)」。

ヴィレルメの言うように、保護施設の普及に尽力したドニ・コシャンは、悪しき手本の感染から子どもたちを守ることを使命としていた。バンジャマン・ドゥルセールはコシャンの仕事をこう評している。「コシャン氏は、人々をより幸福にするためには、適切な時に道徳心・宗教心や良き手本を与えることが必要だと考えた。彼はとくに子どものための保護施設の創設に努めた。この素晴らしい施設は、人生のはじめにあって、子どもたちを悪徳の感染から守り、適切な時期に生涯にわたって影響をもつ良き習慣を身につけさせる場所である(65)」。

ヴィレルメは、エスキロールやデュルケムと同じように、悪徳の感染の原因はアノミーであると考えていた。「人々のもっとも大きな慰めと、もっとも強いブレーキとなるのは、死後に罰や報いがあると信じることである。死後には何もないのではないかと疑うだけで、人々を不道徳にし、エゴに満ちて俗物的な感情にしたがう口実になる。こういってよければ、その疑いは社会秩序にとってもっとも有害だ」[66]。そのような例として、ヴィレルメは言う。家庭をもたない労働者たち、つまりノマドで、地域とかかわらない独身の労働者たちは「一般的にもっとも悪習をもっていて、貯蓄をすることがめったにない」[67]。

ヴィレルメは良俗をとりもどすための手段として、貯蓄金庫や相互扶助組織の普及を勧めている。これらの制度は保険制度の一種で、工場の労働者たちが給与から少額ずつを出し合って、急な怪我や病気、あるいは失業などの事態に備えるための制度である。失業によって落ちぶれた労働者たちがアルコールの過剰摂取にはしるということはしばしば起こるために、失業を防ぐことはアルコール中毒をさけることにつながる。だがヴィレルメによると、こうした保険組織が重要なのは、失業リスク回避という側面よりも、少額でも貯蓄することで、不節制の習慣を治すことができるということである。さらに相互扶助組織の良いところは、労働者どうしで出し合った保険金の利用を公正にしようとみながつとめるために、労働者どうしが良俗を保ち、お互いに監視するようになることである。立法ではなく、道徳教育と相互扶助組織の強化によってアノミーを治そうとする点で、ヴィレルメはデュルケムと非常に近い立場にいる。

●本章のまとめ

本章では、自殺と飲酒癖という社会問題に焦点を当てて、精神衛生とは何かについて見てきた。この二つの事象はいずれも手本の感染という観点によって説明されている。エスキロールもヴィレルメも、数十年後にデュルケムが述べるであろう結論、すなわち、道徳の感染が起きる原因は都市のアノミーにあるという結論に達していた。文明化によって、信仰心が薄れ、権威が弱まるために、自殺や飲酒に感染する力を止めることができなくなるということである。二人の衛生学者は権威を再び取り戻すことを主張していたが、例に挙げた二つの法の制定はそうした衛生学的志向を示すものであると思われる。

ところで、自殺と飲酒を感染の問題として捉えることは何を意味しているだろうか。それは原因が人間ではなく、環境にあるということである。本人の意志の弱さよりも、社会における強い権威のなさが批判の対象になるのである。ここでは、人間は環境の影響を受けてどのようにでも変化する生き物であると考えられている。

このような観点をよく示す論文として、ベルギーの統計学者アドルフ・ケトレの犯罪論がある。それは一八三三年、ケトレからヴィレルメに送られ、ヴィレルメによって『公衆衛生および法医学年報』に掲載された犯罪統計学についての論文である。

ケトレは、一八二五年から三〇年までの犯罪統計を分析し、その数がほぼ一定であることをつきとめた。つまり犯罪は個人がそれぞれの事情で犯しているようにみえて、統計的にみると規則性が存在していたのである。ケトレは個別的事象と集合的事象の違いについてこう述べている。「観察する個人の数が増えれば増えるほど、個人の意思は消え去り、一般的事実の連なりが優位になっていく。この事実は、社会が存在し、自らを保つことのできる原因によって変化する」[68]。

ではこのことはどのような意味をもつのだろうか。ケトレは別の著作でこう仮説をたてている。「人間の発達とその行為の変更を司る法則は、一般的に次のことがらの結果である。その組織、知識、裕福さ、制度、地域の影響、その他無数にある捉えがたい原因。おそらくそのうちのいくつかは、人間が知ることのできないものであろう」[69]。つまり、社会の変動と犯罪数の増減が直接に影響関係にあるということである。ケトレは前出の論文で次のように結論している。「犯罪を準備するのは社会であり、犯罪人は、それを実行する道具にすぎない」[70]（強調原文）。すなわち、犯罪が増えるとすれば、その原因は何らかの社会的な要因にあるのである。したがって、犯罪を減少させるには、その社会的な要因に働きかける必要があるということである。

人間そのものではなく、社会や環境を変化させること。こうした思考には、はっきりとフーコーのいう生権力の特徴が見いだされるように思われる。次章では、コレラの死亡率と貧困の相関関係が指摘され、感染症を予防するために社会保障制度が提案されることになる。それは裕福さという社会的要因に働きかけることで、コレラの感染率を下げようとする生権力としての統治の一つである。

しかし注意すべきなのは、貧困と感染症が結びつけられるなかで、つねに精神衛生という視点が付随しているということである。本章で扱った一八四〇年前後の文脈では、「手本の感染」が問題になっていた。次章ではこの水平なモデルに、「退廃の遺伝」という垂直的なモデルが付け加えられることになるだろう。また最終章では、結核が飲酒癖と結びつけられ、結核を予防するために飲酒を規制することが奨励されるようになるだろう。感染症を予防するためには、感染症の温床となる環境を正さなければならないというとき、その規制の対象となる不衛生という領域には、飲酒の習慣や不規則な生活や、結婚をせず、住所不定で、貯蓄をしないなどの不道徳とみなされる行為が含まれているのである。

第七章　一八四九年のコレラと法

第五章では、一八三二年にパリを襲ったコレラの惨禍において、衛生警察法が批判され、厳格な隔離や監視がなされなかったことを見た。また、その後の調査でコレラの死亡率と不衛生な住宅が結びつけられたことも確認した。本章では、一八四九年のコレラの惨禍を受けて、その後つくられた公衆衛生に関するいくつかの法律について検討する。貧困対策の必要性と不衛生住宅の改善が議会において議論されたことについても見ていきたい。

パリの下水道

『レ・ミゼラブル』のハイライトに、ジャン・ヴァルジャンが下水道を使ってジャヴェール警部らの追及をかわそうとするシーンがある。ユゴーがこの場面を執筆したのは一八六一年頃だが、物語中で描かれているのは一八三二年の下水道である。ユゴーはこう書いている。「三〇年前、すなわち一八三二年六月五日と六日の蜂起があった時期は、下水道はまだ多くのところで、ほとんど昔のままだった」。当時の下水道は「ねじくれ、裂け目ができ、敷石が外れ、ひびが入り、やたらに水溜まりができ、あちらこちらに奇妙な曲がり角があり、理由もなしに高くなったり低くなったりして悪臭が立ちこめ、荒れ果て、手の施しようもなく、闇に浸され、敷石には傷あとが、壁には切り傷があり、見るもおぞまし(1)」かった。それは「現在の下水道よりもはるかに劣るものだった。ブリュヌゾーが弾みをつけたのだったが、それ以降になされた大改造を引きおこすには、なんといってもコレラの流行が必要だった(2)」。ユゴーによれば「一〇世紀のあいだ、下水溜めはパリの病巣だったと言っても過言ではない」[3]。人々は一六八五年の悪性熱病をマレ地区の下水道の大きな割れ目のせいにしたり、ペストの発生源をモルテルリ通りの下水口のせいにしていた[4]、とユゴーは言う。下水道は悪疫の原因となるおそるべき場所であるが、ナポレオン時代にブリュヌゾーが調査に乗り出すまでほとんど手つかずの場所であった。

だが一八三二年のコレラの悪夢を目の当たりにして、市行政や市民たちは下水道という恐怖の対象に向き合わなければならなくなった。この仕事は一八三三年六月パリ市長に任命されたランビュトーと技師エムリによって進められることになる。ランビュトーは任命式でこのように述べている。「陛下、ご存知のように、今日わたくしに託されたこの市長という地位を懇願したことは一度もありません。コレラと、カジミール＝ペリエ氏への親愛と、陛下への献身が、議会を辞める決心をさせたのです」[5]。そして、パリ市長としての自らの使命を一言に要約するならば、「パリ市民たちに、水と空気と木陰を与えること」[6]であると述べた。すなわち、下水道、幅が広くまっすぐな道路、そして公園を整備することである。これによってパリを再びコレラに襲われない衛生的な都市につくりかえることがランビュトーの役目であった。だがこの仕事は慎重に行なわなければならない。というのも、ランビュトーによれば「パリ市民はまるで子どものよう」で、つねに気を配り心を満足させなければならないからである。公益をなすときには、同時に楽しみを用意しなければならない。たとえば歴史建造物の修復、道路の拡張、植林、庭園の新設をしながら、舞踏会や祭典を用意すること[7]。ランビュトーは一八四八年まで市長を務めたが、パリ市民に愛されていたと思われる逸話が残っている。一八四八年の二月革命の際、市庁舎に押し入った一団が、ランビュトーの肖像画を前にしてこう言った。「彼に乱暴を働くな、彼は労働者たちの父だぞ」。一団は市庁舎を出るとき、ランビュトーの肖像画を市長のベッドの上にやさしく置いて言った。「おやすみ、パパ・ランビュトー。あなたにはその資格がある」[8]。

ランビュトーが労働者たちに慕われていた理由は、彼が労働者たちのことに気を配っていたからである。ランビュトーは、パリの通りのあちこちを大規模に改修したが、歴代のパリ市長たちが重ねてきた失敗を繰り返さなかった。それまでは大規模な工事の結果として市内の経済の均衡が壊れ、物価や家賃がはねあがるという事態に陥っていた。さらに地方から労働者を引き寄せてしまい、工事が終わっても彼らは故郷には帰らず、人口が過剰になることが多かった。この危機を避けるためにランビュトーは需要と供給のバランスを保つように心がけた。毎朝二ヶ所に職業紹介所をつくり人員を募集する。数日間失業者が多ければ収用を前倒しにして、新しい道路工事に数ヶ月早く着手する。逆に人手が足りなくなったときには、収用と工事を遅らせた。こうして失業のリスクや物価・家賃の過度な上昇を抑えることができたわけである。

いまでもパリ右岸にはランビュトー通りが残っている。レ・アル地区からマレ地区へと一直線につなぐこの通りは、彼が任期中につくったなかでいちばん大掛かりな工事になった。ランビュトー通りの西端は、第五章の最後に引用した『レ・ミゼラブル』の巨大なバリケードが出現した場所である。ランビュトーにとって、このような地域こそ真っ先に改善しなければならない通りだった。『回想録』のなかで任期中に行なった改修作業についてこう述べている。「とくにわたしが改善しようとしたのはその必要が大いに認められる通りである。雨が降るとほとんど川に変身し、横切るには板をかけなければならない。歩道も雨樋もない。屋根から降ってきた水を浴びせられる。夏には水撒きをしない。旅行に出たパリ市民が帰ってきたことを認識するのは、腐ったキャベツ特有の臭いを嗅いだときだ。その臭いは家の前でよどんでいる生活排水によってあたりに撒き散らされており、そこからは清潔にすることでなくすことができるはずの、瘴気や熱病やさまざまな病気が発生しているのである」(9)。

一八四九年に出版されたパリ市衛生委員会の報告書によれば、この頃パリは見違えるほど清潔になっている。「行政によって拡張された道路や開通した新しい道路の数には目を見張るものがある。実際、市庁舎の周辺を歩いてみると、まず出くわすのはモルテルリ通りで、コレラに蹂躙された通りであるという記憶が蘇る。次に市場、河岸、パンテオン付近に出て、鉄道駅、シテ島、サン＝ヴィクトール区、その他の人口の大集中地帯。これらの地区の表情を一変させた偉大な仕事のまえで、驚き茫然とするだろう。そこは空気と光と生命にあふれた場所になっている。かつて、何世紀もの間、そこは狭く泥だらけの通りで、換気も太陽もなく、立ち並んだ家は、すべての悪臭を閉じ込めていた。かつてそこは、病気がちな人々がすし詰めになっていて、すべての伝染病の影響に自ら進んで耐え忍んでいた場所だった[10]」。

ランビュトー時代の市行政は、コレラと暴動の原因とみなされていた通りを改善していった。この仕事を完成させるのは、ランビュトーのあとをひきついでパリ市長となるジョルジュ・オスマンによる大改造である。「オスマニザシオン」（パリのオスマン化）と呼ばれた大改造の目印は「大十字」である。それはパリ右岸に大きな十字を刻む二つの大通りを指しており、横に貫かれたリヴォリ通りと、縦に貫かれたセバストポール通りの直線の交差である。リヴォリ通りはランビュトー通りと並行に走り、セバストポール通りは二つの通りと直角に交わっている。

だがル・コルビュジエが「外科手術」と評したオスマンの大改造とは違って、ランビュトーの仕事はあくまでも控えめだった。彼は収用によって支払わなければならない価格が土地の三、四倍になる場合には計画を取りやめたと語っている[11]。サン＝ドニやサン＝マルタンの通りの拡張は諦め、いくつかの地区では古いパリをそのまま残した。「古いパリは消えゆく」とボードレールに揶揄されたオスマンの改革とは違って、ランビュトーの改革は衛生的に必要な場所に限って改修がすすめられた。

この地上の改修は地下の改修と対になっていた。ランビュトーはこう述べている。「わたしは毎年七、八千メートルのセメントで舗装した下水道を建設した。これは二つの意味で地上の道路の清掃に役立った。というのも中央に排水口のついた古い車道を、凸型の車道に置きかえることができたからである[12]」。第五章でみたように、当時コレラの要因の大部分を占めると考えられていたのが、歩道の泥溜まりだった。泥溜まりができる原因は、排水口が車道の中央についており、そこが詰まってしまうためであった。ランビュトーは下水のネットワークを

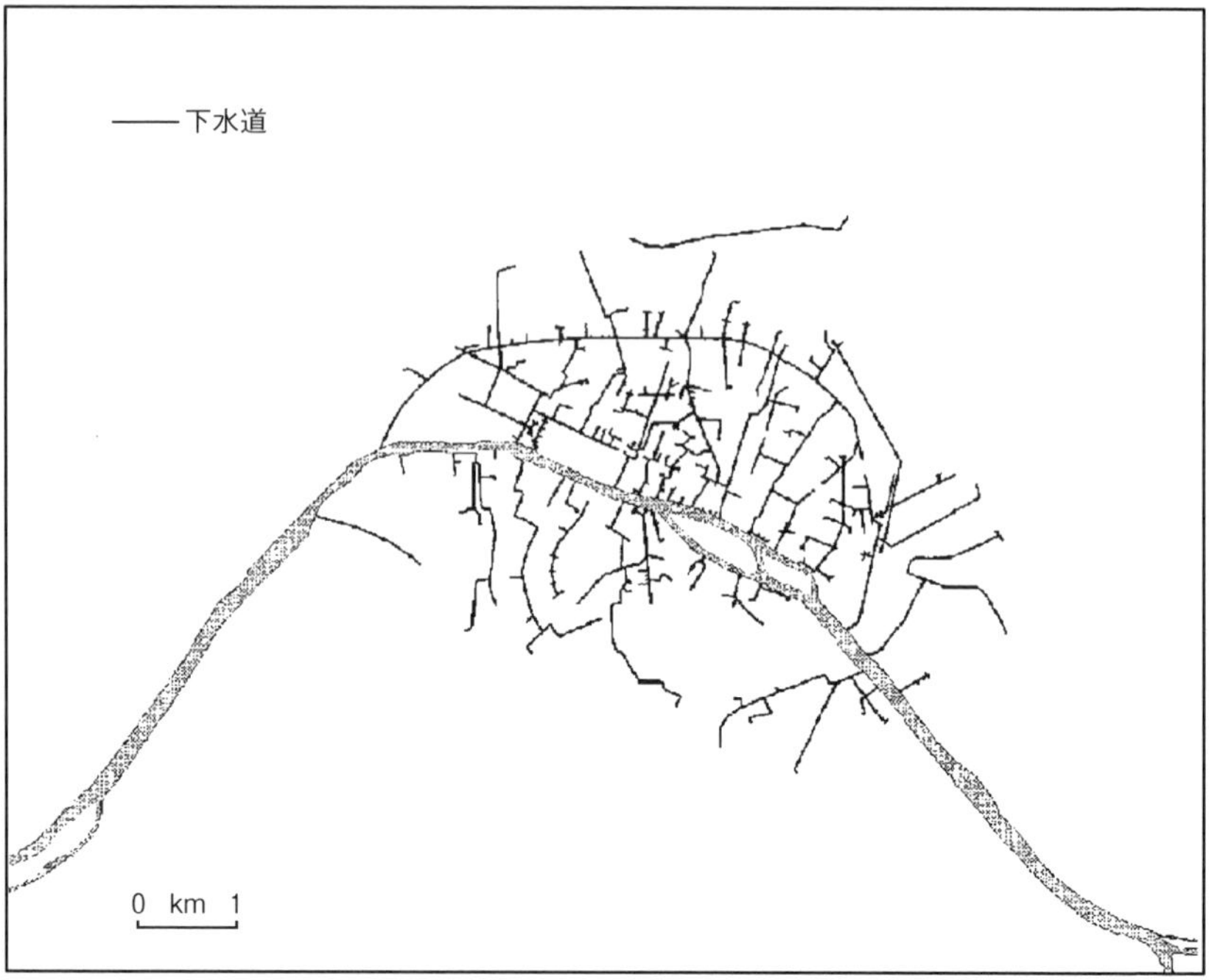

図11　1837年のパリの下水道網

広げながら、地上の道路を新型の詰まりにくいものに変えていった。通りの清掃に必要な水道栓の数も増やされていき、一八三〇年にパリ全体で一四六基しかなかったものが、一八三九年には一〇二〇基にまで増設されていた。

当時パリの下水道のほとんどはセーヌに直接つながる小さなものだった。右岸には唯一「大下水道」(le Grand Égout) と呼ばれる大きな環状下水道があったが、これはもともとメニルモンタン川という小さな川で、十六世紀に下水道に改修されたものだ。一八〇六年から一八三一年までの二六年間で新設・改修された下水道はたった二三キロしかない。つまりランビュトーがパリ市長に就任する前には、パリの下水道工事はおよそ一年に一キロのペースでしかなかった。このことを考えると、コレラの恐怖が下水道の進展に寄与したことは間違いない。ランビュトーは、エンジニアのアンリ＝シャルル・エムリにパリの水まわりの整備を一任した。一八三二年と三三年だけでも一五キロにおよぶ下水道の新設および修復が行なわれ、二一五万フランが使われた。その後、毎年七、八キロのペースで下水道が整備されていき、七〇万フランから一五〇万フランの予算があてがわれた。しかしコレラの記憶が薄れるとともに予算が縮減されていき、一八四〇年から四七年までの八年間で新設された下水道はたった二七キロで、一八四七年の総費用は約二八万フランにまで落ち込んでいる。(13)

一八四九年のコレラ

一八三二年のコレラの恐怖が薄れてきた頃、パリは再び惨禍に見舞われた。今回の大流行も一八三二年と同じような経路をたどった。一八四〇年ベンガル地方に流行が発生し、ゆっくりと周囲に感染していった。東は中国やフィリピン、西はインドの北パンジャブ地方で大流行を起こし、テヘラン経由で北上、一八四七年九月にモスクワに到達した。(14)

一八四八年二月、フランスでは革命によって七月王政が打倒され第二共和政に変わった。失業した労働者を集め国立作業場がつくられたが、ティエールによれば作業場は、やることのない労働者たちが集まって日がな一日過ごすだけの場所だった。国庫から税金が湯水のように消えていき、六月には閉鎖が決定し、六月蜂起が起きたが、その頃コレラの惨禍はペテルスブルクとベルリンを襲っていた。議会でようやく第二共和政憲法草案の審議をしていた九月には、ハンブルグがコレラによって蹂躙されており、十月にはエジンバラに到達した。(15)

イングランド統計局のウィリアム・ファーが作成したコレラに関する報告書(16)によれば、十月にはエジンバラからイングランド内にコレラの流行が移っていたと思われる。だがはっきりとしたことは分からない。というのも一八四八年の一月から九月まででも八二九人がコレラで死亡しているからである。ファーによれば、それらの死亡はイギリスのコレラによるもので、十月から十二月までの一一〇五人の死亡はアジアのコレラによるものだという。だが二つのコレラを区別することは難しいし、区別しようとすること自体無駄なことだとファーは記している。十一月にコレラはドーバー海峡を渡りダンケルクの港街に現われ、そこから周りのカレー州に広まっていった。

一度コレラの惨禍を経験しているだけあって、パリ市の準備は素早く念入りに行なわれた。ロンドンでコレラが発生したと思われる十月には、農商務省が「公衆衛生審議委員会」を設立しコレラ対策をはじめた。警察も十月に豚の屠殺に関する警察令、十一月に家屋の衛生についての警察令を公布した。[17][18] 十一月の警察令の第一条は「家屋は、内部と同様に外部においても、常に清潔な状態に保つこと」となっている。[19] 第二条は排水管および便器を「頻繁に洗浄、掃除し、決して悪臭を出さぬように」と定め、第三条は生活排水は必ず表通りまで流すこと、家内に漏れることがないよう定め、第四条は適度な換気を義務づけている。第七条は、公衆衛生学者たちが気にかけていた貧民宿についてこう定めている。「借家および貧民宿において、寝室に置かれるベッドの数は、部屋の面積に応じて規定されること。一人につき、少なくとも一四平方メートルあること。部屋は適度に換気しなければならない」。[20]

十二月には、内務省が「公衆衛生委員会」を設立し行政命令を出した。[21] これによって、警察の監視に加えて、パリの各地区に七人から一五人の衛生委員が置かれることになる。[22] 年が明け一八四九年になるとすぐに、公衆衛生委員会、公衆衛生審議委員会、科学アカデミーが、三者合同で『コレラに対する予防措置の衛生的指示』を刊行した。コレラの脅威が目前に迫るなかで公刊されたこのガイドブックは、コレラが恐れるべき病ではないとして、こう宣言した。「コレラは感染症ではなく、接触によってうつることはない。したがって病者から手当を求められても躊躇することはない」[23]と。ガイドブックはパリ市の都市衛生がかなり改善したことを強調し、一八三二年ほどの脅威はなくなったと述べている。とくに当時大災害を受けた右岸の市庁舎から中央市場にかけてのエリアは大幅に改善された。しかしまだ懸念材料は残っているとして、「いわゆる労働者階級によって使用されて

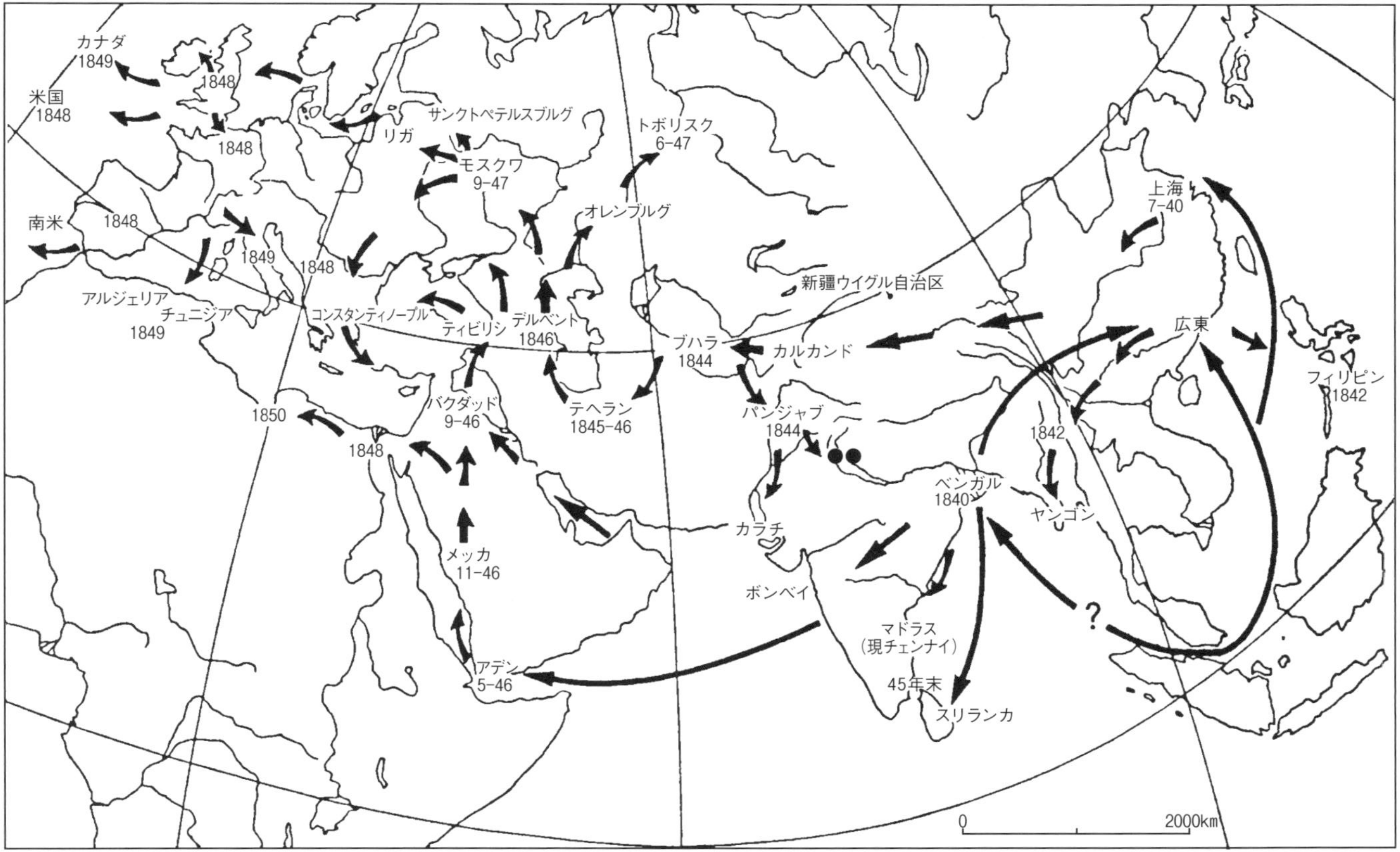

図12　コレラの第三次大流行の第一波の感染経路（1840～1850年）

いる家屋は、すべてが良好な状態にあるものの、不衛生の深刻な要因があることを示している。その理由は、混雑、換気をしないこと、悪質な管理である」[24]と述べている。

一八四九年三月七日パリで最初のコレラ患者が記録される。それから感染者が爆発的に増加し、月末には死亡者は五七三人を数えていた[25]。感染は四月、五月と増えていき、六月に頂点を迎える。二日には一三六人だった死亡者数が、三日には三二四人に増え、ついに十日だけで五二三人に達した。そこから徐々に減少していくが、六月の死亡者数は計八六六九人にものぼった。七月、八月と一〇〇〇人前後の死亡者数で前後して、九月十日からようやく感染の勢いが弱まり三十日に一応の終息をみた。最終的な罹病者は三万五四四九人、死亡者は一万九一八四人となった[26]。数字だけみれば、一八三二年の惨禍に近く、死亡者数はそれを超えていた。しかし、人口が三〇万人増加していることを考えれば、死亡率は減少していて、二一・八‰から一九・一‰に下がっていた[27]。

一八三二年のコレラではシテ島から市庁舎にかけて死亡率が異常な高さを示したが、四九年のコレラでは他の地区と同じ水準に下がっている。その他の地区でも死亡率はそれほど高くなく、地区ごとに死亡率が大幅に異なるところは見られない。唯一パリの南東、工業施設が連なる労働者地区である一二区サン＝マルセルだけがかなり高い死亡率を記録している。フーリエ主義者のシャルル・ペラランは雑誌の公衆衛生記事のなかでこう書いている。「いつものように、病がはげしく襲いかかったのは貧しい地区であった。一八四九年のコレラでは、一区および二区の自宅での死亡は住民あたり一二六人に一人の割合であったのに対して、一二区では四八人に一人であった。貧しい地区が負った不均衡のすべてが、この数字に表われているわけではない。というのは、当然の結果ではあるが、病院での死亡者も他地区に比べて段違いに多かったからである。伝染病が続いているあいだ、フェドー地区が病院に送ったのは、住民あたり六三五人に一人であったが、サン＝マルセル地区では四三人に一人であった[28]」。ペラランの言うように、公式の報告書に記載された統計表を見ても、一区から一一区までの死亡率がほぼ一から三‰のあいだに収まっているのに対して、一二区の死亡率は七・八‰と倍以上の数字である。さらにペランは、ロンドンと比較してパリの死亡率が非常に高いという点を指摘している。ロンドンの人口は二二〇万人、死亡者は一万四六〇一人、パリの人口は九九万五千人、死亡者は一万九一八四人である。パリの人口はロンドンの半分以下なのに、死亡者数はロンドンよりも五千人ほど多い。死亡率にするとロンドンのおよそ三倍近くにもなる。確かにパリ市の死亡率は一八三二年よりも下がっているが、ロンドンと比べると、まだ公衆衛生には改善の余地があるということになる。

コレラとモンフォーコン

一八四九年七月、コレラの勢いが少し弱まってきた頃に、議員アルマン・ド・ムランが議会に提出するのが、貧困者を扶助するための大規模な社会保障制度である。これは地方自治体の県から郡、市に至るまで、一貫した社会保障制度を構築することを目指すもので、貯蓄銀行や退職金庫、相互扶助組合の制度を全国に拡大するとともに、職業訓練や教育制度、モデル農場や国立工場の設立に至るまで、あらゆる要素が含まれていた。

議員になったばかりのヴィクトル・ユゴーは、この制度を擁護する演説を行なった。その演説のなかで、ユゴーはコレラ惨禍の最中に目撃した光景を語っている。「先月、コレラがもっとも激しく猛威をふるっていたとき、ある母親とその四人の子どもたちが、モンフォーコンの死骸置き場で、汚く悪臭にまみれた残骸のなかに、食糧を探していたのを見た。わたしは言おう、このような事実は存在してはならないのだ！　わたしは言おう、社会はこのような事実が存在しないために、すべての配慮と力と知性と意志を使わなければならない[29]」。

モンフォーコンはパリ市の北東にあるゴミ捨て場である。現在でいえばビュット・ショーモン公園の北側にあたる。当時は、五区のサン＝マルタン門がパリ市内のもっとも北であり、モンフォーコンは市の境界を挟んでそのすぐ外側にあった。ユゴーが『ノートルダム・ド・パリ』で象徴的に描いているように、かつてこの場所は処刑場として使われていた。十七世紀に処刑場としての役目を終えると、十八世紀にはゴミ捨て場や廃馬処理場と

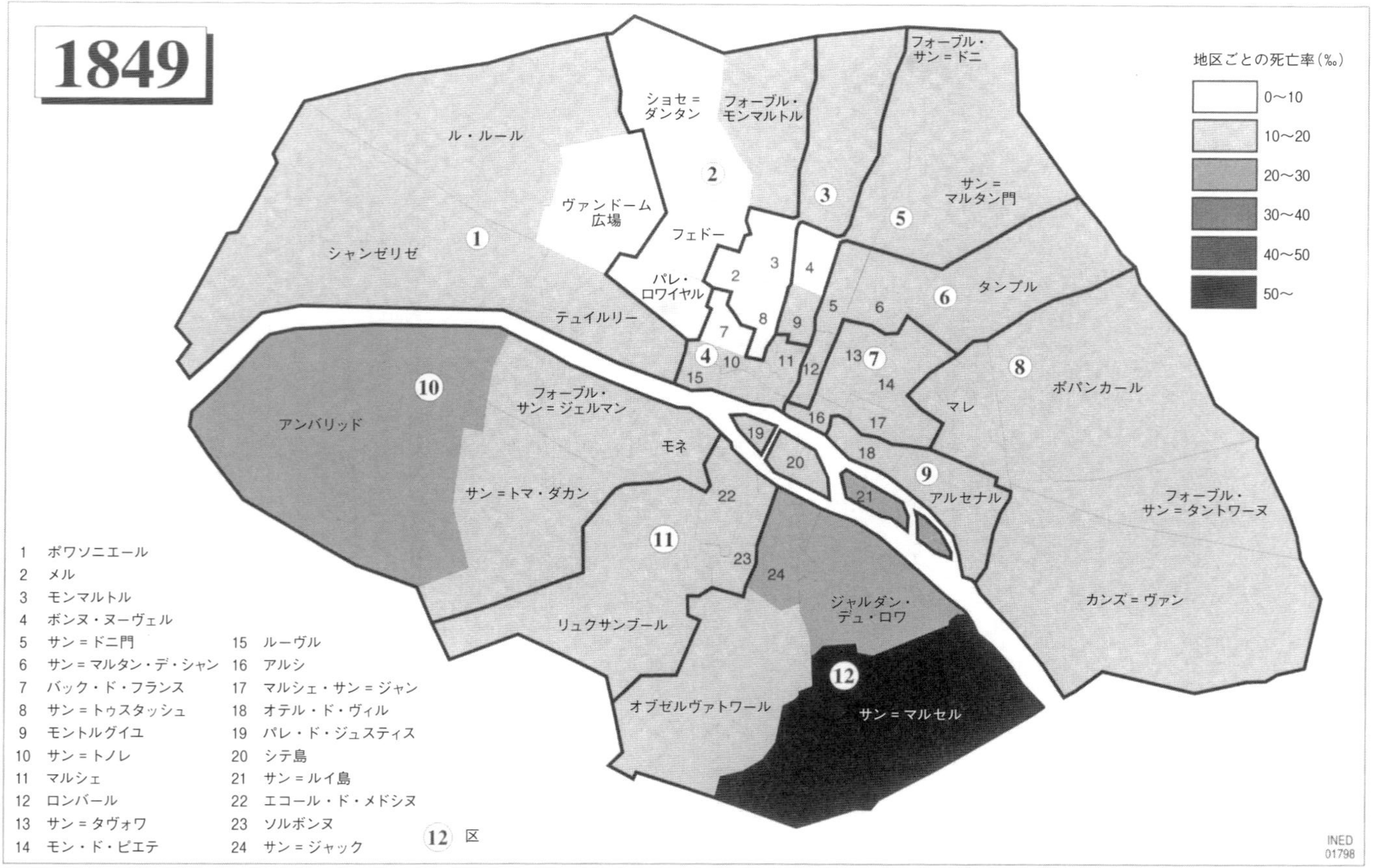

図13　パリの地区ごとの死亡率（1849年）

して使われるようになる。処刑場からゴミ捨て場へと変わっても、モンフォーコンという場所はパリの陰をつねに象徴する場所であった。

十九世紀になってパリから遠いボンディの土地に新しいゴミ捨て場が出来ても、モンフォーコンは使われていた。当時は人糞を乾燥させ肥料に変える施設と、廃馬処理を行なう施設の二つが存在しており、不衛生な場所として恐れられ非難されてきた。パラン＝デュシャトレはモンフォーコンについて記している。「ここはパリ市民が顔を赤らめる」恥ずべき場所で、世論はますます非難の口調を高めている[30]、と。

非難の理由には、もちろん悪臭の源泉であるということもあるが、そこで繰り広げられるおぞましい光景も含まれていた。一八三〇年代、警視総監ジスケがモンフォーコンを視察したときに見たのは、男たちが裸になって、何か高価なものが紛れていないか、汚物のなかを探しまわっている光景だった。別の日にジスケが目撃したのは、汚物のなかに破棄された腐った魚を拾い集める者たちの姿だった。この魚はパリ市内の市場の検査でひっかかり廃棄を命じられたものだが、カート二つ分一杯に積まれていた腐った魚は、破棄されて二時間もたたずに、すべてが拾い集められてどこかへ持ちさられてしまった[31]。

汚物処理だけではなく、廃馬処理の方にも問題があった。パラン＝デュシャトレの調査によれば、処理施設の状態はきわめて酷いものだった。舗装も部分的にしかされておらず、動物の血液が腸からでた汚物と混ざって、赤黒い泥の層と化していた。かつては壁がきちんと建っていたはずが、大量に発生した鼠に齧られ、完全に破壊された状態になっていた[32]。廃馬場の角に馬の骨を大量に置いておくと、翌日にはその周りについていた肉はすっかりなくなっていた。ルイ・ルーによれば、モンフォーコンには五〇万匹の鼠がいると言われていたが、実際にはもっと多いかもしれないという。彼らは腐った馬肉を食べているから、びっくりするほど大きく、驚くほどの凶暴性を持ち合わせている。「現在、鼠はモンフォーコンにとって掃除屋だが、パリにとって怪物だ[33]」。だが鼠だけが問題を起こしていたわけではない。馬肉の販売は法的に制限されていたが、貧困者たちのあいだにひっそりと、しかし大量に出回っていた[34]。パラン＝デュシャトレは、市内で安価に売られている肉のなかには、こっそりと市内に持ち込まれ、牛肉に偽装して売られているものがあると報告している。

さらにルイ・ルーはモンフォーコンの問題に別の側面を加えている。「夜になると奇妙に光景が変わる。モンフォーコンはあらゆる犯罪者たちの集団を引きよせる特権的な場所になる。ごろつきたちは、警察が追跡を断念する避難所を探しにやってくる[35]」。モンフォーコンは不衛生なだけではなく、犯罪の温床でもあった。ルーによれば彼らは廃馬処理場に忍び込んで、馬肉をくすねてはそれを食糧にしている。労働者のなかにもこれに加わる者がいるから、彼らのなかからラスネールのような大犯罪者の弟子が現われるのも時間の問題だ。ルーによれば、パリ市内のあらゆる悪、言語や所作の乱れ、不衛生や犯罪などは、「すべてモンフォーコンからやってくる。その混乱と感染は、この温床から漏れでてきて、かつて美しい所作で知られた階級までが汚染されている[36]」と述べている。モンフォーコンは一八四九年五月に警察によって正式に閉鎖が宣言された。五月はコレラの死者数が増加しつつあった時期で、ユゴーが見た光景は閉鎖の直後の六月だから、コレラがもっとも猛威をふるっていたときであろう。

コレラと貧困

ユゴーをはじめとして、ルイ・ルーやパラン＝デュシャトレ、そしてパリ市民たちは、モンフォーコンの光景が、文明化した都市のすぐそばで繰り広げられてはならないと考えている。確かにモンフォーコンは閉鎖された。パリ市内から不衛生な通りは消えつつある。しかし貧困がなくならない限り、コレラにかかる危険を冒してモンフォーコンのような場所で食糧を漁る人々はなくならない。パリの貧困地区の死亡率が富裕地区のおよそ二倍であるという事実は、不衛生な場所の閉鎖だけではなく貧困そのものの対策が必要であることを示している。

ユゴーは社会保障制度を援護しながら、貧困は癩病のようになくすことができると訴えている。「わたしはこの世界の苦痛をなくすことができるなどと考えてはいない。苦痛は神の法に属するものであるから。しかしわたしは貧困は消滅させることができると確信している。癩病が身体の病気であるのとまったく同じように、貧困は政治体の病気なのだ。癩病が消滅したのと同じように、貧困も消滅させうるのだ(37)」。

ユゴーの演説の数年前、アルフォンス・ド・ラマルティーヌは議会演説において、労働の権利と労働機関の設立の必要性を述べている。ラマルティーヌもユゴーのように貧困と癩病を比較しながら、貧困の制度的根絶を訴えている。ラマルティーヌによれば貧困の原因は商業の世界的な競争にある。靴直しや仕立屋などの小商いは、需要と供給のバランスが崩れることはそれほどないから、労働と給与は安定している。しかし工場による大量生産については、商品が世界市場のなかで多くの他社製品と競合するから、低価格にならざるを得ない。世界市場は消費者の流行と同じように移ろいやすく、小商いのような規則性や安定性がない。商品価格が安定しないから、雇用も当然不安定になりやすい。じっさいパリ、リヨン、リール、ルーエンなどの大都市のあいだを、六、七〇万世帯の労働者階級の家族が、職を求めて渡り歩き、その日暮しの生活を送っている。鉄道網と商船の発達は、こうした動きをさらに加速させている。「この漂流階級は、彼らを支える枠組みが破壊されたとき、やることは一つしかない。きわめて特殊な彼らの職業と給与が不足したときには、この漂流階級は、団結や暴動、浮浪、悪徳、癩病、それに貧困というかたちをとって、国中に広がり滲出するであろう(38)」。だが自由競争であるという理由で彼らから目を背け、援助を拒否すべきだろうか。「いや、社会が死にゆく人々にかける最後の言葉が死であってはならない。善き社会が最後にかける言葉は労働とパンでなくてはならない。労働の権利は生存の権利に他ならないのだ(39)」。貧困は癩病のように社会から消滅させることができるはずだ、とラマルティーヌは述べた。

一八八九年、パリで万国救済会議が開かれるが、シャルル・フェレは同じくこう発言している。「正当な理由によって、国家に要求されているのは、安全である。われわれが安全を与えるならば、公的扶助は公益の成果となるだろう。もし貧しい病人がよく看護されるならば、伝染病は広がることはない。もし不具者がきちんと養われれば、彼らは生存するために盗みや殺人を犯そうなどとは思わないだろう」[40]。

ユゴー、ラマルティーヌ、フェレたちの主張は、感染症に対する法的対策は、ただ衛生法規をつくればよいということではない。コレラを予防したいのならば、その原因である貧困の対策をしなければならないということである。そのことをよく示すのは、一八五〇年につくられる「家屋の清掃に関する法」である。提案者はノール県代表の議員アナトール・ド・ムランで、提案者の名前をとって通称ムラン法と呼ばれている。彼は双子で兄弟もまた第二共和政の議員をしていた。イル＝エ＝ヴィレーヌ県代表のアルマン・ド・ムランで、『貧困を予防し緩和するための社会による介入』という著作を出版している。この本の題名からも分かるように、アルマン・ド・ムランは貧困問題を解消するために、議会に社会保障制度を提案していた。先ほど見たユゴーの演説はこの社会保障制度を擁護するための演説であった。この双子の兄弟の関係から推察されるように、公衆衛生法規は、社会保障制度の是非をめぐる議論と並行してつくられた。われわれはアナトールによって提出された公衆衛生法について検討しなければならないが、その前にアルマンによって提案された社会保障制度についての議論を見ておこう。

ムランによる社会保障の提案

アルマン・ド・ムランは『回想録』のなかで、社会保障制度案を提出するときの状況をこう記している。「議会でも新聞でもほぼすべてが賛成だった。いたるところで寄せられる祝福の言葉からも、成功は疑う余地がなかった。この計画案はいかなる議論も巻き起こさないと確信していたので、演説を用意したり、反対者への応答を考えることなどは頭をよぎりさえしなかった」。だが「ヴィクトル・ユゴーが壇上に現われたときこの確信は危うくなった」。ユゴーは制度案の中身について話さずに、社会が貧困者を餓死させていることをなじりはじめたからだ。それに対して議会の右翼から激しい釈明要求が飛び交うことになった[41]。

アルマン・ド・ムランは『回想録』で触れていないが、ユゴーは演説の最初から挑戦的で、次のように述べている。ここにいる議員のなかに、この政策が「偽装した社会主義」に他ならないと陰口を叩く者たちがいることをわたしは知っている。彼らは、貧困が社会において不変で必然的な条件の一つだから、政治が貧困と関わりあう必要はないと考えている。彼らの意見をわたしなりに要約しよう。「たとえば人々の不快を減らし幸福を増やすことを期待させることは、不可能なことを約束することになり、結果として恐るべき将来の面倒をつくり出すことになる」と。[42] このようなユゴーの発言に対して議会は混乱し、「そんなことを考えている者はいない、誰が言ったのか名前を出せ」と怒号が飛び交うことになった。アルマンによれば、「議会はまったくの戦争状態だった」。[43] とうとう提案者のアルマンの発言の番になったが、気落ちし、目の前で繰り広げられる光景がまるで怪物のように見えたので、席をたって会議室に逃げ込んだ。アナトールが追いかけてきて逃げたことを責め、無理矢理に壇上に上がらせると、恐怖は消え去り、演説も堰を切ったようにすらすらと出てきた。アルマンの言葉は議会に「一種の共感」を呼び起こし、社会保障制度案は新しく委員会を設立し、そこで検討することで議会は合意した。[44]

第二共和政と貧困

ユゴーの演説が巻き起こした論争は、じつは第二共和政の議会が最初から繰り広げていた争いの延長にすぎなかった。二月革命によって誕生した第二共和政の議会は、失業した労働者を援助するため、すぐに国立作業場を設立した。しかし四月には国庫が空になってしまい、六月には閉鎖を余儀なくされた。八月末、憲法草案がまとまった頃には作業場は大失敗だったということが誰の目にも明らかになっていた。九月、議会で憲法草案の討議が「労働の権利」条項にさしかかった時、アレクシ・ド・トクヴィルがこう演説をはじめた。「ここにいる全員が社会主義という問題を恐れており、今の今まで誰も取り上げようとしませんでした。しかしこの問題は遅かれ早かれ議題に載せなければなりません。この社会主義という思想は、いうなれば国家のその胸のあたりに重石となってのしかかっており、われわれがその荷を降ろさねばならないのです[45]」。

トクヴィルは、このあたりで二月革命が社会主義革命かどうかをはっきりさせておく必要があるだろうといい、六月蜂起の最中、バリケードの後ろから聞こえてきた叫び声「民主的で社会的な共和国万歳！（Vive la République démocratique et SOCIALE）」に含まれている「社会的」という言葉の意味について次のように論述した。「これは社会主義を指しているのだろうか。いやそうではない。社会主義は自由主義がその基礎として掲げている所有権を、すべての悪の源泉であるとして攻撃している。彼らは個人の所有権に国家がとって代わり、財を分配することを訴え、国家による財の管理を提唱する。それは国家が、国民のすぐ側でつねに導き、保障し、維持し、支えなければならないということである。だがこれは人間の自由と理性への深い不信であり、自由の没収に他ならない[46]」と。さらにこうつづけた。「民主主義は個人の自主的な領域を広げるが、社会主義はそれを収縮させる。民主主義は各個人に可能な限りすべての価値を与えるが、社会主義は各個人を代理人や道具や数字にしてしまう。民主主義も社会主義も平等というただ一つの言葉によって結ばれている。しかしその違いに気をつけよう。民主主義は自由のなかに平等を要求するが、社会主義は不自由と隷属のなかに平等を要求しているのである。したがって二月革命は社会主義革命などではない[47]」。

トクヴィルは今こそフランス革命の精神を思い出すべきだと言う。二月革命と比べると、フランス革命は「各個人に財産と健康と安寧を直接与える社会権力をつくりだすなどと馬鹿げた主張はしなかった」。フランス革命は勇敢で誠実な市民に啓蒙と自由だけ与えれば十分だという高貴な信念をもっていた。そして「フランス革命は政治の中に慈善を組み入れたいという欲求をもっていた。革命は貧民や苦しむ市民に対して国家が義務をもっていることを認識していた[48]」。いまわれわれに求められているのは社会主義などではなくて、この慈善の精神である。個人の先見の明や賢明さを国家の賢明さに置き換えることではない。必要なのは「社会主義ではなく、政治にキリスト教的慈善を応用[49]」することである。こう論述した後で、トクヴィルはロベスピエールの言葉を引用している。「過剰に統治したがる古い妄想を退けよ。他者を危害しないすべてを自由になす権利を個人と家族に与えよ。コミューンには自分たちの問題を自分たちで決定する権利を与えよ。一言でいえば、法に反して取り除かれていたすべてのこと、そして公的権威に必然的に属すことがらではないすべてを、個人の自由にさせよ[50]」。

トクヴィルのように社会主義に反対する議員たちにとって問題なのは、自由や所有権が著しく侵害されるということであった。とくに慈善が権利として認められることで、自由が基礎としている自発的な意志を破壊することが問題だった。ヴィクトル・クザンはこう述べている。「今日みなが口にするように労働者に労働の権利があると考えることは間違っている。というのも、すべての正しい権利には強制力によって補償されるという観念が含まれているからである。労働者たちには労働権はなく、貧民たちには扶助される権利はない。もし貧民がその権利をもつとすれば、彼らはそれを請求できることになる。慈善に訴えかけるかわりに、正義に頼ることができることになり、わたしが彼に与えてもいないものを奪いとることができることになる[51]」。ゴルティエ・ド・リュミリーやオディロン・バロも同意見であった。道徳の法は確かに隣人を助ける義務を課す。飢えで死ぬ人を見すごすことは社会的犯罪であろう。しかし貧民が扶助を富裕者の義務として要求はできない。デュフォールは慈善を義務にすることは、貧民たちを国庫の債権者にすることと同じだと述べている。貧民たちが施しを要求することは、慈善に訴えるのではなく、国に債務の支払を求めることに等しい。それは国家が怠惰な貴族階級を養うようなもので、その数はますます増えることになるだろう[52]、と。

一方、労働の権利を擁護したのはフーリエ主義者や社会主義者たちであった。フーリエ主義者のヴィクトル・コンシデランは次のように述べている。神は土地と人間をつくり、人間が生きていくためにその土地の用益権を与えた。人間はその土地を耕し、それによって得たものだけに所有権を認めた。つまり所有権とは、その人間が労働によってつくりだした価値に対して認められる権利であったはずだ。だがわれわれの社会は土地に対しても所有権を認めてしまった。土地は人間のつくりだしたものではないから、本来ならばすべての人類が使用できるもののはずである。にもかかわらず土地に対する権利を認め、かつすべての人間に土地が与えられていないのであるから、せめて、土地を享受できない者たちには、労働の権利が認められるべきである、と[53]。社会主義者クロード・ペルティエもクザンの著作を参照しながら同じ趣旨の発言をしている。正義は自由を尊重するあまり、貧困者たちを飢えで死なせている。自由主義者たちの考えは、「わたしの慈善は所有するものからあなたにほんの少しだけを与える義務を課しているとしても、わたしにはそれを拒否する権利がある[54]」というに等しい。彼らは所有権を神聖なものとして尊重している。しかし「かくも強く尊重している所有権だが、労働者にとっての所有権とは何か。それは労働に他ならない。したがって、労働者にその権利を与えることに躊躇することはないし、その権利に制限をつけてはならない[55]」。「すべての労働者と企業を連帯させよ」。そのためには「病を治す施設、老いを助ける施設があるように、貧困を和らげる施設」を設立せよ。その施設のために行政は「全員の利益が要求する必要性に応じて、すべての労働者の賃金から、一フランにつき五サンチームの徴収をする権利をもち、労働を供給する義務をもつ。もし労働を供給できないときには、生存の手段を供給しなければならない[56]」と。社会主義者のルドリュ・ロランは、トクヴィルがロベスピエールを引用しながら行なった発言のすぐ後で、同じくロベスピエールの言葉を引用してやり返している。「公的扶助は神聖な負債である。社会は不幸な市民に生活必需品を与えなければならない。社会は働けない者たちに仕事を与えるか、生存の方法を保障しなければならない[57]」。

社会主義者やフーリエ主義者たちの主張は、国家がいわば企業活動をすることで労働を創出し、そこに労働者たちを割当てることで失業者をなくすことにあった。さらに社会保障制度も国家によって運営されるべきで、その費用は強制的に徴収されるべきものであった。だが自由主義者たちにとってこれほど危険なことはない。ゴルティエ・ド・リュミリーは言う。国家にできることには限界があり、不可能なことを約束すべきではない。ティエールは言う。二、三〇万人に仕事を与えることはできても、二〇〇万人には無理であろう。ボーモン・ド・

ラ・サルトやマラストは言う。国家が私企業と競合すべきではないから、仕事を供給するとすれば公共事業に限るべきであろうし、各人に適した仕事を割当てる義務を国家が負うとして、仕立屋や靴屋に公共事業を割当てることになれば、国家は嘘つきだということにならないだろうか、と。

結局、この議論は自由主義者の勝利に終わった。共和国憲法の前文第八条によれば、共和国は市民を労働においても保護するとしているが、あくまでも「友愛的援助によって」「その資源の限界のなかで」労働や生存手段を提供することとなっている。そして社会保障制度について定めた第一三条でも、国はそれらの制度をあくまでも「助成し奨励する」のみであり、直接の管理下におかないとしている。また老人、子ども、病弱者については、「家族が救済しえない場合のみ」国家が救済すると書かれている。すなわち国家は直接社会保障制度を運用することはないし、労働の提供はあくまでも慈善と資金の許す限りにおいてなせばよいということである。ティエールが言うように、大きな経済不況が起きたときに臨時的措置として土木事業をすることがあっても、国家が恒常的に労働者を直接雇用する必要はない。友愛はあくまでも友愛であって、法には入らないから、国家が義務づけられるようなことはない。

こうして自由主義陣営は第二共和政憲法の労働の権利の解釈をキリスト教的慈善の枠内にとどめることに成功した。トクヴィルの『回想録』によれば、自由主義者はこれでも飽きたらず社会主義と革命の影響を最小限に抑える手を打っていた。「あのように烈しい革命の後で、自由を救い出す残された唯一の手段は、自由を抑制することだということ、これが私の意見であった。私の同僚も同じ意見だった。そこでわれわれはクラブを禁止する法律や、王政下ですら見られなかったような激しさで新聞の逸脱を抑圧する法律、さらに第三として戒厳状態を正規のものとする法律などを、つぎつぎと提案したのだった[58]」。ここで自由を抑圧するものとして挙げられている三つの法律は、すべてコレラの脅威にさらされていた一八四九年六月から八月のあいだにつくられている[59]。

キリスト教社会経済学

ムラン兄弟は自由主義と社会主義の中間に位置していた。これらのどちらでもない彼の立場はキリスト教社会経済学であった。自由主義者たちにとって、保険への加入はあくまでも個人の自由にすべき問題であった。労働者たちが自主的に扶助組織をつくるのはかまわないが、国家が介入すべきではなかった。それに対して、キリスト教社会経済学派は国家という枠組みのなかで社会保障制度を実現しようとしていた。社会主義者たちが労働者の連帯や国家による管理と強制徴収を主張したのに対して、この立場はあくまでも家族や友愛といった自由主義的価値観にとどまろうとしていた。

アルマン・ド・ムランの思想をよく表わしているのは、二月革命の直後にラマルティーヌ夫人のサロンでなされた、次のような演説である。[60]「もっとも信頼のおける統計によって、わたしはパリには一〇に一つの家族が貧困家庭であることを確認した」。もし

赤貧の状態ではない一〇組の家族に、貧困世帯を託すことが可能ならば、それぞれの慈善グループは収入も仕事もバラバラの人々で構成されるから、ある者は金を、ある者は仕事や信用を提供するだろうし、別の者は時間を、パン屋はパンを、食料雑貨店はロウソクを、聖職者は場所を、教授は教育を、企業家は仕事を提供することになるだろう。最適な者か負担が少ない者が扶助するという、善意の競合のおかげで、老人は養われ、子どもは教育され、健常者は仕事をもらえる。このように支援と資源を集めることで、貧困家庭が必要とする扶助と安心の本質すべてが生みだされるであろう。それは飢えと薄着と寒さの重圧から逃れられるだけでなく、貧しさという奈落の底から抜け出るためのものでもある。貧困と幸福、貧民と労働者を分け隔てる、滑りやすく急な坂を再び登るためのものである。

パリの一〇組の家族からはじまるこの「模範は追従を生み、すべての成員によって信頼と調和と博愛の感情が実践に移され、その実践が共和国全体と合致したとき、この仕事は社会のすべての階級を共通の仕事に結びつけるのにもっともふさわしい方法として、広がりを見せるだろう。見捨てられて不幸なわれわれの兄弟の救済と幸福という目的のために、みなが組合へと結集するのである」。こうアルマン・ド・ムランは述べた。

社会保障制度案の検討

アルマン・ド・ムランの提案が議会で承認され、委員会で検討されることになったことはすでに述べた。議会での投票から三日後、委員会のメンバーを選出する執行部がつくられた。議長となったのはベリエでアルマンも信頼を置いている議員の一人だった。だがアルマンはこう述べている。「わたしが驚き慄いたのは、会議が始まるやいなや、議長のベリエが計画を破談にしようとする発言をはじめたことだ」(61)。ベリエは、このような社会問題に取り組むのは時期尚早だ、まだ革命の余波が残っており平和的に解決する時期には至っていないのだから、と述べ、これから選出する委員会は何もせず、議会には控えめで否定的な報告書を出してはどうか、と締めくくった。アルマンはこれに対し、今こそ社会保障制度が必要なのだと反論した。「病人が苦しんでいるときに、治療のことを考えるのが普通ではないか。われわれがその医師なのではないか」(62)。

委員会のメンバー一三人が任命された。アルマンは議長に任命されたが辞退し、代わりにパリシ司教がつとめることとなった。ベリエも選出された。このことからも分かるように、委員会の意見は真っ二つに割れていた。社会保障制度を推進しようとする派の代表はムラン兄弟だった。メンバーのうち二人が社会主義の代表だったが、彼らはムラン兄弟の擁護にまわった。一方、反対派の筆頭はアドルフ・ティエールで、議長のパリシ司教もそちら側についた。アルマンはその様子をこう記している。「一方には行動を阻害し、すべての動きを封じるためだけに入った者たちがいた。この否定する者たちは、社会的理論に反駁し、社会主義システムの不条理を明らかにし、リュクサンブール委員会や、ルイ・ブラン、コンシデラン、ピエール・ルルーの著作が提案する救済策の愚かさを暴こうとした[63]」。

翌年、委員会は報告書を提出する。報告書の作成者が反対派のティエールであることからも分かるように、アルマンの提案した社会保障制度は多くの点で批判されている。ティエールが書いただろう序文にはこう書かれている。神は世界に調和をつくり、弱者のかたわらに強者を、病人のそばに健康な者を、成人のとなりに老人をおいた。そして人の心のなかに同情と親切と慈善をおいた。ところで、これらの感情が徳であるためには、任意で自発的に、自らの感情にしたがったものである必要がある。「われわれが道で出会う不幸な者たちは、われわれの胸を打ち、何か施しをしようとする気を起こさせる。しかし彼らはわれわれに施しを強制する権利をもっているわけではない[64]」。

ティエールは、これが私的な慈善の原理であるから、公的な慈善の原理を導くのは簡単だという。国家とは国民を抽象的かつ政治的に考えるための概念であり、国民に心があり徳と悪徳、長所と短所があるように、国家を心なきものとして見る必要はなく、国家もその心にしたがって公的慈善をなすことができる。しかし国家にも心があるとすれば、人と同じように慈善は徳である必要がある、とティエールは言う。すなわち任意で自発的に、慈善を施すか否かについて自由である必要があるから、慈善が義務であってはならないし、労働者に慈善を要求する権利を認めることはできない。もしそれを認めてしまうと、国家は「略奪者となるであろう。なぜならば国家は個人と違い自前の財をもたず、全員の財を与えることになるからだ[65]」。

とはいえ、ティエールは社会保障の反対派が一般的に考えているように、個人の徳に任せればよいというわけではないと言う。個人に任せても足りないところがあるからだ。しかし社会保障の賛成派が考えるように、慈善を個人の心に任せたところでだれも何もしないのだから、国家が直接管理すべきであるなどと考えるのは誤りであるとしてティエールは書いている。「したがって公的慈善は必要である。私的な慈善あるいは宗教的慈善を補うものとして、やり残された善をなし、まだなされていないことを考え、血が出たままの傷口を手当し、個人の狭い視野に全員の視野を結びつけるものとして」[66]。ティエールによれば、国家の慈善は必要だが、あくまでも個人の慈善の欠落を埋めるだけに留めるべきだということである。

あくまでも補完的な国家の慈善とは何か。ティエールの報告書は社会保障案の主な制度をことごとく否定している。労働の権利は国家が商業の適性な競争を阻害することになるので認めるべきではない。意欲のある労働者に銀行が融資することも、協同組合が融資することもすべきではないなどである。ティエールは、恐慌などの極端に失業が多くなったときのみ臨時で国家が失業者たちに土木事業を提供することとし、アフリカへの植民、孤児への援助、相互扶助組織だけに限って賛成した。

ティエールは社会保障案を検討しているあいだ、つねに否定的な立場をとり続けた。そこでアルマン・ド・ムランは別の方法をとることにした。『回想録』によれば、ティエールが「社会主義と極右民主主義への大きな闘いに集中しているあいだ、われわれ〔ムラン兄弟〕はキリスト教の精神に彩られた若くて活動的な人間によって構成された小さなグループを組織していた」[67]。そしてこのグループが中心となって、社会保障制度案よりも控えめではあるが、博愛主義に基づいたいくつかの法律を密かに準備した。それまでの主張である、貧困をなくし普遍的な幸福を組織するという考えの代わりに、乱用や過度を防ぎ、見捨てられた者たちに対して社会的保護を拡張しようとする一連の法律案を作成した。

これらの法律案からつくられた法律群が、フランス法制史においてはじめての社会法になった。この社会法は大きく三つのカテゴリーに分けることができる。まず退職年金制度に関する法律、相互扶助組織に関する法律、貯蓄金庫に関する法律といった保険制度にかんする法律がある。次に未成年勾留者の保護についての法律、貧窮者の結婚を容易にするための法律、法律相談を無償で行なうことを定めた法律、徒弟制度による搾取を禁止するための法律など、貧困者を援助するための法律がある。最後に、これからわれわれが検討していく、家屋内の清掃・衛生を義務づける法律、公衆浴場および公共洗濯場の設置を定めた法律といった公衆衛生に関する法律がある。

ムラン法

ではムラン法とよばれた不衛生住宅の清掃を義務づける法律の検討にうつることにしよう。アルマン・ド・ムランの『回想録』によると、この法律がムラン兄弟のグループがつくった最初のものだと書かれている。「この仕事から生まれた最初の法は、ノール県の代議士でわたしの兄弟によって提案されたものだった。彼はリールの労働者の住居の不潔さに驚かされた。汚れた地下室のなかに、多くの場合大家族が積み重なるように暮らしており、空気と光が欠如していた。彼の提案の目的は、この危険な洞穴をなくすこと、将来的には家主が不衛生な部屋を増殖させ、薄暗くさせるのを防ぐこと、賃借している貧困者たちの健康と生命を犠牲にして所得を得ることを防ぐことだった(68)」。

リール市の科学協会誌に寄せられた論文によれば、一八二八年の時点でリール市の労働者階級は約三万人だったが、ほとんどが健康状態に問題を抱えていることは一目見れば明らかだったという。「地下室に居住していること、空気の循環しない中庭に多数の世帯が密集していることが、無数の貧困住民たちが悩まされている持病の主要な原因であるように思われる(69)」。すでに行政は地下室に居住するのをやめるよう勧告を出していたが、彼らは聞き耳を持たない。その大きな理由は、地下室に住むと暖房費を節約できるという偏見のせいであった。ヴィルヌーヴ・バルジュモンの統計によれば、一八二八年の時点でリール市の住民七万人のうち貧困者は二万三三八一人にのぼった(70)。そのうち「三六八七人が地下倉庫に居住している。そこは狭く、低く、空気と光が乏しく、胸の悪くなるような不潔が支配している。住人たちはただ一つの粗末なベッドに、父、母、子どもたち、ときには成人した兄弟や姉妹までもが一緒に寝ている(71)」。

ヴィレルメはこの穴倉を詳細に観察して、こう記録している。「これらの地下倉庫は家の内部とは一切つながっていない。通りや中庭に直接開かれていて、入るときには階段をつかって降りていく。たいていの場合、入口にはドアと窓がついている。内部は石やレンガでできていて、天井はアーチ型、床は敷石されているかタイル張りになっており、煙突がついている。このことから、もともと居住用につくられたものだということが分かる。天井の高さはアーチの頂上で六ピエから六ピエ半〔約二メートル〕、広さは一〇ピエから一四、五ピエ〔約三から五メートル四方〕である(72)」。この狭い部屋には、食糧を保管するための戸棚か棚板があり、小さなテーブルが一つ、粗末な椅子が二つか三つ、そして粗末なベッドが一つだけある。そのベッドに「父親と、母親、老人、子ども、成人たちが、押し合い、積み重なるように眠っている(73)」。こう記述したあとで、ヴィレルメは、この地下倉庫でさえ最悪の住処というわけではない。暖まる手段があるだけまだましで、最悪の住居と呼べるのは屋根裏部屋だ、と述べている。ビュレも「フランスではリール市こそが、貧困者階級が最も低いレヴェルに落ちている場所である。ここでは多数の人間が貧困と愚鈍の最悪の限界に達している(74)」と述べている。

ムラン兄弟はフランスでも最悪の居住環境にあるリール市の穴倉を想定しながら、不衛生な建物の清潔化に関する法律を提案した。議会の報告者に選ばれたのは、ムラン兄弟と同じく社会保障検討委員会のメンバーに選ばれていたリアンセだった。先ほど詳細に検討したように、ティエールや自由主義者が社会保障制度を否定した根拠は、労働者に生存のための手段や食糧などを権利として認めてはならないという点にあった。このような私的自治と私有財産制を原則とする自由主義者たちに対して、家屋の清潔化を法によって義務づける必要性をどのように訴えるのか。ムラン兄弟とリアンセは自由主義の原則である「他者危害」の概念、すなわち貧困世帯の住居を放っておけばそこから隣人への感染の危険があるという考え、を用いて説得を試みている。「みなの健康が、住民の衛生が、一般的な衛生が危険に晒されている。腐敗の永続的な発生源が悪性のミアズマを発散させており、それが周囲に拡散されている。都市に災禍が降りかかったとき、災禍はこの巣窟の内部に恐るべき栄養源があることを見いだし、襲いかかり集中攻撃をするだろう。そして災禍が被害者たちを積み重ねたとき、また新たな力を得て襲いかかる。これが一八三二年と一八四九年の残忍すぎる経験が示したことだった」[75]。こうリアンセは述べ、法の必要性を訴えた。

だが不衛生な家屋の危険性はコレラの感染源だけではない。そこは精神的に見ても危険を周囲に拡散させる場所であるとして、リアンセは次のように言う。家屋とは「つねに道徳性と誠実さの指標である。それは徳が外部に表われたようなものだ。投げやり、怠慢、不衛生は、悪しき行ない、不道徳、放蕩に多くの時間が費やされていることを打ち明けている」[76]。だが労働者たちは不衛生な住宅を特別好んで住んでいるわけではない。「もし労働者が、自らの家に、楽しみだけでなく、清潔と衛生を見いだしたならば、彼は気に入り、そこに留まるだろう。反対に、不幸にも多くの場合こうなのだが、有毒な空気と、吐き気のする発散物があれば、彼はそこから逃げ出し、外に気晴らしを見つけに行くであろうが、そのことがしばしば危険を招いている。絆は緩み、悪徳が促され、混乱が増殖する」[77]と。さらに、家屋が不潔であることが、「キャバレーに人が集まる理由の一つ」になってしまっているとリアンセは言う。前章で見たように、居酒屋は労働者階級が悪徳を感染させ合う場所だと考えられていた。自宅が不衛生であることで、労働者たちが居酒屋へ出かけてしまうならば、隣人に悪徳を感染させることに間接的な手助けをしていることになる。

コレラや悪徳の感染に次ぐ三つ目の危険として、生物学的な危険があげられている。労働者たちの健康状態が悪いのは不衛生な家屋のせいだというのである。「湿気、雨漏り、悪性で腐敗した空気が、特有の病気に至らせ、しばしば恐るべき死亡率の原因となっている」。リアンセによれば、不衛生住宅のせいで屈強な者は弱くなり、繊細な者は早死する。結核が婦人や娘たちの命を奪い、瘰癧《るいれき》とくる病が子どもたちを苦しめるという。「見るも恐ろしいのは、世代全体が大量に殺害され、無気力で憔悴した残りのものたちが、兵役に供することもできず、ただわれわれの巨大都市の中心に、変質した類（types dégénérés）と退化した種（races abatardies）を伝播させることである」[78]。都市に住む労働者階級が変質し退化するのは不衛生な家屋だけが原因ではないかもしれないが、現在の住居環境が、「この恐るべき悪化」の進展に寄与していることは間違いない。すなわち不衛生な住居で暮らす労働者階級は、人口のなかに身体的そして精神的な変質や退化という危害を加える恐れがある、とリアンセは主張した。

アルマン・ド・ムランもまた、公衆浴・洗濯場法案の報告のなかで、退化について語っている。「不衛生な住宅は、病気と無秩序を生みだすのと同時に、〔市民としての〕義務に無頓着な指標となっている。無気力と投げやりの指標であり、退化した身体（corps dégénéré）の中にある力なく反応のない魂の明確な徴候である」[79]。

こうした表現はヘンリー・ロバーツの『労働者階級の住宅』[80]にも見られる。「労働者階級が住んでいる通常の下宿屋のほぼすべてで、彼らの精神的身体的退化の状態が見られる」。自分の目で見ていない人には、悪の広がりがどれほどのものかは想像しがたいであろう。しかし「これらの下宿屋の多くはまさに悪徳と犯罪の温床であると言っていい」[81]。若い労働者はロンドンに着くやいなや悪徳に染まり「社会のペストにまで至る。病と貧困を通じて早すぎる死に追いやられるか、出身地の法によって裁かれるかのどちらかである」[82]とロバーツは記した。

おなじ頃、プロスペル・リュカはこう書いている。「都市のなかでも人口過剰な地区に住み出不精の生活を送り、小さな住居に住み、悪性の空気で呼吸をする労働者たちは、一般的に、衰弱した種を伝播させる」[83]。リュカは述べている。日々の過度な労働と栄養の悪い食事による弱まった基礎体質は、その子どもにも同様の弱まった基礎体質を遺伝させる[84]、と。さらにリュカは、身体的特徴だけではなく、精神的特徴も遺伝するという。例えば子どもたちは両親から、アルコール中毒への自然な傾向を受け継ぐ[85]し、賭け事への執着も遺伝的に受け継がれるという。だが悪性の精神遺伝をもっとも分かりやすく示すのは、犯罪の事例であるとリュカは述べている。例えば一八四四年、二組の家族が共同で行なっていた四五軒の窃盗が発覚し、公訴されることになった。二組の家族は血縁関係にあり、それぞれ父親、母親、娘、息子たちが共同で窃盗を行なっていた。また別の例としてリュカは、メトレーの矯正施設に収容されている少年たちの家族について、両親が刑務所に入っていたり、ひどい貧困家庭で育っていたり、家庭に問題を抱えている者が多かったと述べている。こうした犯罪の連鎖は「手本の感染」（前章参照）であると説明されることが多いのに対して、リュカは否定しないものの、原因は遺伝にあることを強調している。「父と母による教育、手本、教唆などは、多くの場合、副次的原因、機会原因にすぎない。素質を与える原因、本質的原因は遺伝である」[86]。

このような考えは、ベネディクト・モレルの『変質論』（一八五七年）に受け継がれていく。「危険で不衛生な職業に従事することや、人口過剰もしくは不衛生な都心に住むことは、身体組織を衰弱や変質の危険にさらすことになる」[87]。子どもは両親から悪性の体質を受け継ぐが、それは外部から見てすぐ分かるものに限られない。例えば、身体の奇形であるとか、身体的特徴が遺伝的であることは明らかだが、それだけではなく、知能の働きや道徳感情も両親から受け継いでいるとしてモレルはこう言う[88]。「子どもは両親から直接アルコール依存体質も受け継ぐ」[89]。

こうして精神感染を説明する新しいモデルがつけ加えられることになる。これまでの、手本や模倣といった水平なモデルに加えて、梅毒、結核、遺伝といった垂直なモデルである。その背後には近隣住民に対しての危害に加えて、人種や人口を毒し、種そのものを退化させることの危機が表明されている。一八七七年のパリ市住宅衛生委員会の報告書には次のように書かれている。「時間と良き制度のみが、彼らが揺りかごから持っている汚れた性質を矯正することができるだろう。そのためには、まだ若いうちに引き受け、子ども時代に真剣に世話しなければならない。というのも、彼らはこの腐敗と愚鈍の環境で育ち、彼らが前の世代から受け継いだ病的嗜好、病気、衰弱の種を必ず次の世代に受け渡すからである」[90]。次章では一九〇二年に公衆衛生法が成立していく過程を見ていくが、その背後には歴史上はじめて減少していく人口についての危機感のなかに、種への危害や退化というテーマを見いだすことになるだろう。

法において不衛生とは何か

前述のとおり、リアンセの報告は、不衛生な家屋を清掃しなければならない理由として、隣人や都市住民たちにとって三重の危険があることを指摘している。ミアズマを撒き散らし、コレラの温床となる危険。労働者を外出させ、たまり場をつくらせ悪徳の感染を引き起こす危険。フランスの人口に変質、退化、悪化をもたらす危険である。だがここでは、法案が不衛生な家屋が他者危害を引き起こしているという論理構成をとっていることを分析しておこう。不衛生な家屋に住む労働者たちが病に苦しんでいる、というだけでは法の問題にはならない。それは慈善の範囲の問題であり、法が衛生を強要してしまえば慈善のもつ徳の価値をなくしてしまう。しかし不衛生な家屋によって周りの住民が脅かされていると主張するならば、法が対処すべき問題になるのだ。

例えば、ナントでムラン法と同内容の法案を提出したセル・デ・モンはこう述べている。「衛生の分野において、個人へ危害を加えるものは、全員にとって危険なものなのである。なぜ賃借人や所有者に、家屋を不潔な回廊墓地に変えることが許されるのだろうか。そして、伝染病が流行っている時に、感染症を隣人すべてに広めることが許されるのだろうか。イギリス人たちは全くためらうことなく、所有権と私的住居の尊重よりも、公共の衛生の利益を優先している[91]」。つまり、所有権よりも衛生を尊重せよというのである。

だがムラン兄弟やリアンセは、おそらくティエールを意識しながら[92]、衛生のために所有権を部分的にでも放棄せよとは主張しなかった。リアンセはこう述べている。所有権は「社会秩序の最初の土台であり、人間の自由にとって第一の保証である」。したがって「住居の独立、その自由な使用、物の自由な使用は、市民に属しており、最も厳格な尊重を必要としている」。もし衛生原理が所有権を侵害しているなら、たとえそれが軽微で、引き換えに多大な善が見込まれるとしても、許されてはならない[93]、と。したがって、この法案の正当化根拠は、所有権そのものの原理のなかに見いだされるのである。「所有物の享受、住居の独立は、一般的な安全が課す一定の制限に服し、他者に危害を与えてはならないという義務に服することは、理由を述べる必要もないほど明白だ[94]」。

リアンセは、たとえば法は、通行人に危害を与えるようなものを窓に置くことを禁止しているという。中庭の清掃や生活用水の排水を命じている。だが屋内となると法は停止し自由放任主義になる。「もし自分自身を侵害したいというのなら、それを防ぐ術《すべ》を法は知らない」(95)。しかし所有者が不動産を第三者に貸与しているときには、法は屋内にも介入してくる。たとえ屋内であろうと賃借人が家屋に損害を与える危険があれば、法はそれを禁止する明白な権利があるからだ。すなわち賃貸借契約のなかには、「法的にみて不道徳もしくは不法な状況を規制する権利」(96)が含まれている、とリアンセは主張した。そして、こうした権利があることは、法律が腐敗などにより危険な食糧の売買を禁止していること、倒壊しそうな建物の取り壊しを許可していること、沈没の危険がある船舶の航行を禁止していることとも合致しているとも述べた。

すなわち屋内だからといって、必ずしも法が介入できない領域だというわけではない。法は他者危害を起こす危険があると判断すれば、屋内であっても介入し危険を除去すべきである。事実、これまでも感染症の危機が迫ったときには、法は躊躇なく屋内であろうと介入してきたではないかとリアンセは次のように述べた。「災禍への恐怖が〔衛生的処置の〕実行を容易にしてきた。だがコレラのような恐るべき事象に説得されるまで、ただ待っていることを甘んじて受け容れなければならないのだろうか」(97)。法が屋内に介入し、衛生状態を調査し、清掃を義務づけることは、「根源から病を捉えるためには不可欠なのだ」(98)。このようにリアンセは、不衛生を所有権の乱用だと主張したのである。

一八五〇年四月十三日「不衛生住宅の清掃に関する法律」が可決された。この法律によれば、市議会において必要性を宣言した市町村は、衛生のための委員会を結成できる（第一条）。委員会は不衛生住宅の状態を調査し、清掃方法を指示する（同条）。この場合の不衛生住宅とは「住人の健康と生命に危害を加える性質をもつ環境にあると認められる」住宅を指している(99)（同条）。委員は五人から九人、パリでは一二人で構成される（第二条）。委員たちは、不衛生であると思われる建物を訪問して、その原因と処置を分析し（第三条）、報告書を市役所の担当者に提出する（第四条）。役人はひと月以内に見解を付して市議会に提出する（同条）。市議会は、①清掃が全面的に必要か部分的でよいのか、②清掃の余地があるかないかを決定する（第五条）。

公共浴場および公共洗濯場についての法

一八五〇年六月に提出された「公共浴場および公共洗濯場のモデル施設建設のための臨時予算開設のための法案」においても同様の議論がなされることになる。法案の作成者はルイ・ナポレオン、提案者はナポレオンによって農商務大臣に選ばれたばかりのジャン＝バティスト・デュマだった[100]。デュマは公共浴場および洗濯場のモデル施設を建設するための臨時予算として六〇万フランを議会に要求した。その根拠を次のように述べている。イギリスの事例が明らかにしたのは、この施設によって「清潔さと外見の立派さがもたらされ、個人の健康、住民の衛生、家族の道徳にこれ以上ない幸福な影響を及ぼすということである」[101]。ロンドン、リバプール、マンチェスターなどの大都市では、法律の施行以来、都市財政を使って公営の公衆浴場と洗濯場が急速に増えてきており、価格も一〇サンチームに抑えられている。一方パリでは入浴施設はいまだ「富裕層の専有物で、裕福な階級しか入れない」[102]。フランスの入浴施設は私営であり、入浴代が高い上に施設は十分に衛生的とはいえない。イギリスの幸福な例を見るならば、労働者階級のために低価格かつ洗練された公共施設を建設するための臨時予算をためらう理由はない、とデュマは主張した。

デュマは必要性に説得力をもたせるために、過ぎ去ったばかりのコレラの惨禍を持ち出している。一八四九年のコレラでは一〇万人の被害者を出した。パリだけでも二万四千人、ノール県では一万五千人と、被害はこの二つの都市に集中した。すなわちコレラは「特に人口過密な都市を選んでおり、さらにいえば都市の内部でも、衛生への配慮が最も不適切で不徹底な地区をとくに好んで選んでいたといえるのではないだろうか」[103]。いや、コレラにかぎらず「他の感染症や伝染病にしても、疫病が衛生的配慮のいちばん少ない地区を選んで猛威をふるっていることは明白だ」[104]。だからこそ政府には「都市の衛生状態を向上させる手段についてつねに気を配る」義務がある。われわれは一八四九年にコレラの脅威が迫っているとき、甚大な被害は出ないだろうとだれもが想像していた。だが実際には一八三二年と同じくらい恐ろしい被害にあったのだ。一八三二年のあと、われわれは都市を衛生的にする手段を導入しなければならないということにだれもが理解を示した。四九年のコレラのあと、われわれは当時と同じ立場に立たされている。「コレラがフランスとイギリスの住民を脅かしたその瞬間から、イギリスは都市を清掃するための多大な努力をはじめたのである」。われわれも彼らに続くべきなのだ[105]、とデュマは主張した。

この法案の議論においても、社会保障制度とまったく同じ内容の反対意見があがっている。ティエールをはじめとする自由主義者たちが社会保障制度を批判した一つの論点は、フランス国民全員の税金を、労働者階級という一部を救出するために用いることは許されないということだった。同じようにこの法案の審議においても、自由主義者たちは国庫から補助金を出すことを批判している。確かに住民たちの衛生状態の向上という目的自体は好ましいだろう。だが公共浴場と公共洗濯場を各都市につくるならば、その利益を受けとるのはそれぞれの都市に住む住民たちのはずだ。だとすれば国庫から補助金を出すのは間違っており、それぞれの都市財政から支出すべきではないだろうか。そもそも、コレラが大都市を好んで襲うのならば、公共浴場・洗濯場をつくって利益を受けとるのは大都市だけであるから、地方は都市のために税金を出したことになってしまう。ヴァティメニルはこう言う。例えば学校の建設に補助金を出すことに異論はない。というのも学校はどの市町村にとっても同じくらいの必要性があるからだ。だが公共浴場・洗濯場にそれと同じだけの一般利益があるといえるのだろうか[106]。

自由主義者たちの反論に応えるためには、都市部に公共浴場・洗濯場を設立することが、社会全体の利益になることを説得しなければならない。デュマはこう述べている。衛生状態の向上が人口の一部にのみなされるとしても、彼らにだけ利益があるというわけではない。子どもたちが兵役につくとき、必ずその衛生の向上がわれわれのためになるだろう。というのも衛生の向上によって労働者階級の健康と体格が向上するからであり、兵役に適する人材が増えるからである、と。アルマン・ド・ムランもこれを受けて述べている。不衛生な生活によって入隊条件を満たさないほど劣ってしまった彼ら都会の労働者階級の代わりに、頑強な体格の兵士を埋め合わせなければならなくなるのはだれだろうか。それは地方である。ゆえにこれは単なる都市の問題だというわけではない。もちろん兵士だけではなく、市民の健康と力が増加することは、衛生に介入しない場合と比べて明らかに社会の利益になるはずである、と。(107)

ムランは国庫から市町村に財源を与える別の理由づけもしている。市町村はまだ十分に自律しているとはいえない。「彼らはまだ生まれたばかりの子どものようなもので、一人で歩くためには、第一歩を踏み出すときに支えが必要な状態だ。国家が手を貸すことで、市町村は一人で歩くことを覚え、すぐにだれの手助けも必要としなくなるだろう」(108)。ゆえに国庫から出す補助金はあくまでも臨時的なものにとどまっている。それにこの補助金はあくまでもモデル施設建設のために使われる。フランス中に八から一〇の施設がつくられ、一、二年それがきちんと機能し利益をあげることが分かれば、私企業もこれに続いて、施設の数が増大するはずだ(109)、とムランは主張した。

一八五一年二月三日「公共浴場および公共洗濯場のモデル施設建設のための臨時予算開設のための法」が賛成多数で可決された。この法律もムラン法と同じく、博愛主義に基づくというよりは、自由主義的色彩が強くなっている。確かに労働者階級のために必要であるという点では博愛主義的ではあるのだが、各市町村に公営の無料施設をつくるのではなく、あくまでもモデル施設をつくり、売上げをあげることが条件になっている。つまり自由競争を崩さずに、しかし利用料金を下げ、設備と衛生の向上の方法を提示するということである。もう一つ自由主義であるといえる点は、やはり他者危害を原理としているということだ。この点についてもムランは、労働者階級が手軽に洗濯や入浴できるようになれば、コレラが貧民窟を起点として都市に蔓延することを防ぐこと、兵役という一般利益に仕えることができないほど体格的に退化することを防ぐこと、悪徳という精神的な感染が都市内部に蔓延することを防ぐことができると主張した。つまり、労働者階級の生活の劣悪さに手を差し伸べるという慈善的な動機は強調せずに、あくまでも労働者階級の不衛生な身体や生活がつくりだしている他者危害から人々を守るという点に重点を置くことで、自由主義者たちの批判をかわしたのである。

第二帝政下の公衆衛生

一八五〇年、大統領に就任したばかりのルイ・ナポレオンはある著作の翻訳と出版を命じている。それは先ほど引用したイギリスの建築家ヘンリー・ロバーツが出版したばかりの『労働者階級の住宅』という本だった。[110] ジュリア・クセルゴンによれば、ルイ・ナポレオンはこの本を図書館や高等師範学校などの公共機関に配布することを命じたという。[111]

ヘンリー・ロバーツは労働者階級の住環境の改善に努めてきた建築家で、「労働者階級の状態改善協会」に所属していた。この協会は、労働者階級のために衛生的なモデル住宅を設立し貧困を改善することを目指していた。協会は一八四四年に結成され、ペントンヴィルやジョージ・ストリート、ストレッサム・ストリートに次つぎとモデル住宅をつくっていった。

ロバーツの著作にはロンドンの労働者階級の住環境の劣悪さが書かれている。その記述によれば状況はパリと似たようなものだった。彼が引用している統計によれば、ハノーヴァー・スクエアに住む労働者階級一四六五世帯のうち、住居が一部屋のみと答えたのが九二九世帯、二部屋が四〇八世帯と圧倒的に多く、三部屋以上の住宅に住むことのできる労働者はごく限られていることが分かる。所有しているベッド数で見ると、一つが六二三世帯、二つが六三八世帯と大部分を占めている。部屋の狭さも問題で、ロバーツが観察した標準的な家屋では、幅三・二メートル、長さ二・四メートル、高さ二メートルしかなかった。

ロバーツがジョージ・ストリートにつくったモデル住宅には一〇四人の労働者階級が居住していた。キッチンと洗濯場を備え、浴室からは温水と冷水が出るようになっている。洗濯部屋は各階に一つずつ備わっており、装置は鉄製で内部には漆塗りが施されている。食料品室、小さな図書館、談話室があり、階段は石造りになっている。寝室は共同だが一部屋には八人までと決まっており、高さ約三メートルと十分な広さがある上、各労働者たちのスペースが高さ二メートルのパーティションで区切られている。各部屋には通気孔が備わっており、そこから新鮮な空気が送り込まれ、冬には暖かい空気が送風される。

衛生的につくられた住居、過密状態の解消は実際に労働者たちの健康と感染症予防に効果を上げた、とロバーツは記している。「この改善された居住システムが優れた結果をもたらしたことは、次のことが決定的な証拠となるだろう。コレラがすぐ隣にある不潔で人口過密な狭い家々を激しく襲っているときでも、一〇四人のうち罹病したのはたった一人、その一人の下痢の症状も医師の手当によってすぐに良くなった[112]」。

ルイ・ナポレオンがロバーツの著作の翻訳を命じたように、彼の関心はパリの衛生化と、それによる貧困の改善にあった。彼はこう述べている。「パリはフランスの中心である。この偉大な都市の美化のために、その住民の境遇の改善のために、われわれはあらゆる努力を傾注しよう。新しい道路を開こう。空気と日光の不足している過密街区の浄化を果たそう。そうすれば、太陽の恵み深い光が城壁内の隅々まで差し込むことになるだろう[113]」。

ルイ・ナポレオンはパリ市の改革をセーヌ県知事ジョルジュ・オスマンに託した。オスマンの大改革はたしかにパリ中心部から不衛生住宅を一掃した。オスマンは自身の回想録に次のような新聞記事を引用している。「かつてパリには泥の山ができていた。大通りにさえ泥の山があった。都市の中心は、狭くて悪臭を放つ小道でいっぱいだった。オスマンは、数々の区域を取り壊した。彼のせいでこれではペストになってしまう、と人々は叫んだ。彼は人々が叫ぶままにしておいて、頭を働かせて街を切り開き、逆に空気と健康とを与えてくれた[114]」。実際、彼が取り壊した家屋は、一八五二年から五九年の七年間で、二万五五六二軒にも上った[115]。

だが、オスマンが改革したのはあくまでもパリ中心部の不衛生住宅だけだった。すなわち労働者階級の労働状況はまったく改善されなかった。その結果、オスマンは不衛生住宅を取り壊すことで労働者階級を郊外に締め出すことになった。というのも彼は、ランビュトーのように物価や家賃が高騰することや、地方から労働者を集めてしまうことに注意を払うことはなかったからである。一方でリヨン駅（一八五五年）や北駅（一八六五年）の建設などを行ない、鉄道網を急速に発展させて、労働者や移民が急激にパリに入ってきて、パリ人口は一八五一年からの六年間で二六万一五四九人も増加した。この間に新たに五万八二〇七軒の住宅が建設されたが、人口増加の速度には間に合わず、家賃も高騰したため、新しくパリへやってくる労働者たちがパリ中心部に住むことはほぼ不可能になった。例えば一二区の家賃で見ると、一八五四年には一二〇フランだったのが、翌年の一月には一四〇フランになり、十二月には一六〇フランになった(116)。

労働者たちは家賃の高騰に耐え切れず、より安い家屋を求めて、パリの周縁部へと追いやられていった。パリ市は中心部にある一区から一〇区までの富裕層が住む区域と、周辺部にある一一から二〇区までの労働階級が住む区域に分断されることになった。ベンヤミンは次のように述べている。「パリの人口は、オスマンの計画が進むについて増加の一途をたどり、家賃は高騰し、プロレタリアートは郊外に追い出され、パリの街はその固有の相貌を失っていった」。オスマンは「パリの市民から、彼らの都市を疎外した(117)」と。一八六三年、ある著者はこう述べている。「パリの改革は、労働者たちを中心から端へと追いやった。改革は首都を、二つの都市に分断したのである。一つは豊かな都市で、もう一つは貧しい都市になった。後者が前者を取り囲んでいる。貧民たちはまるで裕福な階級の周りに縫い付けられた、巨大なロープのようである(118)」。

オスマンの仕事のうち衛生の向上に貢献したものもある。それはオスマンが技師ベルグランに任せた下水道の整備である。ベルグランの下水道は今日でもパリの地下で使われているが、ベルグランは曲がりくねって狭い下水道を広大な空間へと拡張し、流れが留まらぬよう底面に細工を施した。ユゴーは一八六〇年にこう記している。

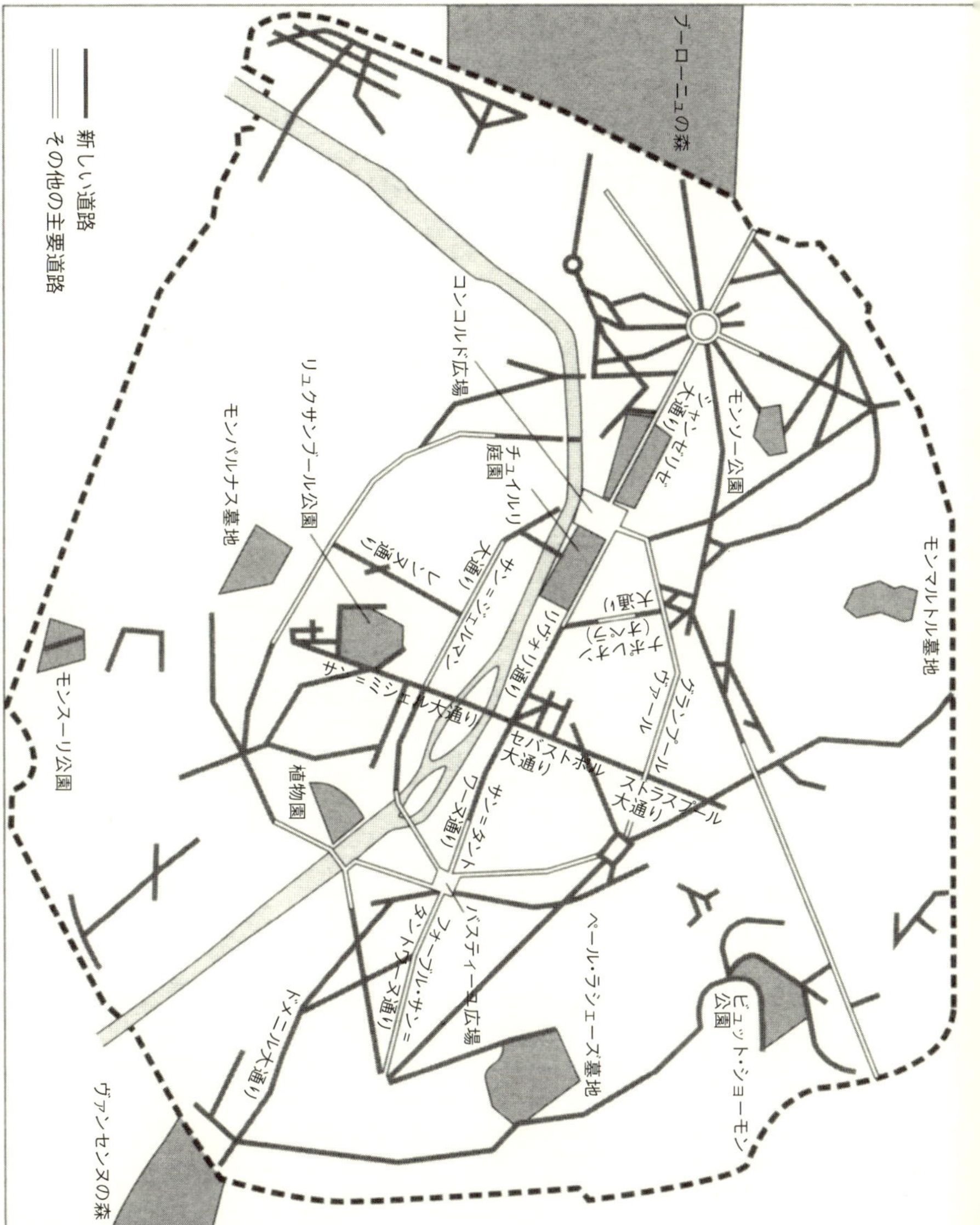

図14　第二帝政期に行なわれた工事

下水道は「清潔で、ひんやりとし、垂直」なものになっている。「万事が最短距離」で、「どこか官僚的な様相を呈して」おり、「測ったように真っ直ぐで」、「内部もだいぶはっきり見えるし、泥水も行儀よくしている」。それはイギリス人が言う「立派な《リスペクタブル》」という言葉がぴったりくるようだ[119]、と。恐怖の対象だった下水道は、十九世紀後半になると観光スポットとなるまでに変貌し、人々はトロッコやボートに乗って下水道のなかを見学してまわった[120]。

一八五一年にはムラン法にしたがってパリ市に「セーヌ県公衆衛生・清潔委員会」がつくられ、市内の住宅の衛生調査が始まる[121]。報告書によると、五一年には貧民宿一〇〇軒を訪問し、四一軒を改善し、一七軒が改善中で、八軒が改善を拒否したので立ち入り禁止にしたと報告している。委員会は五九年までに三三三四軒を調査した。六〇年以降、委員会の調査はさらに活発となり、六九年までに約三万軒が調査された。しかし、パリ市の住宅は六〇万軒存在しており、委員会が二〇年間に取り扱った三万三千軒という数は全体の一八％にすぎない。さらに委員会の報告書を見ると住人の過密な状態が解消されることはなかったと書かれている。というのも建物は衛生的だが住人の数が多すぎる場合、委員会は家主に勧告を出す。家主は仕方なく家賃を上げ、払えない者は契約を解除することになる。しかし、追い出された者は、別のところに移るのだから、結局は同じ状態が別の家で起きるだけである。だがサランヴィルによれば、パリ市はまだ良い方だという。「残念なことに、一八五〇年法の適用は、市にとって任意であった。したがって、主要な非難は市に対してなされなければならない。結果として、不衛生居住委員が規則的に活動していないパリ以外の市や町では、一八五〇年法は死文と化していた[122]」。

公共浴場・洗濯場についても事情は同じであった。計画によれば、パリ市の各地区に一つずつモデルとなる公共浴場および洗濯場を設置する予定で、一八五二年その先駆けとなる最初のモデルがパリ市の中にあるタンプルにつくられた。これは「ナポレオン浴場」と呼ばれたが、三五万フランをかけてつくられたにもかかわらずまったく採算がとれなかった。また入浴の習慣も労働者たちに根づかず失敗に終わり、他の一一区も建設が取りや

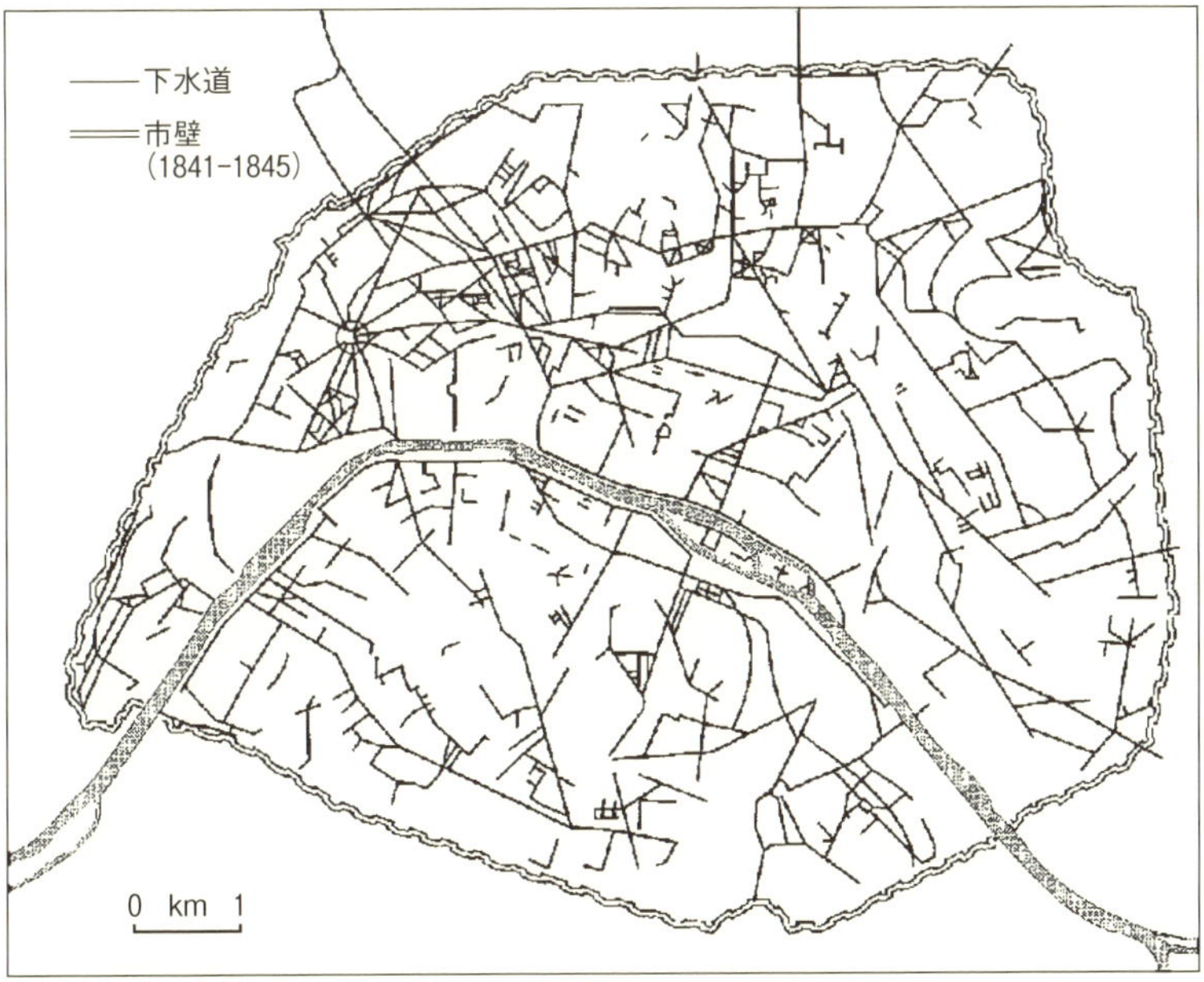

図15　第二帝政期の下水道網

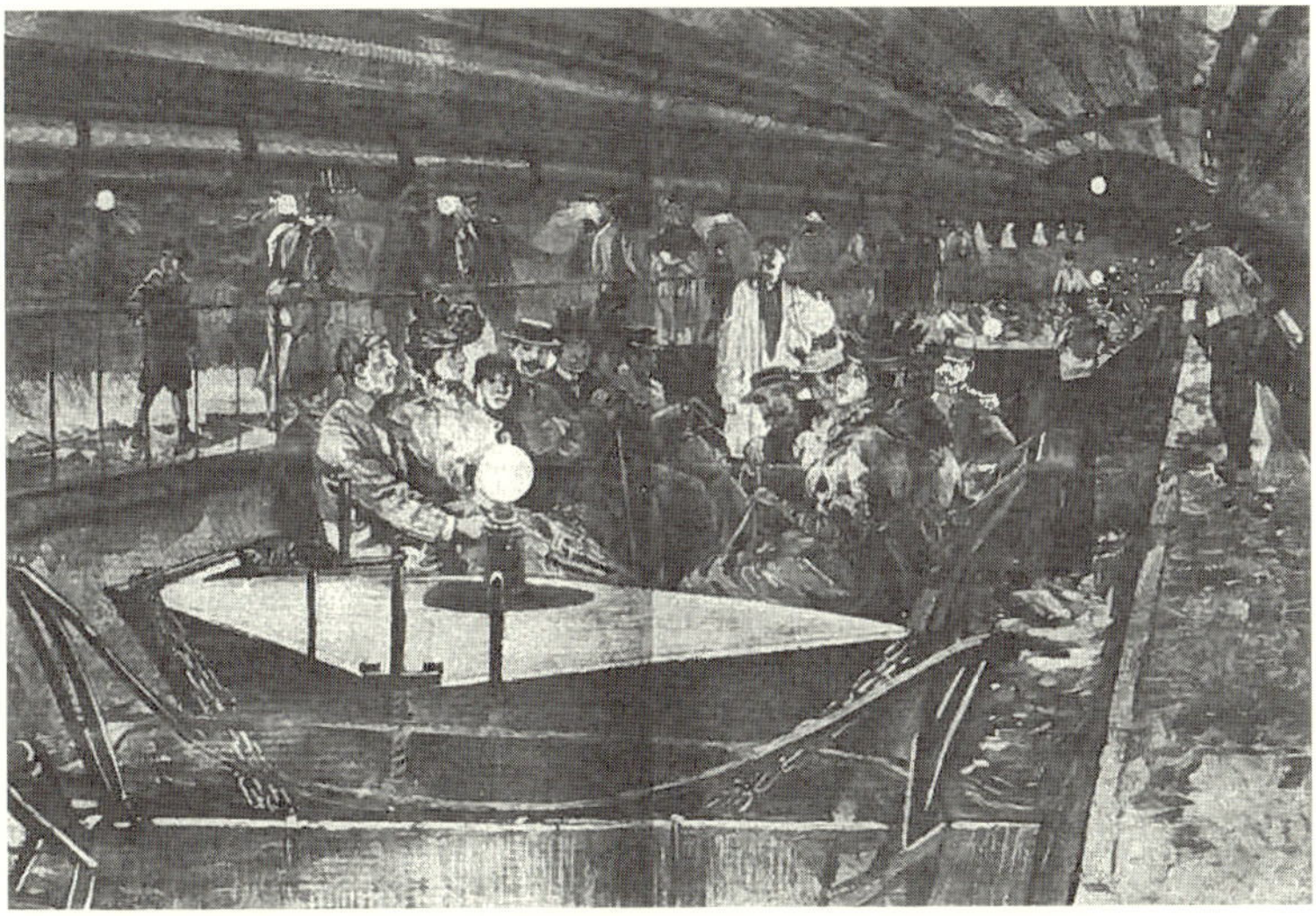

図16　「下水道の遊覧船観光」（オズヴァルド・トファニ）

めになった。

ルイ・ナポレオンは皇帝となった直後、相互扶助組織と、不衛生住宅の改善のために、それぞれ一〇〇〇万フランの補助金を与えるという政令（一八五二年一月二十五日）を発布している。この補助金によってモデル住宅がつくられたが、この運動は波及しなかった。ナポレオン自身、ロバーツのモデル住宅を参考にしてシテ・ナポレオンという労働者用の住宅を建設したが、労働者が住むには高すぎる家賃のため、労働者階級の住環境を改善するには至らなかった。つまり第二帝政期の都市衛生は期待されたほどは改善しなかったのである。というのも公的イニシアティヴによる衛生運動には地元の理解が得られていなかった一方で、私的イニシアティヴによる改善運動は、都市全体に普及するまでには至らなかったからである。こうしてパリ市の衛生問題は、第三共和政の時代へと先送りされることになる。

第八章　人口と連帯——一九〇二年の公衆衛生法

最終章となる本章では、一八七八年の国際衛生会議から一九〇二年に制定される公衆衛生法までの、感染症と予防の社会史を見ていきたい。前章で見たように、社会保障制度は議会に受け容れられなかった。ムラン法は制定されたが上手くいかず、モデルとしてつくられた公共浴場・洗濯場も機能しなかった。ムラン法の欠陥は強い権限がないということにあったが、社会保障制度の頓挫の原因は、衛生の必要性が自由を制限することへの拒否を意味していたことにあった。

十九世紀後半、第三共和政の時代になると、公衆衛生への関心がより高まることになる。パリ市による消毒サービスや衛生に関する調査、下水道設備の義務化などが行なわれ、公衆衛生の意識が向上するなかで、公衆衛生法が提案され、一九〇二年に制定されることになる。このことは、公衆衛生が自由を制限することが容認されたことを意味しているが、この時代になってなぜそのような法が認められたのだろうか。一八五〇年前後と十九世紀後半のフランスにどのような違いがあるのだろうか。

一　一八七八年——万博・国際衛生会議・細菌

一八七八年の万博

一八七八年、パリで万国博覧会が開かれた。この万博は一九〇〇年の華々しい万博と比べれば、より慎ましやかで堅実な万博と評されている。それでも、五月から十一月までの期間中およそ一六〇〇万人の来訪者があった。エミール・ゾラは、その混雑をみて、とてもパリには住めたものではないと評している(1)。

パリ市衛生委員会は万博に訪れる無数の観光客たちが感染症を流行させる危険があると考えていた(2)。とくに注意しなければならないのは、観光客が宿泊するだろう家具付き宿、通称ガルニである。委員会がこのように考えた背景には、万博の前々年からパリで起きていたチフス熱の流行があった。衛生学者デュメニルの分析によれば、チフス熱患者の大多数はガルニの住人であり、衛生委員会も不衛生さ人口過密という観点から見てガルニが感染症の温床になっていると考えていた。

普段でも感染症を生み出す危険があると考えられているのに、世界中から観光客が殺到したらどうなるだろうか。不衛生住宅委員会はガルニの監視を一層強化することの必要性を知らしめるため、万博の開幕に先立つ数ヶ月前に、パリ市長および各地区の衛生委員長に対して、次のような回状を送っている。「警察の活動は、不衛生に関わるすべてについて、公的空間のみならず私的空間にも行使すべし(3)」。パリ市の警察はこの忠告をうけて、万博が開幕した五月に新しい警察令を発布した。その警察令はガルニの設備に対して厳格な基準を設け、ガルニの家主たちにつぎのような義務を負わせていた。水道設備を備えること、一人あたり一定の空気量を保つこと、配管・洗面台・便所の定期的な掃除をすることなどである(4)。

国際衛生会議

万博開催中の八月、人混みで溢れかえるパリで第二回国際衛生会議が開かれた。この会議は一〇日間にわたって開かれ、デュメニルはフランス代表として講演し、ガルニについて危惧を訴えている(5)。デュメニルによると、都市内部の不衛生住宅は、「その荒廃状態や不衛生さとともに、そこに居住している人口の極度の過密性の事実によって、公共の健康にとって絶えざる危険を構成している」。ここから読み取れるように、ムラン法の成立にもかかわらず各地の衛生状態は向上していなかった。ムラン法はその適用が各市議会の任意であったために、パリやリールを除いて採用する都市がほとんど見られていない状況だった。ムラン法はほとんどの都市でいわば死文と化していた。その結果、伝染病を拡散していると思しきガルニや、そこに居住している放浪労働者を取り締まることができていない状態だった。一方、デュメニルはパリ市が改善したことを強調している。前章で見たように、不衛生住宅委員会は、全体の三分の一程度に過ぎなかったが、ガルニを含む不衛生住宅を視察し、また取り壊しの命令を下した。ナポレオン三世もまた、基金を捻出してごく一部ではあるが低価格住宅をつくった。オスマンの改革は単にガルニや労働者を郊外に追いやっただけだとしても、中心部から感染症の温床と思われる狭い通路や暗い街区を一掃した。

ガルニ生活者の増加

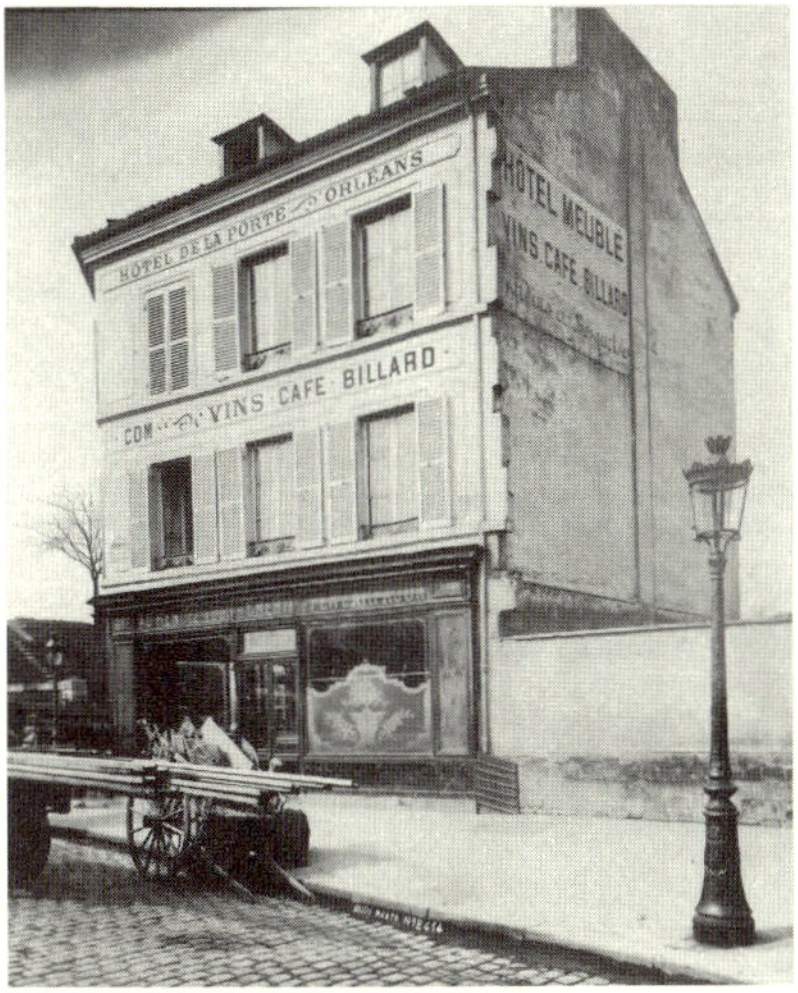

図17　オルレアン大通りのガルニ

しかしながら統計をみると、ガルニの居住者は一八七八年から八二年にかけて飛躍的に増加している。一八八〇年から二年にわたって再びチフス熱の流行が起きており、ガルニの監視を一層強化する必要性が生じていた。そこで一八八三年には、パリ市議会がガルニの衛生を監視する機関の設置のために予算を組み、また警察はガルニに関する一八七八年の警察令を改訂し、より監視の強化に務めた。しかしデュメニルが述べているように、この警察令をきちんと実行しているガルニは少なかった[6]。これらのガルニに対する対処は、多くが衛生委員会や警察のレベルで行なわれていたが、いわば行政のレベルでその場しのぎでなされていたに過ぎなかった。

デュメニルは後に天然痘の流行と万博の開催を結びつけて論じている[7]。「一八七八年の万博から、われわれが見いだせるのは、その後三年にわたって続く新しい伝染病が再発したということである。多くの犠牲者を出してから、急な〔死亡者数の〕減少が起きた後で、伝染病は消滅している」。デュメニルの統計によれば、一八七八年のパリにおける天然痘の死亡者数は、八九人にとどまっているが、七九年からの三年は、一一五九人、二二五四人、一〇四一人と急激な上昇を見せている。そしてデュメニルは「一八八六年末、一八八九年の万博のための準備工事が始まると、天然痘は再び攻撃性を取り戻しつつある」と警告を発している。公衆衛生委員会はこれを受けて、万博に携わる労働者に牛痘再接種を勧告し、八九年には商工大臣が義務接種を命じたが、十分なワクチンの確保ができなかった。この万博による天然痘の流行拡大の予兆が予防接種の義務化を推進する一つの要因となった。しかし法案の成立と公布は一九〇二年であり、一九〇〇年の万博には間に合わず、再び天然痘の流行を許すことになる。

イギリスの公衆衛生法

フランスがより包括的でより権限の強力な公衆衛生法を可決するのは、一九〇二年を待たなければならなかったが、これはヨーロッパの公衆衛生法としては最も遅い部類に入る。一方で、各国に先立ち画期的な公衆衛生法を可決したのはイギリスだった。一八七五年に公衆衛生法（Public Health Act of 1875）が可決されたが、この法はヨーロッパ各国が制定する公衆衛生法のモデルとなった。この法は衛生委員に対して包括的かつ強力な権限を与えていた。先ほどデュメニルが講演していた一八七八年の第二回国際衛生会議で、イギリス代表として訪仏したのは衛生学者エドウィン・チャドウィックだった。チャドウィックは講演のなかで、公衆衛生法の後押しをした首相ディズレーリの言葉を引いてこう述べている。「人々の健康は、国家にとってすべての幸福と力が依存している真の基礎である。王国にとってもっとも望ましいのは、有能で活動的な人口（an able and an active population）をもつということである。技能に長けた工業労働者や、生産的な農民がいても、技術が花ひらき、建築が聖堂と宮殿で国中を覆いつくしても、これらを守り援護する物質的な力、たとえば精密兵器や魚雷があったとしても、もしこの国の人口が静止し、あるいは年々体格や体力が減少すれば、最後に国は滅びてしまう。したがって、私の意見では、人々の健康こそ政治家にとって第一の義務なのである」[8]。

人口の増加が止まり人々の体格が減退していけば、どれだけ繁栄した国家であっても滅びてしまう。このような不安は、フランスもイギリスも感じ始めていた。第二回国際衛生会議が行なわれた一八七八年の時点では、まだこの危機は認知されはじめたばかりだった。すなわち危機はまだ十分に認知されているとはいえず、イギリスのような公衆衛生法が各国に普及される必要があると説得するために、チャドウィックは、きわめて功利主義的な観点からその利点を説明している[9]。ディズレーリが言うところの国家に力を与える「有能で活動的な人口」とはいったい何を指しているのだろうか。チャドウィックは、計算によって簡単に導き出すことができると述べている。統計学者ウィリアム・ファーの研究によれば、一人あたりの労働者の価値は一五九ポンドである。毎年予防可能な病によって失われる労働力は一二万人であるから、単純な掛け算によって損失の総額は一九〇〇万ポンドになる。一方で予防可能な病気と死亡にかかる費用は年一五〇〇万ポンドに過ぎない。すなわちこの二つの数字を比較すれば、政府は予防可能な病の対策をしないことで、一年につき四〇〇万ポンドの損失を生み出していることになるとチャドウィックは述べている。さらに、ディズレーリの言うように、「国家の力は人々の健康に依存している」ならば、政府が予防しうる病の対策をしないことは、イギリスという国家の力を毎年減少させていることになるともいう。だからこそ予防可能な病から国民を遠ざけ、健康の水準を向上させることは国家の義務なのである。そのためには強力な権限をもち、人々の自由や所有権を制限するような公衆衛生法が要請されるとチャドウィックは主張した。

では予防可能な病から人々の健康を守るにはどうすればよいのか。チャドウィックによれば、その方法は都市から細菌の育つ温床としてのスラムや不衛生住宅をなくすことである。温床がなくなれば感染症が予防され人々の健康が向上する。衛生学者にとっての都市は、医師にとっての人間の身体のようなものであるから、衛生事業に関わる者たちはみな「都市と家屋を診断する方法を知らなければならない。都市の動静脈、毛細血管、消化器系、排泄機能、そして肺が、どのように調和して機能するのか、そして調和を保つにはどのようにすればよいのか」などを知らなければならない。

チャドウィックがディズレーリの発言を引用しているように、ディズレーリ内閣の下で成立したいくつかの公衆衛生法によって、イギリス各都市の細菌の温床の解体が進められた。先ほど述べた一八七五年の公衆衛生法は、都市の家屋建設の要件を厳しく定め、下水設備の設置を義務づけた。また衛生委員に不衛生だと思われる家屋内への立ち入りの権限を与えた。この立ち入りによって屋内の衛生状態の把握が容易になり、水道設備や居住面積に対する住人の割合などが把握できることになった。不衛生であると認められれば、取り壊しや強制収容などの措置を下すことができる。同年に可決した職工住宅改善法、通称クロス法や一八七七年の首都改善法によって、スラム地区を収用し、その空間を使って広い道路を開通させ新しく清潔な家屋を建設することが容易になった。国際衛生会議の前年には、ロンドンのシャフツベリー・アベニューの工事が着工されており、チャリング・クロス・ロード、ロースベリー・アベニュー、グレイズイン・ロードなど首都の心臓部の風通りを良くするための工事が次々と行なわれていくことになる。(10)

人口の減少という危機

フランスとイギリスが人口減少の危機をはっきりと感じるようになるのは、一八七〇年代に入ってからである。(11)一八七〇年代になると、それまでつねに上昇していた出生率が前年とほぼ同じ状態になる。死亡率と出生率を合わせて考えれば、人口はかろうじて増加傾向にあったものの、その増加率はロシア、ドイツ、オーストリア・ハンガリーといった国々と比べれば低く、ディズレーリの言うように、国家がこのまま衰退して滅びていくのではないかという不安がかすかによぎりはじめていた。一八八〇年代に入るとこの不安は的中し、イギリス・フランスともに出生率は急激に下降をはじめる。公衆衛生の普及によって死亡率も低下していくのだが、出生率の低下を上回ることができず、ついにフランスの人口は十九世紀後半になると上昇をやめ横這いのまま停滞し続けることになる。

一九一四年に出版されたジュール・クルモンの『公衆衛生概説』の第一章はフランスの人口問題にあてられている[12]。クルモンによれば、一七〇〇年の時点でフランスの人口はヨーロッパで最大で、その四〇%を占めていた。しかし一八〇〇年には一五%、一九〇〇年には九・七%になり、ロシア、ドイツ、オーストリア・ハンガリー、イギリスに次いで五番目に落ち込む。十九世紀末から二十世紀にかけて、ヨーロッパ各国の人口が増加するなかで、フランスだけが横這いだった。この人口の横這いは普仏戦争以降「大きな戦争や伝染病の流行はなかった」にもかかわらず、一八七〇年頃からおよそ四〇年にわたって続いている。

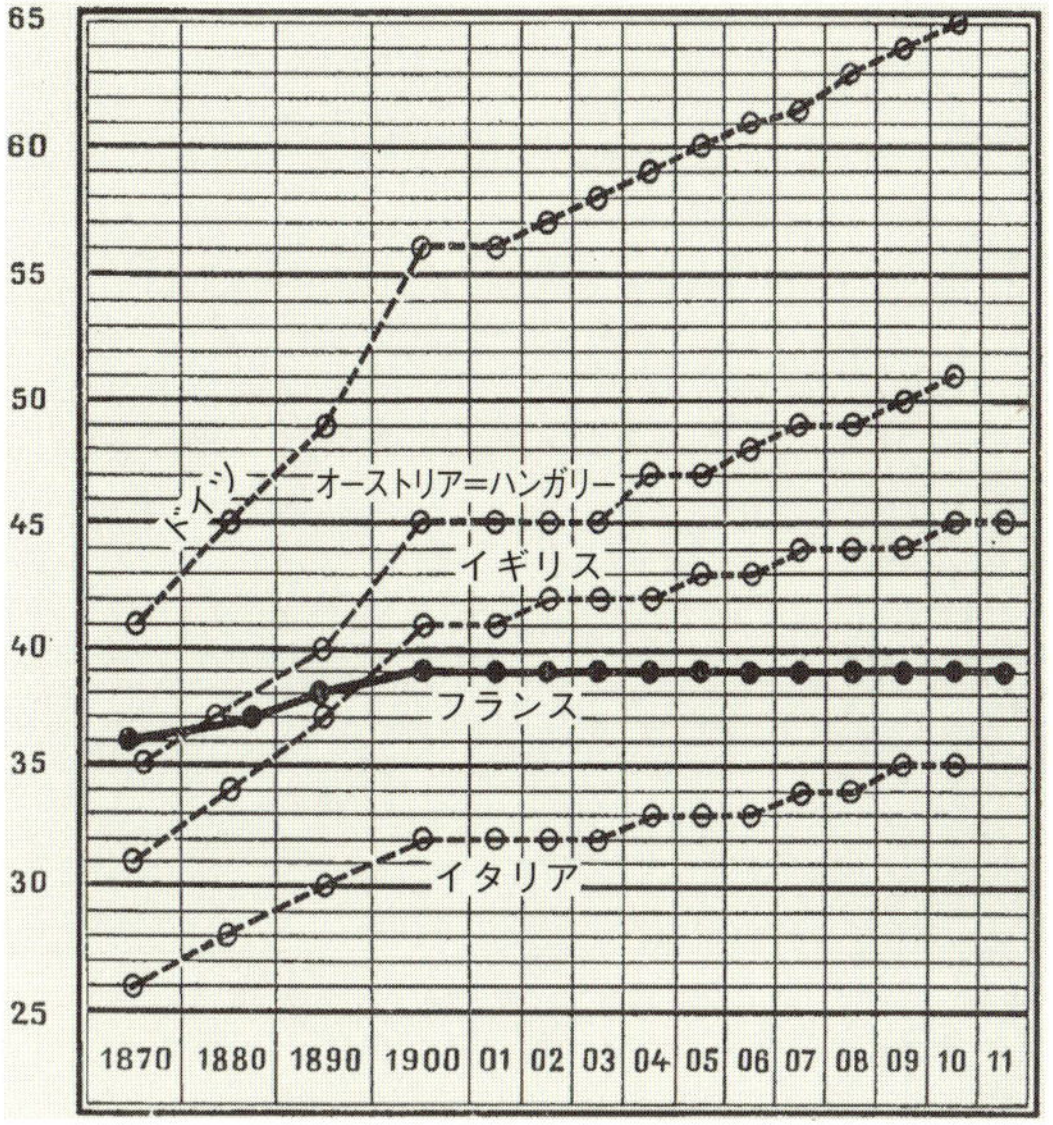

図18　クルモンによる人口の比較表

　クルモンの分析ではその原因は二つある。低すぎる出生率と高すぎる死亡率である。クルモンの統計表を見ると、出生率の低下はフランスとイギリスで同じような時期にはじまっており、一八七〇年代はどちらも出生率が横這いで、八〇年代に入ると急激に下降をはじめる。しかし、どちらも同じように出生率が低下しているにもかかわらず、イギリスの人口は増加していて、フランスだけが人口の停滞を招いている。その理由は何か。それはフランスの高すぎる死亡率以外に考えられないとクルモンは言う。もちろん出生率の向上を図ることは必要であるが、それよりもまず公衆衛生の普及によって、他国に比べて高すぎる死亡率を下げることが先決であるとクルモンは主張している。フランスの死亡率の高さとイギリスの死亡率の低さの原因は、公衆衛生法をもっているかどうかという点にある。イギリスは公衆衛生法によって、不衛生な住宅を除去し、チフスや結核などの社会的災禍（les grands fleux sociaux）から人々を救って、人口の増加を保っている、とクルモンは分析した。このように人口や、出生率、死亡率の比較から、公衆衛生法がフランスにも必要であると議論が進められていくことになる。

細菌

ところで、この一八七八年という年は「細菌」という言葉が誕生した年としても記憶されている[13]。セディヨとリトレは、パスツールが発見したワインの発酵を行なう無数の微細な生物に対して、「小さな（mikros）」「生物（bios）」という意味で、「細菌（microbe）」と名づけた。パスツールは、発酵が生命の現象に近く、とくに伝染病に近いという点に気づいていた[14]。しかし、そのことを科学的に証明したのは、一八七六年のコッホの炭疽菌研究が最初であった。パスツールもまたジェンナーの方法に依拠して、細菌を弱毒化し予防接種のための研究にとりかかった。感染症との闘いは細菌との闘いになり、黄熱病、コレラ、結核、ペストの原因となる細菌が次々と発見されていった。

細菌の時代の公衆衛生では、感染症との闘いは二つの段階で行なわれた。一つは細菌の種子（graine）そのものを攻撃すること。もう一つは細菌が育つ土壌（terrain）をなくすこと。すなわち、消毒によって細菌の種子を攻撃することが重要であるが、加えて人間の細菌への抵抗力を弱める不衛生住宅や栄養不足の問題を解消することの重要性が唱えられている。

例えばパリ市議会は一八九一年から消毒サービスをはじめた。これはパリ市の四ヶ所に存在するステーションから、消毒委員を各家庭に派遣し、消毒液もしくは高温のスチームを壁や床、天井、カーペットやベッドに吹き付けるというものだった。(15)この消毒サービスは一九〇〇年のパリ万博で、洗練された都市パリを象徴するものとして宣伝された。一九〇四年、アンリ・モノーは、消毒サービスが増加するにつれて、伝染病の死亡率が下がっていることを統計的に示し、次のように結論づけている。「消毒数が多くなればなるほど、死亡数が減少していることは一目見れば明らかである」(16)。またジュリア・クセルゴンは入浴の歴史をたどった著作のなかで、監獄において囚人に対して強制的にシャワーを浴びさせるという規則が実施されはじめたのはこの頃であると言っている。(17)

しかし細菌に対する衛生の闘いは、消毒だけでは十分でなく、その細菌を育てる土壌をなくすことも目指さなければならないと考えられていた。『衛生学概説』のなかで、クルモンはこう述べている。本来、人間には抵抗力が備わっており、健康な人間は結核に対抗する力が備わっている。しかし一定の条件があると、細菌への抵抗力が弱まるために結核やチフスに罹ることになる。その一定の条件というのは、例えば換気が十分でない、日光が入らないなどの不衛生住宅の影響である。さらに栄養不足や、働き過ぎ、貧窮、アルコール中毒という要因もあり、これらのために、人は簡単に結核に罹るのである、と。

一八八四年に流行したコレラを調査するために組織された委員会の中心人物、衛生学者のポール・ブルアルデルは述べている。「確かに、われわれは無力である。現在の知識では、コレラが流行を始めてしまえばそれを止めることはできない。しかし、われわれ一人一人は、個人的な危険を制限することができる主人であり、その方法は、自身の衛生と家屋の衛生である。われわれの目的は、はっきりとしている。コレラ菌が取り付くことができる環境を改善することである[18]」。すなわちコレラが流行しないような都市環境をつくりだすことに専念すべきである、と。ブルアルデルは一八八四年のコレラ流行も不衛生住宅から始まったことを暗に示している。「いつものように、最初の犠牲者たちは、貧困によって弱った人々であり、アルコール依存や、先天性の病気によって弱った人々である[19]」。ブルアルデルの結論は、都市に住む者は感染症への危険を共有しており、その意味で不衛生住宅に住み、衛生を無視する者は許されないということである。「衛生の世界では、すべての人間がその隣人と連帯している。都市のなかにあって、衛生の法を無視することは、国家全体にとっての脅威である[20]」。

社会的災禍

不衛生住宅は細菌と土壌という両面から見て問題であり、特に問題視されていたのは、ジフテリア、チフス熱、結核である。これらの病はとくに「社会的災禍」と呼ばれ、外部からやってくる感染症、すなわちペスト、コレラ、黄熱病などの海外からもたらされる感染症とは区別されていた。社会的災禍と言われるように、チフスや結核などは、細菌がアジアやイスラムから持ち込まれて流行するものではない。その原因は住環境に依存し、その悪質な住環境が彼らの低賃金や失業といった社会的要因に依存しているという点において、社会そのものが生み出している感染症であると考えられていた。クルモンは述べている。「社会的な原因――多くの場合がそうなのだが――が多いとき、身体がもっている自然の抵抗力は屈服し、結核が頻繁に発生することになる。ゆえに結核は社会的病、弱者の病、貧困の病なのである[21]」。

一八八二年にパリでチフス熱の流行が起き、三三五二人の死亡者を出した。八四年にはコレラの流行が起き八六九人が犠牲になった。『エガリテ』紙はこう記している。病はきちんと建築され手入れされた家屋を襲わなかった。「われわれは伝染病が重度と思われるすべての場所を見て回ったが、衛生の基本的な規則が守られている家は一つもなかった」[22]と。

すなわちフランスという国を見ても、パリ市内を見ても、死亡率に格差が見られる状態にあったということである。貧しい市町村の死亡率は高く、豊かな市町村の死亡率は低かった。モノーは、この死亡率の格差が存在しているという事実が「社会正義」(Justice Social) を要求していると述べている。すなわち衛生のための予算は、貧しい地区により多く分配されなければならない。なぜならば「すべてコミューンは祖国の部分なのであり、全員の健康を共同で防衛するという点でつながっているからである」[23]。

このように衛生学者や衛生法にとって、たとえ細菌学の時代であっても必ずしも細菌と病との因果関係が必要とされるわけではない。重要なのは地区ごとの死亡率が不平等にならないということである。しかしながら、統計学上の相関関係に基づくこのような視点は、法的にみれば難しい論点を提起している。感染症の流行と細菌の発生源との因果関係がはっきりしなくても、死亡率が不平等であるという点だけで、公衆衛生を義務づけるために自由や所有の権利を制限する根拠になるのだろうか。言い換えるならば、因果関係ではなく相関関係によって、法的問題として扱うことが可能なのだろうか。この点について、十九世紀後半になされた議論を見ていくことにしよう。

二　衛生と自由の対立

一八八九年、再びパリで万国博覧会と国際衛生会議が開かれ、真逆の視点から二つの講演が行なわれた。国際衛生会議では、ベルティヨンが公衆衛生を推し進めるために、より強い介入が必要であるという論調の講演をしている。それは「都市における死亡原因の統計」[24]というタイトルの講演で、統計学こそが衛生学者たちを導くものであり判断指針であるべきだという話である。ベルティヨンは述べている。統計学は人々を襲う不幸を明らかにし、衛生的介入を要請し、公衆衛生法をつくれば死亡率が下がるという予測を示すことができる。だが残念ながら多くの都市で統計はまだ実施されていない。「公衆や行政の目を開くためには、コレラのような恐るべき災禍が必要だろう。そのとき人々は、どの都市が、とくに都市のどの部分が、不衛生状態にあり公共の健康に危険を及ぼしているのかということに気づくのだ。そして、長いあいだあらゆる伝染病のたまり場になっていたという事実にも気づくだろう[25]」と。

一方、万国博覧会では、この数十年のあいだ公権力が介入する分野がしだいに拡大していることへの危機感を訴える講演が行なわれていた。それは社会経済学グループ会議の第一六セクション「公権力の経済介入」でグランプリに選ばれた、イギリスの「自由および所有権防衛協会」（Liberty and Property Defense League）による講演だった[26]。協会は一八八二年、エルコ卿によって結成され、あまりにも国家が市場に介入する場面が増え、私的自由の侵害が多くなったことに反対していた。この協会によれば、過度な国家介入は危険で、国家が市場に介入する場面が増えていることは、国家の社会主義化に他ならない。人々は国家介入を人類再生の万能薬だと考えているが、その考えは間違っている。現代社会が直面するのは「行政汎神論」（un panthéisme administratif）であるが、その結果、国家によって個人が損なわれている[27]。よって協会の目標は、不正な国家の介入から、自由、労働権、所有権などの個人の権利をいかに守るのかということにある。

協会自身が述べているように、当時イギリスでは「レッセ・フェール」の時代が終わったという空気が流れていた。協会が調べたところ、一八七〇年から八七年までのあいだに社会主義的であると認められる法律が二五九も成立していた。確かにレッセ・フェールには例外があるが、アルコールの販売まで禁止しようとする風潮は明らかに行き過ぎではないだろうか、と協会は問うている。アルコールの販売を制限してもよいと述べている人々は、こう理由づけている。「アルコールの消費は恐るべき毒である。アルコール中毒は社会の傷であり、「人類に対して不可逆的な退化（dégénérescence）をもたらす悪である[28]」と。しかしたとえこれが真実であってもアルコールの販売を制限するのは誤っている、と協会は主張する。「社会の有用性のために自由の権利が犠牲になることは正当でもなければ、有効でもない[29]」。彼らはアルコールの消費がアルコール中毒と犯罪と狂気と貧困の原因だというが、それらはアルコールの使用を厳しく制限している国々にも存在している。だからアルコールが問題だとしても、真の解決策は道徳教育を普及する以外にはない、と主張した。

フランスではジョルジュ・ピコが同様の立場をとっており、「自由および所有権防衛協会」の集会でこのような発言を残している。「わたしはあなたがたと同じように、良い社会主義など存在しないということに納得した。この教義は、国家の行為によって社会の自然な法則を急激かつ恣意的に改革しようとしているが、このなかには隠された悪徳が潜んでいる。それはすべての改革を台無しにしてしまい、人間と制度を腐らせてしまうだろう[30]」。

このアルコール中毒の問題は、われわれの関心である法と感染症と無関係ではない。現在でもアルコール中毒は公衆衛生が対象とする社会問題の一つであるが、当時も結核、チフス、梅毒などと並び社会的災禍として認識されていた。アルコール中毒は前章で見たように、身体と精神を退化させるものだと考えられていたし、それは個人だけではなく社会や種そのものに遺伝的な影響を与えるものだと考えられていた。衛生学者たちは、いかなる観点から見てもアルコールの販売を制限すべきだと主張していた。

例えばクルモンは述べている。「アルコール中毒は種の終わり」である。酒飲みは「病人」であり「退化した者」(dégénéré)である。自分では治すことができないのだから、「彼らをモルヒネ中毒者のように扱い、監禁すべきなのだ。彼らの(治療という)利益のためにも、社会の利益のためにも[31]」。そして法はアルコール販売店の数を制限すべきであり、少なくともアルコール度数の高すぎるアブサンは販売をすべて禁止すべきである、と。レオン・ブルジョワもこの意見に同意しており、一九一〇年には議会にアブサンの販売禁止と、アルコール販売店の制限を提案している。この提案をしたのは、ブルジョワが議長をつとめる結核防止委員会であり、ブルジョワによればアルコール中毒は結核を招くリスクのなかでもっとも深刻であり、これを放っておけば、悪しき飲料が「種そのものを毒す」ことになるだろうという[32]。

一八五六年、『タイムズ』紙に掲載されたスタンレー卿と「酒類取引の禁止へ向けたイギリス同盟」のやりとりは、飲酒に対する両方の立場を浮き彫りにしている[33]。スタンレー卿は法が飲酒に介入することに反対し述べている。「私は次の二つに大きな区別をつけている。一つは自発的な節酒運動であり、もう一つは法的介入によって節酒を達成しようとする運動である。私は、一つ目の運動には完全に賛同している。二つ目の立場は、残念ながら支持することができない」。スタンレー卿は法的介入に反対の立場をとる理由をいくつか挙げている。イギリスにおいて法をつくる力は富裕層にあり、節酒が必要な人々は労働者階級である。したがって法的介入は、富裕層による労働者階級の愉しみの剝奪ということに他ならない。また、節酒は恣意的な法などではなく、自己自身の意思によってこそコントロールされるものである。

同盟はこれに反論して言う。「莫大な消費量を生みだしているのは、「飲酒への欲望」そのものではない。これだけの消費量を生みだすのは、この欲望をつくりだしている社会環境、合法化された誘惑のシステムなのである」、と。すなわち、飲酒への誘惑という刺激が社会に満ちていることが、飲酒量の増加を招いている。だとすれば労働者階級をこの刺激から遠ざけるようなシステムをつくらなければならないという主張である。スタンレー卿は個人の立場から、節酒するかどうかは一人ひとりの判断に任せるべきだと説く。しかし同盟によれば、問題なのは環境である。合法化された誘惑が社会にあふれているということが、飲酒量の増加とアルコール依存症をつくりだしているのである。環境や社会といった集合的な視点に立つならば、個人が禁酒法を求める権利もまた社会的でなければならない。同盟は「社会的権利」についてこう述べている。「私は道徳悪を法で律する権利を要求しているのではない。私が要求するのは、一市民として、私の社会的権利が他者の社会的行為によって侵害されたときに、立法を求める権利である。もし何か社会的行為があるとすれば、販売はそれにあたる。もし何か私の社会的権利を侵害するものがあるとすれば、強い酒類を販売することがそれにあたる」。同盟は、酒の販売は社会的混乱を生みだすことによって、私の安全への権利を侵害するし、社会を虚弱に変え退廃させることで、私の知的発展の自由への権利を侵害するとして、こう述べている。「それは道徳悪であり社会的結果を生みだしている。それは社会的原因によって生みだされ強化されている。立法の注意はそれら社会的原因に向けられなければならない。われわれは社会的行為に目を向け、社会的犯罪者の処罰を要求しているのであり、それ以上を望んでいるわけではない」。

ミルによる自由の擁護

ジョン・スチュアート・ミルは一八五九年に出版した『自由論』において、この『タイムズ』紙の例を取り上げている。そして同盟の言う社会的権利を批判している。「このような奇怪な原理は、個々の自由侵犯のいかなるものよりも、はるかに危険なものである。およそどのような自由の侵害でも、この原理によって正当化されないものはない」[34]。内心の自由以外のすべてが、社会的権利を侵害するものになってしまい、すべての人間は相互に精神と肉体の完成について、法的利害関係に入ることになるだろう。もしある人物が、自己の身体や精神の完成に有害だと考えるやいなや、そのような行為はその人物の社会的権利を侵害するものとして捉えられ、彼はその行為を禁止するような立法を求める権利を有するということになってしまう。それは公衆が悪とみなす行為を捉えるために、悪とみなす行為であれ無害な行為であれ一切を禁止しうる、「公共生活における無制限の権利」を主張することに他ならない。

とはいえ、ミルもまた飲酒は労働者階級にとって良くないことだと考えていた。そのため自発的な節酒や禁酒には賛成していた[35]。というのも、社会的にみてこれほど増加してしまった飲酒量を元に戻すためには、節酒や禁酒といった過激な方法もやむを得ないからである。しかしだからといって、法によって一切の酒類の販売を禁止するような方法には反対していた。確かに販売は社会的行為であるかもしれないが、飲酒は個人的行為である。

もし禁酒が法によって強制されれば、当然飲酒という個人的行為の自由は奪われることになる。「ある人々が飲酒する自由を乱用したからといって、それ以外の者たちも一時的に飲酒の力を奪われるべきだということにはならない」(36)。

ミルは次のような反論があるだろうと述べている。「たとえある人が、その悪徳や愚行によって、他人に対して直接の害を与えることがないとしても、彼はやはり、このような手本を示すことによって害毒を流しているのである」。そしてそのような主張をする人々は、直接的な危害を及ぼしていなくとも、それらの行為を予防すべきだと主張するであろう。「賭博・酩酊・放埒・怠惰・不潔などが、法律が禁止している大多数の行為と同じように、幸福を害し、進歩の重大な障碍物であるならば、法律がこれを抑圧し、警察力と社会的刑罰で望むべきなのではないか。これを予防することが、とにかく要望されるのである」(37)と。

しかしミルはこれに反論する。たしかに悪い手本（bad example）が有害な影響を与えることがあるかもしれない。しかし悪い手本は、苦しみ多い結果も示すのだから、有害というよりも有益だろう(38)。もちろん社会に生きる人々は、共感と利害関係を通じて影響しあう関係にある。だからといって、自己に及ぶ悪影響すべてを取り除いてしまおうと考えるのは間違いである。われわれは、「単なる偶然的で推定的な損害については、人間の自由という一層重大な善のために迷惑を耐え忍ぶ」べきであり、法や道徳で規制しようとすべきではない。われわれが、道徳的非難や法的処罰を向けるのは、明白な義務に違反するようになったときに限るべきなのだ(39)。さもなくば、人間が歴史のなかで絶えず繰り返してきた「道徳警察（moral police）とでも呼ぶべきものの権限を拡張して、ついには個人の合法的自由をも侵害する」(40)という過ちに陥るだろう。

禁酒法は、公衆衛生が法と結びつく短絡的だが分かりやすい一つの例と言える。禁酒法に賛同する人々は、飲酒量の増加とそれにともなう悪影響はすべて、個人ではなく社会的原因があると考える。ゆえに社会的権利としてその原因たる酒の販売を規制することを求めるのである。一方、禁酒法に反対する人々は個人に原因があると考える。飲酒も節酒も禁酒もすべて個人的に選択すべき行為であり、法が一律に禁止すべきものではない。しかし社会的な悪をすべて禁止してしまおうとする思想が受け容れられるほど、当時のイギリスは追い詰められた状態にあったともいえる。ミルは述べている。「われわれ自身の生きている現在、私生活の自由に対する甚だしい侵犯は現実に行なわれているし、また、さらに甚だしい侵犯が成功しそうな見込みをもってわれわれを脅かしている(41)」。

フランス司法における自由と衛生

十九世紀後半から、フランスにも過度な国家介入への反対の声があがりはじめる。一八七四年、自由主義経済学者のルロワ・ボーリウは法が衛生を強制することに対して反対の意を唱えている。ボーリウによれば、法によって衛生介入が正当化され、自由が制限を受けるという例は、すでに始まっていた。それは一八五二年三月二十六日法の第五条で、所有者は定期的に正面玄関を洗浄しなければならないことを定めているものである。ボーリウによれば、振り返ってみるとここから「だれも気づかなかった社会主義」が始まっていた(42)。たしかに、危険な建物が存在していたら、破壊することを命じることは必要かもしれない。というのも破壊しなければ住民にとっても、通行人にとっても危険だからだ。しかし、警察令で綺麗な空気を常備するよう命じるのは一線を越えている。まるで「共産主義の侵入に備えて社会主義を予防接種している」ようだ。ますます増長していくこのような傾向を今ここで食い止めなければならない、とボーリウは述べた。

とはいえフランスの司法は公衆衛生よりも所有権を優先させてきた。県参事会やコンセイユ・デタ（国参事院）は、法的に見て、水道設備は住民の衛生を保つために不可欠な要素ではないと考えていた。例えば一八八五年に行なわれた二つの裁判では、所有権は衛生に勝るという判例が残っている。一つ目の裁判によると、「市には公衆衛生についての警察令を下す権利があるとしても、所有権を侵害してはならない」。というのも水道設備は、「公共の健康に利益を与える方法」などではなく、あくまでも「住民の便利な生活」のためのものにすぎないからである。もし水道設備が家屋の清掃に必要不可欠だというならば、ムラン法の手続きにしたがわなければならず、警察令だけで命令することはできない(43)。

もう一つの裁判はより複雑である。一八八四年十二月、カーン市長は、サン＝ジュリアンにある井戸がチフスの発生源であるという報告を受けた。すぐさま井戸の封鎖命令を出したが、所有者はこれを拒否した。破棄院は市長の命令が権限を超えたものだと認定した。破棄院判決の理由には次のように書かれている。たしかに、一八八四年につくられた法によって、伝染病流行の危険があるときには予防のための措置をとる権限が市長に与えられている。しかしその法によれば、措置の内容までを決定することは認めていない。この争いの場合、市長は井戸がチフスの原因になっているため、何か処置をするよう所有者に命じることはできる。しかし封鎖という具体的内容を押しつけることは越権である、と。このような理由で破棄院は封鎖命令の取り消しを命じた。しかし一八八六年、同じ事件をコンセイユ・デタが審議し、越権ではないと判決している。

井戸をめぐる問題はパリ市にも残っている。ある井戸が不衛生であると認められ、その井戸の所有者が提訴された。所有者は争うことなく自己の費用で井戸を封鎖した。しかし彼の賃借人のなかにその井戸水を使っていたパン屋がいた。パン屋が言うには、きれいな水でパンをつくるのは難しいため、飲用としてではなく、パン製造のために井戸水を使うことを要求した。そもそも賃貸借契約をした時点で、井戸が存在していたのだから権利はあるはずだというのだ。所有者は反対したが、提訴され、パン屋が勝訴した。井戸は再び開けられ、パン屋はパンを製造するため再び井戸水を使い始めた(44)。

下水設備の義務づけ

このように衛生より自由を優先させる意識が強いなかで、一八九四年七月十日法は、建物の所有者に対して下水設備を備えることを義務づけた[45]。この法によれば、パリ市は下水道を完成させるため、下水処理用の土地と設備を整備するための金銭を借用できる（第一条）。下水のある通りに面した建物の所有者は、トイレからの排水を下水に流すための設備を整えることが義務づけられる（第二条）。そしてパリ市は排水に関して所得に応じた税を毎年徴収することが定められている（第三条）。この法によって所有者には新たに下水に関する義務が生じることになるが、法案を推進する議員はこう正当化している。確かに所有者の自由を侵害することになるが、「公衆の健康と人間の生命の保護という観点から正当化される。法は公共の利益が問題なときには、所有権を制限しうるし、またそうしなければならない[46]」。

当然のことながら、この法は所有者たちの反感を買った。「パリ市不動産所有雇主組合」の加入者は一万人ほどであったが、彼らはこの法が所有の自由に対して、排水方法を強制していると非難した。このような強制は知事の権限を超えているとして、コンセイユ・デタに三度訴訟を起こすが、いずれも拒否されている[47]。訴訟には負けたものの、所有者たちの抵抗はいぜん続けられた。公衆衛生学者アンリ・モノーによれば、一九〇二年の時点で、法に適合する下水設備を備えた建物は三万一五〇〇棟に過ぎず、四万二〇〇〇棟はまだ抵抗を続けていた。このことから、モノーは強い強制力をもった新しい法が必要であると訴えている。

三　公衆衛生法

アンリ・モノーが述べているように、罰則付きの強い強制力を伴う公衆衛生法の必要性は一八八〇年代から頻繁に叫ばれるようになる。しかしながら、自由権を制限する強い強制力を伴う公衆衛生法をつくることに対して、議会では慎重な態度がとられていた。一八八一年にはマルタン・ナドーが公衆衛生法案を提出すると、八六年にシグフリード法案、八九年にロクロワ法案、九〇年にシグフリード法案が提出されたが、いずれも成立していない。一八九一年、コンスタン内務大臣がロクロワ法案とシグフリード法案を合わせた公衆衛生法案を提出すると、一八九三年六月ようやく代議院での討議が始まり、度重なる修正の後、一九〇一年末にやっと可決され、一九〇二年に公布されることになる。十数年ものあいだ、議員たちは公衆衛生法案の審議を続けていたということは、自由や所有権を制限し、公衆衛生を増進することが果たして必要なのかどうか必ずしも明確ではなかったのだろう。

ではどのような理由から公衆衛生法が必要だとされたのか。そしてどのような根拠においてその必要性が説明されたのか。整理しながら見ていくことにしよう。

公衆衛生の促進は誰のイニシアティヴで進めるべきか

法の必要性をめぐる議論の背景にあるのは、都市の公衆衛生のイニシアティヴを誰がとるのかという問題である。これには大きく三通りの答えがある。一つは国が法律をつくり、直接都市統治に介入すること。もう一つは、市町村が都市の公衆衛生を取り仕切ること。最後に、国や市が公衆衛生に介入することは最小限にとどめて、大部分を個人や私的団体のイニシアティヴに委ね、自発的な解決を待つこと。

公衆衛生法の議論の前段階には、一八九四年の低価格住宅法についての論争があった。この法はシグフリードによって提案され、HBM (Habitation à bon marché) と呼ばれる低価格住宅の建設を、国の補助金や融資、減税などの措置によって促進しようとするものだった(48)。具体的には、各地方に低価格住宅委員会を設置することを促し、委員会は住宅の建設に必要な調査や調整を行なうことになっている。この委員会が仲介となることで、私人、慈善団体、病院、保険組織などが低価格住宅を設立することが容易になる。つくられた低価格住宅は家賃収入の上限が低く定められている代わりに、住宅の建設者は税の減免と低金利融資が利用できることになっていた。

元老院ではビュフェがこの法案に反対の意見を述べた。というのも「この法案には国家と行政の介入しか書かれておらず、個人のイニシアティヴに関しては、いかなる余地もない」[49]からである。それに採算の見込みがないから、預金供託国庫を空にしてしまう恐れがある。ジョルジュ・ピコもこのような「社会主義的ユートピア」は許されるべきではないとして、国家は所有権や資本を守り、個人のイニシアティヴを刺激し、共同の精神を発達させるようにつとめるべきで、それ以上の範囲に手を出すべきではないと主張した。だがデュメニルは、私的な活動によって状況が好転するには明らかに限界があるのだから、個人のイニシアティヴだけでは不十分であると反論している[50]。

公衆衛生法案では、イニシアティヴを個人と国家のどちらがとるべきかという点に加えて、国家なのか地方自治体なのかという点も問題になっている。報告者ラングレはこう述べている。「皆さん、国家が介入しなければならない事例があるとすれば、公衆衛生の問題は確実にその一つであると言えます。個人の衛生の領域は、個人が主導するものとして残されているかもしれませんが、集合的な衛生は、集合的な介入なくしては成り立ちません。それをするのは市か国かのどちらかでしょう」[51]。ラングレの言いたいことは、公衆衛生は個人のイニシアティヴによっては解決できないということである。だとすれば、地方行政か国家のどちらかが解決しなければならないが、ラングレによればそれは国家でなくてはならない。その理由は、いままで「一八八四年の市町村に関する法」が「公衆衛生分野の解決について、その大部分を市当局に委ねてきた」のだが、「認めなければならないのは、市行政の介入は不十分であり、その結果もまた満足のいくものではなかった」からである。

法案を審議しはじめた時点で、感染症の予防に関して二つの法が存在していた。一つは一八二二年法で、ペスト、コレラ、黄熱病などの外部からの大規模感染症を予防するための法である。この法で対象となる感染症に関してイニシアティヴは国家にある。一方、一八八四年の地方自治法では、市行政が公衆衛生を指揮する権限を与えられていた。こちらは主にチフス熱や結核など、社会的災禍と呼ばれる感染症の予防に関わっている。しかし、例えばムラン法がほとんど無視されたように、市町村は公衆衛生に積極的に介入することはなく、市民の自発的な運動に任せていた。公衆衛生法案を提出した議員や公衆衛生学者たちにとって、地方行政が公衆衛生を積極的に推進しないことは、怠慢に見えていた。

一八八四年から八五年にかけてコレラの第五次大流行がもたらした被害の大きさは、地方行政の怠慢を浮き彫りにしたと衛生学者たちは考えていた。というのも被害にあったトゥーロン、マルセイユ、パリのうち、マルセイユの死亡率が圧倒的に高かったからである。八四年六月から十月までに一七九三人、八五年七月から十二月までに一二五九人の死者を記録している[52]。コレラ調査委員会によれば、パリよりもマルセイユの被害が大きかったのは、マルセイユ市の公衆衛生の整備が遅れていたためである。

ロクロワ法案もシグフリード法案も、公衆衛生を地方行政に任せておけないという点では同じ見解であり、中央にある公衆衛生組織が地方の公衆衛生を監視し助言するよう設計されていた。ロクロワはこう述べている。一〇万人の住民で比べると、チフス熱で死亡するのは、パリで六三人、マルセイユで一四九人である[53]。シグフリードもこう述べている。「市長は一般的に衛生分野についての十分な知識をもっていないので、この問題に関わることはほとんどできない。県知事たちは市内の不衛生の原因について知らされていないので、市長たちに必要な措置を実行するように命令する権利を行使できない[54]」。

両案を結合したコンスタン法案は、このシグフリードの見解を支持しているように見える。コンスタン案によれば、地方自治体が、必要な衛生措置をとっていない場合、特に良質の飲料水を配給していない場合、衛生監視員は県知事に報告することになっている。県知事は公衆衛生会議の助言により、地方自治体に改善を強制できる。もし市長と県知事の意見に相違があるときは、県知事が内務省に報告し、内務省は国立公衆衛生諮問委員会にその審議を任せるとなっていた。

内務省のサポートで入っていた公衆衛生学者ブルアルデルは、この条文を次のように擁護している[55]。確かにこれは中央による地方への「衛生の圧政」に見えるが、そうではない。衛生の改善は多くの病による死亡率を引き下げる。これらのいわば「避けられうる病」は、天然痘、麻疹、ジフテリア、肺結核などである。特に水質の改善は、チフスの抑止に効果を発揮した。「私が考えているのは、やらなければならない衛生を、怠慢な市町村が勝手に行なったり行なわなかったりという状態にしておいてはならないということです」。それに「もし市町村が怠慢だと、その市町村は隣の市町村にとって危険であり、国家全体にとっても危険なのです」とブルアルデルは述べた。

しかし、法案を審議するなかで大きな反対の声が起き、イニシアティヴは市長に残されることになった。成立した一九〇二年法の第一条によれば、市長は市議会の意見に基づき公衆衛生措置を定めるとなっている[56]。国や中央の公衆衛生機関が地方に介入することができるのは、二つの場合に限られている。一つは一八二二年法が想定していたように、大規模な流行を引き起こしたときで、もう一つは市が衛生の向上になかなか着手しない場合である。第九条によれば「ある市町村の死亡率が三年連続してフランスの平均死亡率よりも高いとき、知事は衛生委員会に調査を依頼する義務を負う」。衛生委員会の調査結果は知事に送られ、提案された衛生の改善に着手するかどうかが決定される。もし知事が改善を拒否しても、調査結果は内務院に送られ、内務院が改善の是非を決定する。ここで改善が必要であると判断されたときには、内務院から知事に改善命令が出る。知事が三ヶ月以内に着手しないと、大統領令が発せられる[57]。

地方の怠慢も問題であるが、中央による衛生の圧政も避けたいという論点が折衷されて法がつくられたことになる。つまり、公衆衛生に関してのイニシアティヴは地方自治体にあるが、地方自治体が怠慢であると判断されると、政府が介入できることになる。怠慢か否かを客観的・科学的に判断するために、三年連続して死亡率が平均よりも高いときという統計的な基準を採用しているのである。

出生率と死亡率

議員たちが公衆衛生法の必要な理由として挙げているのは、フランスの死亡率の高さである。先ほどロクロワは、パリとマルセイユの死亡率を比較していたが、この発言には続きがあり、ロクロワはこう述べている。「一〇万人の住民のうち、チフス熱が引き起こす死亡は、海外で見ると、ウィーンで一四人、ブリュッセルで一九人である。フランスでは、パリで六三人、マルセイユで一四九人である」[58]。なぜこんなにも国内外で死亡率が異なるのか。ラングレは、それは公衆衛生法の有無に関係していて、「われわれを取り巻く国々は、すべて衛生法をもっている」[59]と述べている。なぜ衛生法があると死亡率が下がるのだろうか。ロクロワはこう説明している。イギリスもフランスのように地方行政が怠慢から公衆衛生を実行しないことが多々あったが、公衆衛生法を制定することで衛生状態の監視が可能になった。これによって、死亡率が二二‰から一九‰へと減少した。とくにチフス熱の死亡率は一〇〇万人中、九三四人が三〇七人にまで減少している[60]、と。コルニルも同様のことを述べている。公衆衛生法を厳しく実施している隣国イギリスでは、死亡率が二二‰から一六‰、時には六‰まで減少した。これは言い方を変えれば一〇〇万人の生命を救ったのと同じことである[61]、と。

シグフリードは死亡率と出生率という別の観点から説明している。一見するとフランスの死亡率は他国と変わらないが、これは見せかけに過ぎない。というのもフランスの出生率は最低ランクだからである。出生率と死亡率の差を比較すると、イギリスが一四・一‰なのに対して、フランスは二・五‰に過ぎない。「したがって、一〇万人の人口のうち、フランスの増加数は毎年二五〇人である。バイエルンは七七〇人、イタリアは九五〇人、ベルギーは九七〇人、スイスは一二二〇人、そしてイギリスは一四四〇人である」[62]。出生率の低さと死亡率の高さを考えに入れると、フランスは他国と比べて危機的状況にあるということを認識しなければならない。そしてこの危機的状況を救うには、フランスは公衆衛生法を制定し、国家が衛生に介入しなければならないとシグフリードは述べている。

シグフリードは一八七四年に制定されたルーセル法の成功に言及している。ルーセル法は、二歳未満の子どもの健康を守るためにテオフィル・ルーセルによってつくられた法である[63]。具体的には、二歳未満の子どもを乳母に預けるときには、親の届出、乳母の届出、乳母の健康証明書を義務化し、それらが適切になされているか視察医師による監視を行なうとしたものである。シグフリードはルーセル法によって、子どもの死亡率がイギリスと同程度まで下がったことを評価している。すなわち衛生が厳しく監視されることで、死亡率が下がったという成功例があるのだから、フランス全土の全世代に同じ方法を適用すべき十分な根拠となるのではないかということである。

ロクロワ案、シグフリード案、コンスタン案にはいずれも衛生監視員の設置が盛り込まれている。審議された法案にも、公衆衛生法が適切に実行されているかを監視する組織を各県ごとに置き、乳児の監視と統合する案が出されている[64]。しかし元老院のフォランドはこれに反対し、別案を出している。フォランド案は、市長が市議会の提案した公衆衛生措置を実行しないときのみ、県知事が委員を招集できるというものだ。つまり監視員など不要であり、必要な時に衛生委員を呼び出せれば十分という考えである。フォランドによれば、監視員を常駐させるのは危険な中央集権化であり、中央から派遣された官吏が地方行政を監視するような制度を許すべきではない。それに公衆衛生をつねに監視して回るというのは自由への侵害ではないかということになる。「あなた方は恐ろしくないのですか。今日採決している衛生の法によって、中央権力の代表者たちが、好きな時に侵入できる権利を手にすることになるのですよ」。こんな権力を認めてしまえば、彼らは「昼も夜もなく、われわれの寝室にまでやって来て、刑事訴訟法の保証を無視して、われわれの家の中で、細菌との戦争を始めるのですよ。細菌調査と消毒という口実で、私的なものを開けたり、秘密の引出しを開けたりするでしょう[65]」。

これに反論したブルアルデルは、日ごろからの衛生が伝染病予防には必要であると訴えている[66]。フォランドの案は、伝統的な公衆衛生法と同じように、必要なときだけ衛生委員を召喚すれば十分であると考え、日常的には何もしないでよいと考えている。しかしその反対にブルアルデルは「結果を出したいのならば、継続的で日常的な努力が必要である」として、例を挙げて説明する。一八八七年ウィーンに近い三つの県にまたがって熱病の流行が起きたが、われわれに知らされたのは感染症の発生から四ヶ月も後のことで、すでに一〇〇人単位の死者と一〇〇〇人単位の罹患者を出していた。われわれは消毒器をつかって、三週間かけて伝染病を終息させた。同じことが一八九三年のチフス熱のときも起きている。だから、最初に流行が起きたときに警告をならす官吏が必要なのである、と。監視員の設置は自由の侵害にも地方自治の侵害にもならない、とブルアルデルは述べている。なぜならば、彼らは一定の不衛生住宅を監視するだけであり、県知事に警告を発し採るべき方策を助言するだけだからである。不衛生住宅以外に関しては、フォランドの言うような私的領域への立ち入りはしないし、その先でどうすべきかは県知事が依然として決定することができる、と付け加えてもいる。

それにフォランド氏は、臨時の職の方が予算の節約になると考えているようだが、それも違っている、とさらにブルアルデルは反論する。例えば一八八四年のコレラ流行で、マルセイユ市は総額八〇〇〇万フランを支払ったが、ハンブルグは特別な公衆衛生措置を講じなくとも流行を防ぐことができた。継続的かつ日常的に公衆衛生に気をつけていれば不必要な犠牲者を出さずにすむのだから、監視員への給与を差し引いても経済的であるといえる、と。コルニルも同様のことを述べている。今のところ、衛生監視員を置くには試算で四一万フラン必要だとされている。しかし、イギリスの衛生監視員の効果を見れば、死亡率の低下によって、およそ一四〇万人から一五〇〇万人の人間を助けたことになる。だとすれば四一万フランの価値は十分にある、と。

このように法の必要性が、フランスの出生率と死亡率の観点から説明され、公衆衛生がこの傾向を改善できることが説得された。その方法として監視員が有効であり必要であることが説明され、その資金は、助けることができる住民の数や、また緊急時に払わなければならない資金などに比べて、安価で済むことが強調された。しかしながら、制定された一九〇二年法では、監視員の設置は任意であり、その決定は県知事の権限に委ねられていた。また二万人以上の人口をもつ都市、二〇〇〇人以上の市町村は、衛生委員会を設立することが定められたが、ブルアルデルたちが提案した内務院の指揮下ではなく、市長や県知事の権限のもとで運営されることになった。

不衛生住宅

これまでムラン法が上手く機能しなかったことについて詳述してきた。その問題点は大きく三つあり、一つは対象とされる建物の条件が狭かったこと、二つ目には内部を視察する権限がなかったこと、三つ目には罰則や強制力がなかったことがある。新しい公衆衛生法はこの三つの点を解決するものとして期待されていた。

公衆衛生学者たちは、不衛生住宅に住むことは自殺と同義だとして、所有権の範囲だといって不衛生住宅に住み続ける権利を主張するのは、自殺する権利を認めているようなものではないだろうかと非難してきた。アンリ・モノーは元老院でこう発言している。「ムラン氏は、彼が巧妙にも呼んだように、家主の「悲しい自殺権」に対して抗議してきた。しかしムラン氏も、いや誰も、一八九七年になってもまだ、この同じ家主に対して、罪深い毒殺権を抗議することを望んではいない[67]」と。ポール・ストロースも同じことを述べている。「すべての衛生学者は、この四〇年というもの、いわゆる家主たちの「自殺の自由」に対して反対してきた」。さらにいえば、この「家主が殺人的住居に自分の家族を住まわせているときには、暗殺の自由[68]」とでも呼べるだろう、と。

ランドレは、不衛生住宅が危険であることの明確な証拠として、大都市における貧富の差がそのまま死亡率の差となっている事態を挙げている。「一八八九年のパリの地区ごとの死亡率は、八区が一〇‰なのに対して、一四区は、三二‰に達している[69]」。これは一八八五年のコレラでも見られた現象である。したがって、衛生学者たちが言うところの、社会正義を実現するためにも、不衛生住宅への公衆衛生的介入が必要になる、とランドレは述べた。

ところで、ムラン法は「家主、用益者、使用権所有者以外の誰かに賃貸され、または使用されている不衛生な住居ならびに付属物」を対象としていた。つまり、この法の対象になるのは、住居および付属物で、家主など以外の賃借人がいて、不衛生な建物に限られていた。このような狭い条件では対象に入らない不衛生住宅が多く残った。そこで法案は、「すでに建設されたか否かを問わず、また公道に隣接しているか否かを問わず、すべての不動産」に対象を拡大した。これによって、家畜小屋や汚水溜なども対象にできるようになった。

コンスタン法案では、市長もしくは衛生監視員が「占有者または隣人の健康に危険[70]」があると判断した場合、衛生委員を呼ぶ義務があり、衛生委員はその結果を報告すべきこととしている。仮に不動産、またはその一部の清掃が不可能であると衛生委員が判断した場合、市長は居住および使用を禁止できるとなっている。多くの場合、清掃が不可能な建物というのは貧民が住んでいる住居、例えば貧民たちが郊外に建てているバラックである。そのバラックが隣人に病気を感染させる危険があると衛生委員が判断した場合、そこへの居住を禁止できることになる。違反すれば罰金である。禁止された家屋は、清掃が不可能なのだから、壊さなければならないこともある。これは所有権の侵害ではないか、と非難する議員もいる。しかしブルアルデルはこう答えている。「都市においても、地方においても、みな互いにつながっている。不動産の内部にジフテリアの温床があれば、家屋でも兵舎でも、その周りにいるものすべてが侵される恐れがあるからだ[71]」。

制定された一九〇二年法はこの点については大枠で採用している。ただ先ほど見たように衛生監視員の設置は任意となったため、市長または県知事が、不衛生住宅が使用者や隣人に危害を及ぼすと判断したときには、衛生委員を呼ぶことができる。衛生委員は委員会を開催することを家主たちに告知し、そこで彼らの観察結果を公表する。とくに異論がない場合、市長は修繕命令もしくは居住禁止命令を下せることになっている。

衛生観念

公衆衛生法が必要な理由として、「衛生」の観念が市民のあいだに普及していないということもあげられている。先ほどパリの家主たちが衛生介入に反対してきたことについて触れたが、市民たちのあいだにも反感が広まっていたことは、当時の新聞『ル・タン』のなかに見ることができる。例えば一八九四年の記事では、消毒サービスで家具などが傷つけられることが問題になっていた。とくに感染症流行の兆しがあるときは、急いで消毒をしなければならず、家具を傷つけやすい。しかしひとたび衛生委員によって損害が起きたときには、市民たちのあいだに「動乱、ほぼ暴動」のような状態になった。それを防ぐため、消毒サービスの責任者マルタンは損害を賠償するための担当者をつねに同行させることにしたと書かれている。[72]

また別の記事には、一八九二年、ジフテリアで亡くなった子どもがいたために衛生委員がその家庭を訪ねた際のやりとりが記載されている。委員の一人が子どもの母親に対して、消毒サービスを受けたかと聞くと、母親が「衣服も家屋も全部自分で清掃したので、市の消毒サービスは不必要です」と答える。「洗うのではなく消毒が必要なのだが」と委員が再度問うと、「もちろん消毒もしています」と答える。この母親が行なったと主張した消毒は、パピエ・ダルメニイという安息香を含むアロマペーパーを使ったもので、委員たちはパピエ・ダルメニイではジフテリアの消毒はできないことを説得しなければならなかった。[73]

公衆衛生学者たちは、このような市民の敵対的な感情は、単なる公衆衛生の知識が不足しているために、不必要に怯えていることが原因であると考えた。コルニルによれば、パリ市ではこの八年間高温消毒器を使用し、病人の寝具や寝室を消毒してきた。その結果、労働階級の死亡率はかなり下がったという。さらにパスツール研究所などによって、天然痘およびジフテリアの予防接種が行なわれたことも、死亡率の低下に貢献している。コルニルはこうした努力を他の大都市にも広げるためには、法が必要だと訴えている。「今日、われわれは伝染病や感染病の原因を知っています。われわれはその病を生み出すのは、微生物であることを知っています。パスツールや彼の後を継ぐ者たちによる不滅の仕事によって、すべての病は細菌によるものだということがわかっています。したがって、伝播を止めるには、病原菌を死滅させ、病人によって汚されたもの、例えばシーツ、寝具、壁紙、床、外壁などを消毒し、病人を隔離し、それ以上の汚染を食い止めるだけでよいのです[74]」と。ところで、ラングレはこう述べている。パスツールの偉大な研究はフランスで生まれたというのに、この恩恵に預かっているのはイギリス、イタリア、ドイツである。「われわれには、フランスでなされた発見の恩恵を受けることが、禁止されているのだろうか[75]」と。

制定された公衆衛生法はいくつかの点を義務化している。特定の感染症に関して、医師の申告義務、予防接種の義務、消毒の義務である。ただしこの特定の感染症のなかに、結核が含まれていない。ここから、さらなる法の必要性をめぐる議論へと発展していくのであるが、そのことは後で見ていくことにしよう。

連帯主義（1）

最後に、公衆衛生法の必要性の議論として連帯主義をとりあげよう。結局のところ、なぜ公衆衛生を促進するために法が必要なのだろうか。この問いに対する公衆衛生学者たちの答えは、人間はみな社会のなかで関係しており、感染症はその関係のなかで生じる現象だということである。そして社会的関係が問題ならば、対策も社会的でなければならない。とすれば問題なのは、個人のイニシアティヴや個人の自由権が優先されるべきだというようなことではなく、社会的な義務の範疇が考察されなければならないということになる。

連帯主義を基盤として公衆衛生法の必要性を説く議員や学者の言説には、これまでの章でわれわれが見てきた感染症への視点が多く含まれている。例えばラングレは述べている。「天然痘は文明化された国家に存在してはいけない」病である。もちろん根絶は難しいかもしれないが、その発生を抑えることはできる。「思うに、議会は、一見すると個人の自由の侵害に思えることに、一瞬ともたじろいではなりません。そして病気に罹る自由を個人に与えてはなりません。というのも、この病気は簡単に広まり、これが蔓延する国では、膨大な数の不運の原因となるからです[76]」と。この点についての考えは第一章で見たリチャード・ミードの考えとそれほど異なるわけではない。ミードは感染症の伝播と火事の燃え広がりを類比して語っていたが、ラングレもまた同じように語っている。「伝染病は火事のようなものです。火事が起きたら、人は直ちにその家の中だけで防ごうと考えるでしょう。もし、そのままにすれば、火はすべての地区を覆い、すべての都市を覆ってしまう。そうならないよう、延焼を防ぐためには何かを犠牲にしなくてはならないでしょう[77]」。燃え広がってしまってからでは、大きな犠牲を強いられることになる。ゆえに最初に火が出たところで、消し止めることができるような体制が必要だという。そのためには公衆衛生法によって、公衆衛生組織が体系立って整備され、感染症の発生を素早く発見し対処できるような体制を常に保つことが必要である、とラングレは主張した。

内務省のシャルル・デュプュイはこう述べている。公衆衛生法の核心にある原理はたったの二つである。一つは「避けることのできる病気があり、予防できる感染症がある」ということ。もう一つは「人類の連帯という原理」である。デュピュイの言いたいことはこうである。人は人とつながって生きることで利益を得ているが、そこには感染症という負のつながりもある。この負のつながりは手だしできないものではなく、避けることが可能なのだから、われわれにはその責任がある。したがって感染症を予防するために、自由権を制限することはむしろ正義に適うことになる。デュピュイは述べている。「感染の温床があなたの所有物のなかにあると指摘された時、あなたにはその温床を保存する権利があるでしょうか。全員の利益のためになされる勧告や命令に反対する権利があるでしょうか[78]」。ある議員はデュピュイに向かって述べている。「それは集団主義だ[79]」。しかしデュプュイは答える。「私はそんなことにたじろがない」。公衆衛生法は「一般利益の表明」であり、そのことに賛同できなければ、「あなたに公衆衛生法をつくることはできないでしょう。つまり個人的な不自由という代償を払わなければならないこともあるということです」。そしてこう答えている。「結局のところ、衛生のすべての問題は、この観念に行き着くことになるのです。それは、法の力を使ってでも、連帯の感情を、まだ抱いていない者たちに想起させることです[80]」。つまり公衆衛生法が必要な理由は、法が本来持っている強制や罰則の力を使ってでも、市民のあいだに連帯の感情を想起させなければならないということである。

ではここでいう連帯の感情とは何を意味しているのだろうか。そのことを考えるためにも、もう少し議会の討論を見ていこう。コルニルは公衆衛生法は自由を侵害していないと述べている。なぜならばもともと「死を招く病を隣人に与える権利」や、都市や国家に「ペストを伝達する権利」は認められていないからである。公衆衛生法を制定するためには、「個人の自由に基礎をおいた観点と闘わなければならないのは明らか」(81)である。例としてコルニルは予防接種を義務化することを挙げている。法がない現在では、父親たちが反対すれば、子どもに予防接種を施すことはできない。予防接種を強制するような教育機関に入学させることを拒む親たちもいる。しかし、これは予防接種を受けない子どもと、その子と同じ学校で生活する子どもたちに危険を及ぼしている。公衆衛生法は、このような父親たちの自由を拒否することである。

元老院での審議で、ブルアルデルは不衛生住宅を監視し改善する必要性を問われてこう答えている。確かにこれは一見衛生的な圧政のように見えるかもしれないが、「われわれはお互いに衛生的に連帯している」(82)。都市にはしばしば衛生措置が難しい建物が存在するのであって、「それらはしばしば郊外の労働階級の家に見られる」(83)。これらを改善しまたは取り壊さなければ、都市住民の健康に危害を及ぼす危険が残ることになる、と。これに対してビュフェは社会主義であると言い(84)、フォランドも同じくこう反論している。「われわれは今まさに、民主主義の時代にあって、われわれの法から本質的に民主主義の原理を抹殺しようとしている」(85)。それに「なぜ公衆衛生を満足させるために、すべての古い規則、すべての常に受け容れられてきた原理を無視」しなければならないのだろうか、と。

モノーは答えている。連帯は社会主義ではない(86)。それはむしろ自由主義に近いのだ。というのも連帯主義や公衆衛生法が要求しているのは、「何人も他者を危害する権利をもたないという」自由主義の古い原理を「新しく適用する」ことであるから、と。モノーはジャン・ドマの古典的な著作を引用して、こう述べる。「人間たちを社会に結びつける秩序は、単に自身を傷つけるなと人間たちに義務づける」だけではなく、「所有するものすべてが、他者に危害や損害を与えることがない状態に保つことも義務づけている」。ドマの言うように、不衛生な建物は、その隣人に病気を感染させることがない状態に保たなければならない。したがって、これは「抑圧の法ではなく、題名にもあるように、保護の法なのです」。法が介入するのは、感染症を予防し、不必要な病気の犠牲者を減らすということが、個人の問題ではなく、「全員の利益であり、全員の問題、公共の事柄（res publica）」だからです、と。

連帯主義（2）

ここで議会の討論を離れて考えてみよう。連帯主義を広めたのはレオン・ブルジョワの『連帯主義』だといわれている。[87]その著作のなかで、ブルジョワは連帯主義について次のように説明している。人間は孤独に生きられない存在で、他者と連帯して生活することでしか存在することができない。したがって、国家という抽象的な存在ではなく、他者とのつながりのうちに生きる現実の人間たちのことを考えなければならない。したがって、権利と義務は、国家と人間のあいだではなく、「人間同士がつくりだす結合から生まれる相互的な権利と義務」[88]を考えなければならない。それはエゴイズムの衝突を起こすようなものであってはならず、社会システム全体の運動を増加させる結果になるよう働かせるべきものである。人間の自由とは、自己の能力を最大限発揮すること、そして自己の活動を最大限発展させることを目指す存在としての可能性のことであるが、人間は連帯しているから、自己の能力を発揮できる可能性は結合の条件に依存しているのである。「人間は社会に生き、社会なしでは生きられない。ゆえに人間は社会に対して負債者である。ここに人間の義務の基礎と、自由への負荷がある」[89]と。シャルル・ジッドはこのことを別の仕方で表現している。連帯とは交換主義のことである。すなわち、「得るために与えよ」（do ut des）である。「個人の利益の犠牲（私の金、仕事、時間、自由）を、社会的利得と引き換えせるように調和的に働かなければならないということである。すなわち、個人の自由と義務が社会全体の福祉を増加させることである」。それは「個人としての私(moi individuel)の一部分を犠牲にすることで、社会としての私(moi social)を増加させることに同意することである」[90]。すなわち、個人の自由と義務が社会全体の福祉を増加させることである。

ではどのような場合に個人としての私の一部を犠牲にすべきなのだろうか。ブルジョワは公衆衛生について述べている。「同胞の健康を市町村が保護するために、道徳的な義務だけではなく、社会的な義務が存在する。その義務は公権力の行為によって処罰されうる債務なのである」[91]。では社会的義務とは何だろうか。ブルジョワは、社会的義務が何かは、「全員に共通の係数と、全員に平等の権利の価値を考慮して」[92]、利益と負債を全員で配分して、権利と義務を確定しなければならない、と述べている。分かりにくい表現だが、ここでは「全員に共通の係数」という言葉に注目しよう。公衆衛生に関して、共通の係数の代表的なものとして死亡率がある。例えば、死亡率が平等かどうかを問うことで社会的義務の範囲を定めることができる。ピエール・ブダンは子どもの死亡率についてこう述べている。「フランスにおいて、毎年一五万人の子どもが亡くなっている。その半分を救うことは簡単なことなのに」[93]。シグフリードはこう述べている。「フランスの大都市では、死亡率は年三〇‰であるが、ロンドンは一八‰まで減少させることに成功した」[94]。モノーは書いている。たしかに衛生の普及によってパリの富裕地区の死亡率は下がった。「しかし富裕地区の死亡率が一五‰に下がったのに対して、いくつかの貧困地区ではいまだに三〇‰もある。ここにはなんと早すぎる死があるのだろう！　避けうる病であるというのに！　なんと不正な苦しみだろう！」[95]と。

連帯主義者たちは統計学を使って、感染症や死亡率が不平等に配分されているということを主張する。彼らは避けうる病や死があり、避けえないことによって失われている生命があるという社会的事実が存在し、あまりにも不平等であると判断されるならば、その危険に対処することは社会的な義務だと主張する。自由主義はこれを自由の侵害であるというが、モノーによれば連帯主義は他者危害の原則を再構築しているのである。「科学が、日に日に増してくる正確さで明らかにするのは、衛生的連帯の法である。それ以来、新たな義務が出現したのだ。無害だと思っていたものも、危害を加えると分かるやいなや、無害ではなくなる。われわれが知っているように、家屋の不衛生が脅かすのは、住人だけではない。その家は、ことあるごとに、外部にゆきわたる伝染病の温床となるにはうってつけなのである」。そして「病気をうつされないという自由は、その病気を広めないという自由と同じである。それはより個人を尊重することである。それはより社会に有益である」。逆にいえば、「毒を盛ること、殺すことは、自由の行使ではない。それは自由の侵害である」[96]とモノーはいう。ルイエは「レッセ・フェール、レッセ・パッセというが、死と伝染病を自由放任に任せてはならない」と述べて、こう続ける。バーミンガムでは不衛生住宅を取り壊して、死亡率を六二・五‰から二一・九‰まで減少させたように「三人の命が脅かされているときには、二人を助けるべきなのだ[97]」と。

連帯主義の観点から見れば、自由主義は目に見えない人間の関係に気づいていなかったということになる。モノーは述べている。「たしかに、他者を危害すべきではないということは、われわれと同じように父親たちも知っていたことだ。しかし、ある病気が伝染するという知識については、父親たちが知らなかったことをわれわれは知っている。同じようなことは、その病気の伝染を防ぐ方法をわれわれが知っているということである。そこから公衆衛生の新たな義務が生まれてくる。その病気をうつされないという自由は、その病気を広めないという自由と同じである。それはより個人を尊重することである。それはより社会に有益である[98]」と。確かに細菌は目に見えないから、危害を加えているようには見えない。しかしながら、顕微鏡や統計はそれを目に見える形で提示している。感染の温床たる不衛生住宅は、明らかにその周りに危害を加えている。ゆえに不衛生に生きることは自由の範疇には入らないのである。

このように連帯主義者たちは、細菌と統計によって、目に見えぬ他者危害と不平等が存在するということを主張する。だとすればレッセ・フェールは正義ではない。むしろ統計によって現われる社会的事実や、科学の発達によって明らかになる細菌の存在は、社会そのものに働きかけよと命じていることになる。それは正義が要求していることであるとして、ブルジョワは次のように述べる。「自然に固有の目的があることを理解すると、それはわれわれの目的とは違うことが分かる。社会に生きる人間に固有の目的は正義である。だが正義は決して自然の目的ではありえない。自然は不正義というより、没正義である(99)」と。自然のままでは不平等に死が配分されてしまう。そこで公衆衛生という人間の力でその不平等を修正する必要があるというのである。

結論

連帯の思想については、節を改めて考察することにして、ここまで見てきた公衆衛生法擁護の言説を要約しておこう。彼らは、公衆衛生法は必要であるという。なぜならば、科学や統計学の発展によって、避けうる感染症があることが明らかになり、不必要な死が存在していることが分かってきたが、この損失を回避する公衆衛生は、個人や地方行政のイニシアティヴに任せていては達成されえないからである。公衆衛生法が国家の強いイニシアティヴと強制力によって推進されることで、社会にある不正義が改善されうる。フランスは他国と比較すると人口が危機的状況にあり、その危機を招いているのは公衆衛生法の不在である。確かに衛生は自由や所有権を侵害するように見えるが、公衆衛生は自由の侵害ではなく、他者危害の原則を現代風に改めたものなのである。

この言説のなかで表明されている考えは、伝統的な自由主義の原則のなかに科学を導入することによって、法的介入の範囲を拡大しようとしている。一方では、従来の因果関係のなかに細菌という存在を入れることで、不衛生と他者への感染のあいだに因果関係を認めようとしている。他方では、従来の平等の考えのなかに、死亡率の差異を入れることで、平均死亡率から隔たった高い死亡率を不平等であると認めようとしている。一九〇二年法は自由主義を維持しながらも、細菌学と統計によって明らかになる事実を提示することで、不衛生を私的自由の範囲から公的な事柄へと移行させた。それは平均死亡率と異常な死亡率との比較において介入の条件を設定し、そのことで自由と衛生の両立を可能にしながら、不平等や不正義を解消しようとしたのである。

四　結核と連帯

連帯主義という新しい認識について考えるためにも、またわれわれの関心である感染症予防という観点からも、最後に触れておかなければならない社会問題がある。それは結核である。先に見たように、一九〇二年法のなかで、結核の予防は大きく取り上げられなかった。なぜだろうか。

結核の温床

当時も結核による死亡率の高さは認識されており、多大な関心が寄せられていた。例えば一八九四年、パリ市は「家屋衛生台帳」として市内や郊外の家屋状態の記録を取り始めた。ポール・ジュイラがこの調査の指揮をとっていた。ジュイラたちが訪問した家屋四〇五棟のうち、四三三六戸が、日光も新鮮な空気もなく空間も不十分であると認められた。そのうち二九一七戸は改善の余地があるが、一四一九戸はもはや改善は困難であり、唯一の解決策は居住禁止命令を出すことだと述べている[100]。ジュイラは最初から結核に着目し、パリ市の衛生の危険地帯を特定しようとしていた。その結果、彼は一〇万人の結核患者が、およそ三万九五〇〇家屋に住んでいることをつきとめた。さらにその三万九五〇〇の家屋は結核患者の数によって三つのグループに分類可能であり、結核患者が五人以下の家屋は三万四〇〇〇、五人から九人の家屋は四五〇〇、一〇人以上は八二〇であった[101]。

アンリ・モノーは述べている。「すべての大都市において、もちろんパリにおいても、人殺しの家が存在している。毎年その家は被害者をだし、その数はほとんど一定である。その結果、それらの家に住む人々のうち、一年経つごとに墓地に運ばれる者が何人いるかということは、かなり正確に予測しうる」と。さらにモノーはつづける。死亡率は地区ごとに異なるのである。なぜならば、その地区にどれだけ「人殺しの家」があるのかということによって死亡率が変わるからである。例えば「結核による死亡率を見ると、シャンゼリゼでは一万人に対して一〇人であるが、プレザンスは一〇四人になる」[102]と。

このように結核の死亡率が一部地域でかなり高く記録されていることが判明していたにもかかわらず、結核が一九〇二年法の対象とはならなかった。その理由の一つとして、結核に対する適切な予防策が見つかっていなかったということがある。モノーは「すべての〔衛生的〕努力が無駄なままの病が存在している、それは結核である」[103]と述べている。一八八四年以降、パリ市の衛生は格段に進歩をたどっており、感染症の罹病率や死亡率の低下として現われている。しかしパリ市民たちの全般的な死亡率が低下しているときにも、結核だけはつねに一定の死亡率を記録している。すなわち、公衆衛生の向上と結核の死亡率低下とのあいだに相関関係を見いだすことができなかったのである。

たしかに細菌と感染症の関係が明らかになるにつれて、多くの病の伝播経路が明らかになり、その正しい対処法も明らかになっていた。黄熱病と蚊、ペストと鼠、コレラと水など。伝播経路が分かれば予防法も明らかになる。しかし結核については、コッホによって結核菌が発見されてもなお、正しい予防法や治療法が明らかにならないままでいた。

それでもなおモノーは結核の原因を不衛生住宅に見いだしている。その理由としてイギリスは結核による死亡率が低下していることをあげている。彼はフランスとイギリスとの違いはどこからくるのかと問い、こう答えている。「私には二つの事実の競合から、次のような命題を示すことができると思われる。住宅の不衛生は――不衛生自体は密集から起きるのだが――、結核の伝播にとって最も活動的な補助者であるという命題である」。ポール・ストロースは不衛生地帯である三区および一九区を分析しこう記した[104]。「結核の死亡率は家屋の階数の高さに比例し、中庭の面積に反比例する」。そして「かくも重大なこの事実はまだ推定の状態にあるが、いつの日か行政による一連の研究によって確かめられるであろう。この事実が確証されたときには、道路規則の適切な改訂が当然提案されることになるはずである」と。この時代の結核治療としてサナトリウムが推奨されていたことからも分かるように、空気の衛生・不衛生と結核の罹患・死亡とのあいだには強いつながりがあると考えられていた。しかしながら、その関係を裏づけるものは死亡率の比較でしかなく、推測の域を出るものではなかった。

レオン・ブルジョワと結核

予防法が分からない結核に対してどのように対策をすべきなのだろうか。一九一六年につくられた結核対策のための法が通称ブルジョワ法と呼ばれたことからも分かるように、結核の予防の必要性を訴え、法律の成立に尽力したのはレオン・ブルジョワであった。ここでブルジョワの説明を見てみよう。彼は、結核は何が原因で引き起こされる感染症だろうか、と問うている。例えば結核菌は、吸い込む息に含まれる塵や食べ物のなかにある。また結核患者になるかどうかは、その人の生活環境によっても違ってくる。生まれや教育、職場の環境や不衛生住宅、そして栄養不足によって引き起こされると述べている。つまり「取り巻く社会生活からくる条件の総体によって引き起こされる」のが結核であると考えたブルジョワは、住民が衛生規則を遵守しているかも重要であるが、その背景にある学校で衛生の教育を受けているか、職場環境は不衛生ではないか、住環境は不衛生ではないか、毎日の食生活で栄養がとれているかどうかなど、単なる衛生にとどまらない社会的要因がより重要であると考えた。このことからブルジョワは、結核患者たちが「つねに社会的事実の犠牲者」である以上、結核は「自然な連帯の良き例[105]」であり、犠牲者がわれわれの社会的行為によって生みだされる以上、われわれにはそれを予防する義務があると主張した。

このように、ブルジョワは結核を社会の多様な要因に由来する感染症であると考えていた。したがってその解決策も多岐にわたるものになる。ブルジョワが考えた結核予防策を要約すると、次のようになる。まず人間のリスクを減少させなければならない。人間のリスクとはすなわち無知である。したがって公衆衛生を教育する必要がある。それは「道徳の一部分として」市民に普及する必要がある。次に社会のリスクの対策をしなければならない。社会のリスクには、①食事、②住居、③個人の環境、④集合的環境、⑤職場環境などがある。①食事に関しては、何よりもまず飲料水の水質を改善し監視する必要がある。食料品も監視すべきであり、アルコール中毒も結核への抵抗力を弱めるから対策をしなければならない。さらに給食や安価なレストランなど、安くて質の良い食物を提供できるような仕組みをつくらなければならない。②住居に関しては、先ほども見たように三分の一の住居が不衛生であるから、住宅改善を躊躇なく進めるべきである。③家族間で結核をうつし合うことが非常に多いが、これを避けなければならない。そこで、結核患者をもつ家族がいる場合には、健康な子どもを引き離し、病人を隔離する必要がある。④人間が集合する場所、監獄、学校、病院の衛生に気をつける必要がある。⑤職場環境にも気をつけなければならない。それは職場の衛生だけではなく、労働時間にも気をつける必要がある。というのも統計的に、労働時間と結核の発症のあいだには相関関係が存在していることが明らかだからである。

ではこれらすべてをどのように実現するのだろうか。一九一六年に制定された「社会衛生と結核予防のための診療所設立のための法[106]」を見てみよう。第一条によれば、診療所は「結核予防のための教育を行ない、予防策と衛生の助言を与え」、伝染病に罹患した患者に治療のための病院やサナトリウムを斡旋する。また病人の出た家屋やシーツ類を消毒し、財力のない病人には無料で診察と薬を提供する。診療所の設立は任意であり、県や市がつくる公共診療所と、相互扶助組織がつくる診療所、慈善団体や私人がつくる診療所の三形態がある。公共診療所以外も、国や地方から補助金がおりることになっていた。ところで第一一条によれば、公共診療所の設立が義務化される場合があり、それは特定の地域が五年連続でフランスの平均死亡率を上回った場合である。一九〇二年法にもあるように、あくまでも行政のイニシアティヴを基本として、その怠慢があると認められる場合、衛生いうことである。

が強制されるということである。すなわち、この法が目指しているのは、各市に無料診療所をつくり、ここを中継点として細かな結核対策をしながら、市民の無知や軽率をなくすために教育や貧困対策などを同時に行なうということである。

パリの不衛生地帯

このように結核がさまざまな要因から引き起こされる病であり、その対応策もそれに応じて多岐にわたるものであることが認識されても、やはり危険視されるのは不衛生住宅であった。レオン・ブルジョワは不衛生住宅の危険性について次のように述べている。パリに存在する八万軒のうちで、不衛生住宅は三万二〇〇〇軒にのぼる。すなわち三六・三%、およそ都市の三分の一が不衛生住宅である、と。[107]

一九〇六年、パリ市会議員アンブロワーズ・ランデュはこれらの不衛生地区を指して、パリ市に六つの「不衛生地帯」(Les ilots insalubre)が存在すると市議会で発言している。[108] この地区には一六〇〇棟、五万九〇〇〇人が居住しており、ジュイラが調査した一八九四年から一九〇四年にかけて、四八〇〇人が結核で死亡していた。死亡率は八‰でパリの平均死亡率の約二倍に相当していた。[109] ランデュは不衛生地帯の家屋のうち四分の三が結核の温床であると報告した。

ところで、この不衛生住宅とは何を指しているのだろうか。おそらくレオン・ブルジョワも参考にしたであろう統計学者ベルティヨンは次のように計算している。パリ市民八八万七〇〇〇人のうち、「人口過密で、一人あたりの空気量が不十分な家屋に暮らしているのは」およそ三分の一である。[110] フランス全体で見ると、過密住宅に住んでいるのは二六%、一人あたりの部屋数が不十分だと認められる家屋に住んでいる者は三六%となり、フランスの住宅の半分以上は不衛生な状態である、と。[111] すなわち、結核の死亡率との関係で問題とされるのは、過密状態なのである。

では、この不衛生地帯と呼ばれた地域に密集して生活していたのは誰だろうか。フィジャルコウの研究[112]によれば、主にそこに居住していたのは外国人労働者たちであった。パリ市議会議員もまたこのことを認識しており、サン・ジェルヴェ地区について次のように発言している。そこには「国籍のない外国人や、放浪外国人」が多く住んでおり、彼らは「衛生の法を無視する」ので「パリ市民への危険」がある。よって医師たちは彼らが「公共の健康に与える損害を防ぐために監視すべきである[113]」と。実際、レオン・ブルジョワが提案した無料診療所の役割の一つは、恒常的な監視であった。「診療所には、さまざまな目的があるが、その一つにこの病を追跡するということがある。病気を無視しまた信じようとしない病人たちを、初期の段階で識別し監視すること。この危険な状態にある存在の傍らにつねにいること、用心深い目と注意深い耳を絶えず開いていること、その病人のなかに病気の最初の徴候を診断することができるようにしなければならない[114]」。

しかしながら、フィジャルコウの研究によれば、サン＝ジェルヴェ地区の結核の罹病率や死亡率は平均死亡率からそれほどかけ離れているわけではなかった。にもかかわらず、不潔な移民が不衛生地域に住み結核菌を育て、周囲のパリ市民に危害を加える恐れがあるというイメージが形成されていたのである。なぜだろうか。おそらく、このような危険が指摘される背景には、人口減少と移民の増加という問題がつながっていたことがあると思われる。

人口減少については、本章でも論じてきたように、十九世紀末のフランスが抱えた大きな問題であり、結核はこの要因の一つを形成していた。レオン・ブルジョワは述べている。ドイツ、イギリス、スカンディナヴィア、ベルギーの結核による死亡率は下がり続けているのに、フランスだけが上昇している。結核によって「われわれの種の生命の根源までも攻撃されている」と考えるべきであり、その被害は大災害として捉えなければならない。「この病の重大さと広がりについてはわれわれの知るところである。犠牲者の正確な数については論争があるが、最も控えめな統計を見ても、結核はフランスにとって国家的な災禍であり、世界にとって人類の危機である[115]」と。

アルベール・ロバンは次のように述べている。結核の死亡者数は増え続けている。その恐るべき死亡者数は毎年継続して起こり、伝染病の大流行にも匹敵する。そして労働者の数が減ることは労働力の減少となり、国家の財と繁栄を減少させることになる。「社会的な危険は、われわれの種の将来そのものを危険に晒している」[116]と。

フランスの人口が減少する一方で、外国人労働者や移民の数は増加していた。この問題について、シャルル・ジッドは述べている。少子化への解決策が導入されなければ、「フランスにとって可能な未来は、ヨーロッパの植民地へとなることである。周りの国々から来た移民が失われた子どもたちを埋め合わせるだろう」[117]。したがって、それぞれの家庭は子どもの数を増やさなければならない、と。ジッドによれば、好ましい子どもの数は、労働者階級に二人、ブルジョワ家庭に四人である。エミール・ゾラは『フィガロ』紙上で警告している[118]。このままではフランスは消滅してしまうだろう。もちろん社会主義者たちはフランスの少子化など気にしないだろう。フランスの子どもが減っても他国が増えればよいのだから。フランスは自然が定めるように老衰すればよいと、彼らは考えている。その時国境はなくなり、世界の人間の増減しか問題はなくなるだろう。しかし、まだその時は来ていない。「国境がなくなるのは明日ではない」。今ならまだ間に合うかもしれない、とゾラは述べている。この問題を扱った晩年の作品『豊穣』でゾラは、土地を開拓しながら四人の子どもを育てる夫婦の人生を幸福に描く一方で、都会に生き、不妊や堕胎手術を受ける女性たちの人生を悲惨に描いている。

人口減少と移民の増加が結びつくとき、結核への闘いには別の側面が付け加えられる。結核はフランス人の人口減少をもたらし、種の根源までも危険にさらす脅威であると考えられていた。ところでこの脅威は、移民や外国人労働者たちが密集して住んでいる不衛生地域にも顕著にみられるものである。ここから、彼らは周囲のフランス人にとって脅威を形成しているというイメージがつくられるのである。

ここでレオン・ブルジョワによる結核についての論述を思い出そう。彼が第一に注意すべきだと言っていたのは何だっただろうか。それは無知や軽率といった人間のリスクである。別の論文において彼は次のように述べている。「連帯の事実から生じる社会的義務のうち最も差し迫った第一のものは、不衛生から生じるリスクに対して、人間の生命を保護する義務である。不衛生は、同胞による無知、怠慢、軽率によって、われわれの周りに増殖している」[119]。一部の同胞が無知や怠慢や軽率によって、不衛生を増殖させている。不衛生はさまざまな感染症の温床となっている。だとすれば、その無知や軽率こそが社会の敵になる。と、ブルジョワは次のように述べている。「われわれの目的は、すべての社会悪と闘うことである。社会悪とは、その原因が単に個人の過失だけに起因するのではなく、社会全体の過失や無知に起因するものである。社会悪とは、その結果が単に個人のみに起こるものではなく、その個人を中心に社会の他の成員にも避けがたい影響を与えるものである」[120]と。結局のところ、無知や軽率にたいして教育という社会的な努力をしてこなかったことが、結核の高い死亡率と人口の減少を招いているのである。だとすれば、道徳として公衆衛生を普及させることが必要だとブルジョワは主張したのである。

連帯主義は説明していた。社会にはわれわれと彼らという区別はない。われわれは連帯しているのであり、彼らの無知によって結核が拡散されているとしても、問題は彼らにあるのではなく、彼らの無知にある。したがって、その無知の責任も彼らにあるのではなく、教育の欠如という社会的な次元にある。この社会的な悪を倒すことがわれわれの共通の目標であり義務である、と。しかし、実のところ問題とされているのは、ある特定の地域に住む人々の無知や軽率なのであり、不衛生地域に住む移民たちが、われわれを危険に晒しているという考えにすり替わったのである。したがって、連帯主義者たちが、連帯している者の義務として、彼らの無知と軽率に働きかけて、道徳として衛生教育を施し改善しなければならないと述べるとき、連帯している「われわれ」のなかにも、依然として「われわれ」と「彼ら」という区分がなされているように思われる。たしかに、一九〇二年法やブルジョワ法は、数年連続で死亡率が高い場合に、集団や地域に介入することで自由と衛生を両立しているように思われる。しかし、人口減少と移民の増加という別の問題関心が公衆衛生の必要性と結びつき、予防法のはっきりしない結核の問題がそこに重なるとき、「彼ら」に対する恐怖が頭をもたげ、科学や実証性を無視した、あのお馴染みのスティグマの影が見え隠れしているように思われる。

おわりに

われわれは社会的な意味の世界で生活している。朝テレビをつけては誕生月占いを気にし、血液型で自分の性格を判断する。新年には初詣をし、厄年には厄祓いをする。霊柩車が通れば親指を隠し、夜に爪を切ることを控える人もいるだろう。多くの人は真剣に信じているわけではない。科学的ではないことは分かっていながら、社会のなかでつくられる意味のなかで生活をしているのである。

病にも社会的な意味がある。波平恵美子が指摘するように、ある時期からテレビや雑誌で「癌」は「がん」と表記されるようになった(1)。それは「癌」という漢字がもつ恐ろしいイメージを避けるため、より柔らかいニュアンスをもつ「がん」という表記に置き換えられたからである。「癌」を「がん」と置き換えることで、がんになる確率が下がるわけではない。言葉の置換によって変化するのは、社会的な病のイメージである。

本書を通じて見てきたのは、法や医学が、感染症の社会的イメージから無縁ではないということである。十八世紀から十九世紀にかけて科学は発展し、十九世紀末には感染症の原因たる細菌が見えるようになる。それでもなお、感染症予防と道徳的非難は結びつき、感染症の予防規則のなかから、不浄なるものを排除する意志が消えることはなかった。そして、十九世紀末から二十世紀にかけての日本もまた、本書で見てきた歴史と同じような道をたどることになる。最後に、これまで見てきた歴史と、日本、そしてわれわれとの関係を考えてみよう。

公衆衛生という考えが日本に導入されるのは、明治維新前後のことである。岩倉使節団を含む多くの日本人がヨーロッパへ渡航し、パリやロンドンの下水設備や水道、換気装置などを見学した。その後、長与専斎や後藤新平が公衆衛生の必要性を説き、一八七五年（明治八）には衛生局が設置された。

われわれが第二部で検討したコレラは江戸時代の日本にも襲いかかったが、それほど多くの被害が出なかったのは、関所があったためである。最初に大規模な被害が出るのが一八七七（明治十）年のことで、西南戦争の帰還兵たちが全国にコレラを流行させた。本書ではコレラの流行が公衆衛生法の必要性を認識させたことを確認してきたが、この事情は日本でも同じであった。一八七七年の流行にあわせて「虎列刺《コレラ》予防心得」が公布され、特別病院がつくられた。病院には、それと分かるように黄色い布に検疫を示す「Q」の文字が書かれた旗が掲げられた。コレラ患者を出した家には「コレラ伝染病あり」と書かれた紙が貼られ、新聞には患者の実名が公表された。[2]

その後通行が自由になり、全国的な通商が加速するにつれて、コレラの被害も大きくなる。最初の大流行は一八七九（明治十二）年で、この時は一〇万五七八六人が死亡した。それから数年おきに三万人以上の死者がでる流行が起きている。[3]一八七九年の大流行に際して「虎列刺予防仮規則」がつくられたことを皮切りに、検疫や消毒、強制入院などの措置を定める法が次々とつくられていった。一八八〇年、太政官から布告された「伝染病予防規則」によれば、届出、報告、強制入院、隔離、患家への病名票の貼付けが義務づけられている。[4]一八九七（明治三十）年に「伝染病予防法」がつくられると、法定伝染病が指定され、隔離や消毒の方法や対象が正式に決定された。

われわれが第二部で詳細に見てきたのは、労働者階級の貧民宿がコレラの発生源であるという根強い信念を公衆衛生学者たちがもっており、彼ら労働者階級の不衛生という不道徳を治療し、貧民街は解体しなければならないと考えていたことである。小林丈広の『近代日本と公衆衛生』を参照すると、日本でも同じような考えがあったことがわかる。日本で問題とされていたのは貧民部落であった。「或は旧穢多及乞食の生息する部落に至ては、平生の生活総《す》へて不潔臭穢を極め、土質汚れ下水壅塞し、家屋腐り、身体垢汚便所尿水放流し、加之《しかのみならず》其飲食物は禽獣と相去る幾《いくば》くもなく、病毒の素因已に充満せるを以て、一たひ此部落に病毒の侵入する時は病勢炎々として抑制すへからず〔…〕」[5]。こうした記述に対して、小林は次のように指摘している。実際に消毒法の対象となったのは百二十町であるが、ここで言われている「旧穢多及乞食の生息する部落」と言うことのできる地域は、三、四町に過ぎない。だとすれば、ここでは事実と異なる記述がされているわけだが、その意味は特定地域に対する偏見が無意識にでたものか、あるいはそういった地域の危険性へと民衆の関心を高めようとしたかである[6]。すなわちコレラ流行に際して、「不潔箇所」＝「貧民部落」＝「伝染病発生地」という表象がつくられたということである[7]。

一八九四（明治二十七）年に「貧民部落清潔法」がつくられると、貧民部落は恒常的な監視の対象になっていく。小林の引用している京都のある貧民部落の記述は、パリのモンフォーコンの記述と酷似している。「京都市内に於て団居して一部落を形つくり、自ら別天地を成せるもの其数実に少からす、〔…〕凡そ是等の地は陋穢狭隘を極め、古来常に乞丐、屠児、小偸、攫客、悪漢、亡頼の徒其他貧窮依るなき者の棲息する処にて亦た実に伝染病の醸出するところとなす」[8]。ここでは、貧困と犯罪と伝染病が同じ源泉として記述されている。

本書ではフランスにおけるコレラが行政によって粛々と対処されたことについて触れたが、この事情は日本も同じであった。「巡査コレラの先走り」と言われたように、コレラで死んだ者が出るとすぐに警官が来て、死体を棺桶に押し込み、一本の棒に通してどこかへ担いでいく。警官たちは家屋に押し入り、消毒をしていく。強制的に隔離や消毒をする高圧的な態度の警官に対して、民衆の側には強い反発の感情があった。民衆は検疫係を鬼として、避病院長を閻魔王、医員を赤鬼、事務員を青鬼、そして看護婦を三途の嫗《うば》にたとえて恐れた[9]。

近代フランスの公衆衛生学者たちと同じように、日本の公衆衛生の推進者たちも、こうした措置が受け容れられないのは、無知で啓蒙されていない民衆が公衆衛生の重要性を理解していないからだと考えていたようだ。そこで、二十世紀に入ると衛生のキャンペーンが行なわれるようになる[10]。衛生唱歌がつくられ、健康は国家への忠義であると歌われるようになる。衛生博覧会が開かれ、伝染病にかかった身体模型がおどろおどろしく展示される。男子は壮健、女子は健康美人が良いとされ、流行語になった「衛生」と入った商品がたくさん売られるようになる。一八九七（明治三十）年には「学校清潔法」がつくられ、身体測定と体育が教育に導入され、一八九八年には「学校伝染病予防および消毒法」が、一九〇〇年には未成年者喫煙禁止法がつくられた。[11]

産業が発展するにつれて、公衆衛生の関心がコレラから結核へ移っていくが、これもフランスと日本が同じ過程をたどっていると言えるだろう。一八九九年に六万六四〇八人であった結核による死亡者は次第に増えていき、一九四二（昭和十七）年には一六万人になった。一九一九（大正八）年には結核予防法がつくられ医師による結核患者の届出が義務づけられた。一九三七（昭和十二）年には予防法が改正され、届出の義務の範囲が強化される。青木純一はこの届出の強化の背景に一九三一年の満州事変があったことを指摘している。[12]本書でも触れたように、公衆衛生の強化の必要性を叫ぶ理由のひとつに、健康な兵士を確保するという国家の要請があった。

日本の公衆衛生上の関心がコレラを含む法定伝染病から結核へと移る最中に、癩病《らいびょう》に関する規定がつくられた。猪飼隆明は『「性の隔離」と隔離政策』において、予防法の目的が変化していく歴史について詳述している。[13]予防法がつくられる最初の問題意識は、癩病者が多いことは、海外に対して見栄えが悪いということだった。一九〇〇年の内務省調査によれば、癩病患者の数は全国で三万三九五人であった。群馬県医師会会長の斎藤寿雄によって「癩病患者取締ニ関スル建議案」が提出され、路上で物乞いをしている癩病患者を療養所へ収容すべきであるという主張がなされた。猪飼によれば、斎藤の主張の背景に、海外から見て日本が野蛮に見えることがあった。[14]「癩病のことは吾々日本人には、長い間の習慣で左程にも思われないが、外国人には余程鋭く感ぜられる様である」。斎藤はその危険性が伝染によって増えていくと主張して、「イヅレ此倍ニ至ルデアラウト云フコトハ、誰シモ想像ガデキマス」と言う。斎藤に続いて、山根正次は「一等国」に癩病は似合わないという理由から「癩予防ニ関スル法律案」が衆議院に提出され、一九〇七年「癩予防ニ関スル件」がつくられ、金銭力のない癩病患者たちは公立の療養所に収容されることになった。

癩病患者たちのなかには、強制的に療養所へ入れられることに反発する者がいたが、これは当然のことだろう。彼らは情報を仕入れて検挙を逃れたり、療養所から脱走することで、こうした措置に対抗しようとした。一九一六(大正五)年には、「癩予防ニ関スル件」の施行細則が一部改正され、療養所長に懲罰権・検束権が付与された。これによって、脱走した癩病患者を検挙し、懲罰を行なうことが可能になった。この間に、慈善や治療のための収容という当初の目的が、社会から隔離し伝染を予防しなければならないという目的へと変わっていった。

一九三一年につくられた「癩予防法」では、私財の有無を問わず、すべての癩病患者の強制隔離が可能になった。猪飼は、この法では、救済ではなく絶滅させることがテーマになっていると述べている(15)。当時、癩予防協会は隔離の必要性を次のように語っていた。「現在全国三万人の患者の中、毎年死亡率は六パーセントにして、別に一パーセントだけは伝播力が減退しつつある為、毎年三パーセントだけは患者が減少しつつあり、更に積極的予防撲滅策を講ずる時は、経費三千七百万円、二十年間にして我国にはこの忌まわしい癩患者は一人も居なくなる計算で〔…〕」(16)。猪飼は、このとき日本がとった絶対隔離政策には多くの反対意見があったと述べている。例えば、キリスト者であった岩下壮一は「収容中の患者が往々脱走することがあるのは、設備に欠陥があることを物語る」として、むしろ療養所に問題があると主張している(17)。

猪飼はこの時点で日本には三つの選択肢があったと論じている。すなわち、ハンナ・リデルが提案していたような、「性の隔離」という選択肢。この場合、男女別の集落がつくられ、結婚の自由だけは制限されるが、それ以外は自由に行なうことができ、時に一般の国民やその生活と接点をもちながら暮らすことができる。もう一つの選択肢は、メアリー・コンウォール・リーが尽力した草津の療養地のような場所をつくることである。草津には癩病患者が集まる集落がつくられ、そこには学校、図書館、病院があり、患者たちは結婚し、子どもを産んだ。しかしながら、日本がとったのは猪飼によれば「もっともミゼラブルな道」だった。日本は「癩予防法」という三番目の選択肢をとり、癩患者たちがもはや脱走することができないように、脱走する気力が起きないように、脱走する先がないように離島に隔離することを選んだ。

猪飼は、一九四〇年七月九日の、熊本の本妙寺患者部落の一斉検挙を詳細に検討している。「癩狩」と呼ばれたその検挙は、三日間にわたりのべ一五七人の癩病患者を狩りだし、トラックで九州療養所へと強制連行した。その後部落の家財道具は一切が処分された。その理由を、熊本市癩予防協会は次のように述べている。

浮浪癩患者が各地より来集して武将加藤清正公の聖域を汚すばかりでなく、患者は市内は元より県内外を徘徊するの状況であります。此様な事では、風紀上又衛生上甚だ遺憾でありますので、先般警察に於きまして患者一斉検挙を為し、多数病院へ収容したのであります。所がこのまま放置致しますと、再び元に還るの虞れが多分にあるのであります。就きましては、此の際患者の居住地改善浄化の目的で、いろいろな処理を急遽行なう事緊要事と存ぜられます。抑も癩予防の根本は患者から健康の人に病毒の感染するのを防ぐことにありまして、患者が全部療養所に這入って仕舞へばそれで目的が達成されるのであり、それが為に今回熊本市に癩予防協会を結成して市内の浄化を計ることに相成つたのであります(18)。

ここでは伝染することと、汚染することが同じ意味で、感染予防と浄化が同じ意味で使われている。本書では、ヨーロッパにおける感染症の世界観のなかに、ミアズマや罪の観念が含まれていることを論じてきたが、日本の場合には「ケガレを祓う」のケガレがこれにあたるだろう(19)。

終戦を迎え日本国憲法が公布されても絶対隔離政策は維持されつづけた。憲法公布の翌年には優生保護法が、一九五三年にはらい予防法がつくられた。ようやく一九九六年にらい予防法が廃止された。一九九八年には、らい予防法が憲法違反だったとして国家賠償を求める訴訟が提訴され、二〇〇一年に、原告が全面勝訴という結果となった。その判決文には次のようなことが書かれている。日本の絶対隔離絶滅政策は戦前に確立された。そこでは、公衆衛生という見地からではなく、ファシズムと結びついた民族浄化論を思想的背景として徹底した患者の収容、取締りが行なわれた。ハンセン病が恐ろしい伝染病であると宣伝し、無らい県運動を徹底することで、未収容患者を徹底して収容し、社会との交流を断ったが、このような徹底した政策は、世界に例を見ない日本独自のものである。

判決では、一九六〇年を起点として隔離の必要性が失われたと認定している。その時点でプロミン、スルフォン剤など治療薬が入手できるようになり、新患者数も減少し、さまざまな国際会議で、無差別の強制隔離は時代錯誤で廃止されなければならないという了解がとれたからである[20]。しかしこれは正しい判断だろうか。逆に問うならば、医学的に不確実で、国際的な理解がなければ感染症患者たちを絶対隔離することが許されるのだろうか。

島比呂志は、一九九一年の『らい予防法の改正を』のなかで次のように述べている。「弱者・少数者を犠牲にして公衆の安全を図ろうとする非人道的・非民主的な方策」は「エイズ予防法」をも制定してしまった[21]」。島は「らい予防法」と「エイズ予防法」を同じ視点から見ている。エイズについても、エイズ予防法がごく短期間の議論によって、電撃的なスピードでつくられた背景には、エイズというまだ解明されない得体の知れない感染症への恐怖と、専門家による過剰な危険性の宣伝があったと述べ、こうつづける。「「ごく普通に生活している人たちにも危険が広がる恐れがでてきた」という、塩川優一エイズ専門委員長の談話発表が一月十八日、「エイズ予防法要綱」が三月六日には準備されていた[22]」と。塩川は『私のエイズ史』のなかで、危険性を誇張する表現を何度か用いたことを回顧している。「そういう不特定多数の男性と、それと性交渉を持つ女性からエイズは広がる可能性がある。例えは悪いが、ゴキブリが一匹いれば、背後には隠れている多数のゴキブリがいるように、一人の感染者の陰には多数のキャリアがいるのが普通だ[23]」などと。

フレデリック・ケックが『流感世界』で示したように、こうした表現がメディアによって拡散されることで、人々に芽生える恐怖心が反映されながら、感染症という世界観はつくられていく。[24] エイズ予防法が、少数の症例のみを根拠に電撃的なスピードでつくられたように、法はパンデミック（世界流行）という世界観を引き受けてつくられてきた。香港において、鳥インフルエンザウイルスが変異し、人に感染するようになったという物語は、香港という場所のもつ神秘的な力もあいまって、人々を恐怖させた。少数の症例が、世界中の国にパンデミックへの備えをさせた。

われわれはこれをどう考えるべきだろうか。よくなされる批判は、本来中立であるべき医学や法が、一般市民と同じ偏見に毒されてしまったというものである。しかし、本書を執筆してきた私に生じている率直な疑問は、このような批判は果たして有効なのだろうかということである。

神谷美恵子は長島愛生園の所長だった光田健輔を次のように擁護している。「いったい、人間のだれが、時代的・社会的背景からくる制約を免れうるであろうか」[25]。そして塩川も次のように自己を擁護している。「新しい知見に基づき、過去にさかのぼって、努力を重ねてきたエイズ対策の多くの関係者を裁くようなことは、まったく不条理であり、許されない」[26]と。われわれが「科学的な正しさ」の地平で判断するならば、当時は分からなかった、仕方なかったのだという反論に出会うことになる。そして裁判所が隔離政策を違憲と判断するのは、特効薬ができた地点からであるとなる。しかし癩病患者たちの隔離が間違いだったのは、それが科学的にみて不必要だったからなのだろうか。

本書は、筆者が二〇一四年三月に明治大学に提出した博士論文に、加筆修正したものである。博士論文を提出して間もなく、アフリカでエボラ出血熱の流行が起きた。その時テレビで見たアフリカの隔離された街の光景は、私の頭の中で、研究してきた十九世紀のフランスのパリと重なった。十九世紀のパリにあった、モルテルリ通りやシテ島の貧民宿などを、当時の人たちは内なるアジアと非難し、衛生の必要性を唱えていた。テレビで見たアフリカの光景は、私にはそのような場所に見えた。エボラ出血熱の流行で一万人以上の人が亡くなったが、先進国での死亡例がわずかだったことを考えても、衛生の不在が多くの犠牲者を出した要因だったと言えるだろう。十九世紀の公衆衛生学者たちは、貧困世帯が住む地域のコレラや結核による死亡率が極端に多いことから、その病は衛生によって減少させることが可能であると説いた。その「避けうる病」を克服するために、不衛生住宅の清掃を義務づける法や下水設備の設置を義務づける法、不衛生住宅の調査や改善についての強い強制力をもつ公衆衛生法がつくられたのだった。そのような法は、所有権という自由への侵害ではないのか、という問いに対して、十九世紀末の連帯主義者たちは、目に見えなくとも、細菌によって他者を危害する権利はない、われわれは互いに繋がっており、繋がっているからこその義務があるのだ、と述べた。本書で扱ったのは、パリという一つの都市に関する歴史であったが、これを現在のグローバルな視点でいえば、われわれはアフリカなどの衛生が十分ではない地域の人々とも連帯しているのだから、それらの地域における衛生の普及や「避けうる病」を減少させる義務を負っていると言えるかもしれない。

一方で、本書は衛生に潜む冷酷さ、恐ろしさについても述べてきた。本書は十八世紀から十九世紀末に至るパリを舞台として、そこで感染症のコントロールがどのようになされてきたのかを分析してきた。なぜこのような長く詳細な歴史をたどらなければならなかったのかといえば、感染症の対策として「衛生」思想がどのようにして生まれ、統治技術として定着し、法に組み込まれていくのかを知りたかったからである。

本書の研究によれば、「衛生」の萌芽は、細菌の発見のずっと以前にあり、最も初期の「衛生」の観念は、一七二〇年のマルセイユ・ペストに備えたイギリスで対応策を考えたリチャード・ミードの思想のなかに見られた（第一章）。しかし、よりはっきりとしたかたちで、「衛生」の社会問題化を見いだすのは、十八世紀をつうじて悪臭を放つ施設への非難のなかである（第二章）。「衛生」が生まれた背景には、当時のパリ住人たちが清潔を求めたこと、そして都市行政もまた人々の健康を統治の領域として考えはじめたことがあったのである。また、ルソーとカバニスを対比することで見たのは、「衛生」についての考えが対立していたということだった（第三章）。ルソーは「衛生」を過剰なものから遠ざかり節制することだと言い、カバニスは社会の力で「種としての人間」をつくりかえることだと言った。さらに、同じ頃議論されたのは予防接種が健康被害をもたらすことについてであった（第四章）。ベルヌーイは、大人と子どものリスクの価値は違う、たとえ幾人かの子どもが亡くなるとしても、健常な大人が増えるのならば、予防接種を推奨すべきだと述べた。こうして十八世紀末に、人間を「種」や「人口」として見、それをとりまく環境を変化させることで、人口の質を高めることを目指す「衛生」という管理・統治の方法が生まれることになった。

ただ、「衛生」について考えるのが難しいのは、それが病を予防したり減らしたりするものであるのと同時に、統治として機能するからだ。第二部では、繰り返し襲いかかるコレラの脅威に対して、どのように「衛生」が機能したかを見た。コレラの被害を食い止めるため、衛生委員会は予防法のパンフレットをつくり、パリ市長は下水道を整備した。しかしこうした病を予防するための努力に並行して、コレラは、不衛生地域で高い死亡率を示したがために、その地域に住む人々の生活習慣や飲酒などに介入するインセンティヴを与えることになった。すなわち、都市統治にとって当時問題とされていた暴動、結社、ノマド、独身、酒場、売春など、不衛生で不健康なものを感染症の温床であるとして管理することが主張されるようになったのである。

フランスでは、十九世紀末に至るまで、法はこのような衛生的管理の主張を拒否し続けた。それは私的な領域、自由、平等への侵害であると目されていたからである。このような反発にもかかわらず、一八五〇年には「不衛生住宅の清掃に関する法」が可決され（第七章）、一九〇二年には「公衆衛生法」が可決される（第八章）。二つの法に関する審議を詳細に検討した結果、「衛生」が法になるためには、他者危害があるということを示さなければならないという点は共通であった。ところで、この五〇年のあいだに変化したのは、細菌が発見されたということである。一八五〇年の議論では、他者危害はこう説明されていた。不衛生住宅は、コレラの温床であり、悪徳の温床であり、そこに住む人々は退化や変質の種を遺伝させる、と。一方で、一九〇二年の議論では、人の目に見えない細菌が、実際には感染しているのだと示された。

したがって、われわれは「衛生」を両義的なものとして見なければならない。一方では、「避けうる病」を減少させ、「命を救うものとしての衛生」であり、他方では、人間を「種」や「人口の一部」として認識し、それを管理し、改良しようとする「統治としての衛生」である。

では、「統治としての衛生」に陥ることなく、命を救う手段として使うためには、どうすればよいのだろうか。このことのヒントも本書のたどってきた歴史のなかにあると思われる。

ダランベールはベルヌーイの冷淡な計算に反論して、確率は単なる指標にすぎず、個人の選択を強制する理由にならないと述べていた。すなわち、ベルヌーイは人口を統治の対象として考え、確率計算を適用することで、質の良い大人が多くなることを正しいと結論づけたのにたいして、ダランベールは「子どもを守る母親」の例をだして、統治の対象が人口ではなく、実際には人間なのだということを思い起こさせた。われわれもダランベールに倣って、確率や統計をなにかを選択する際の、単なる指標として用いなければならない。

また、連帯主義は、感染症の問題を、社会の問題として集団的に思考することなく、といって単なる個人の勝手にも終わらせず、上手く捉えていたように思われる。連帯主義は、「人口」集団に同化されない主体として、連帯する個人という概念をつくりあげた。われわれは個人として存在しているが、しかし他者と連帯する者として義務を負っているのである。このような視点からは、人口や種という集団にとらわれずに、衛生の義務の範囲を決定することができる。

しかし、第八章の最後で述べたように、このような視点もまた感染症への恐怖によって、容易に「統治としての衛生」に組み込まれる危険がある。本書は感染症を「世界観」として捉えてきた。それは電子顕微鏡によって見える細菌やウィルスのように目に見えるものではなく、電車の中で咳をする隣席の人に覚える不安のようなものである。何か病気にかかるかもしれないという恐怖は、合理的な判断を鈍らせる。感染症の歴史は、「感染症」というもののイメージを積み重ねることで、独特の世界観をつくってきた。ハンセン病は汚れや罪というイメージを、ペストは破滅のイメージを、コレラは汚い通り、怠惰、アルコール、暴動などのイメージを「感染症」という世界観に書き加えた。感染症の脅威があるとき、こうしたイメージが想起されれば、たとえ不合理で不必要であっても、安心のために衛生的管理の統治が容易に認められてしまうだろう。

われわれは、感染症の歴史を見てきたなかで、感染症対策が二つの面をもつことを確認した。それは命を救うものである一方で、感染症の脅威を口実として人間の統治を可能にするものであった。したがって、われわれは「統治としての衛生」に陥ることなく、「避けうる病」を減少させるという難しい仕事を行なわなければならない。そのためには、恐怖を目の前にしても、それが何のためであり、どのくらい必要で、他に良い選択肢がないのかと、合理的に考える努力をしなければならないのである。

注

参考・引用文献として頻出する二つの文献を、次のように省略して表記している。

AHPML = *Annales d'hygiène publique et de médecine légale*, Paris : Jean-Baptiste Baillière, 1829–1922, 191 vol.

Duvergier = Jean-Baptiste Duvergier, *Collection complète des lois, dècrets, ordonnances, règlemens et avis du Conseil d'état*, Paris : Chez A. Guyot et Scribe, 1824–1949, 158 vol.

はじめに

（1）W・H・マクニール『疫病と世界史』（上・下）佐々木昭夫訳、中公文庫、二〇〇七年。

（2）ジャレド・ダイヤモンド『銃・病原菌・鉄』（上・下）倉骨彰訳、草思社文庫、二〇〇〇年。

（3）村上陽一郎『ペスト大流行』岩波新書、一九八三年。

（4）感染症を世界観として扱うという観点は、次の著作に多くを負っている。フレデリック・ケック『流感世界』小林徹訳、水声社、二〇一七年。

（5）"The Nurses. The Ebola Fighters in their own Words," in *Times* (Dec. 10, 2014), http://time.com/time-person-of-the-year-ebola-nurses/,

（6）Anemona Hartocollis and Emma G. Fitzsimmons, "Tested Negative for Ebola, Nurse Criticizes Her Quarantine," in *The New York Times* (Oct. 25, 2014), http://www.nytimes.com/2014/10/26/nyregion/nurse-in-newark-tests-negative-for-ebola.html.

（7）Zach Carter, "Chris Christie Defends Ebola Quarantines," in *Huffing Post* (Oct. 26, 2014), http://www.huffingtonpost.com/2014/10/26/chris-christie-ebola_n_6049446.html.

（8）Michele Goodwin and Erwin Chemerinsky, "No Immunity : Race, Class, and Civil Liberties in Times of Health Crisis," in *Harvard Law Review*, Vol. 129, No. 4, 2106. pp. 956–996.

（9）Susan K. Livio, "Maine Preparing to Seek Court Order to Arrest Nurse if She Defies Ebola Quarantine," in *NJ. com*（Oct. 30, 2014）, http://www.nj.com/healthfit/index.ssf/2014/10/ebola_maine_preparing_to_seek_court_order_to_arrest_nurse_if_she_defies_quarantine.html.

（10）Kate Zernike and Emma G. Fitzsimmons, "Threat of Lawsuit Could Test Maine's Quarantine Policy," in *The New York Times*（Oct. 29, 2014）, http://www.nytimes.com/2014/10/30/us/kaci-hickox-nurse-under-ebola-quarantine-threatens-lawsuit.html.

（11）Order Pending Hearing, Mayhew v. Hickox, No. CV-2014-36, p. 3.

（12）*Ibid.*

（13）日本では、一九七〇年から、ハンセン病患者の強制入院が始まり、一九三一年から隔離政策が行なわれた。日本国憲法が公布され、治療可能な薬剤が開発されてからも、この政策は維持された。一九五三年の「らい予防法」は一九九六年に廃止され、その人権侵害を争う訴訟では、原告が勝訴した。

（14）ケック、前掲。ケックは、パンデミック（世界流行）を社会的につくられた神話であると考察している。そしてそのような神話を非科学的であると否定するのではなく、パンデミックという神話のなかに、人類が世界を知覚するあり方の共通の分母を見いだそうとしている。

（15）アリグザンダー・アーウィンほか『グローバル・エイズ』八木由里子訳、明石書店、二〇〇五年、四五頁。「エイズの罪や責任を他に押しつける傾向は、この伝染病に一貫して見られるものである。エイズに関する議論が始まった当初から、政治指導者や衛生当局者たちは、科学用語を使って話し合いながら、言外に道徳上の批判を込めていた」。

（16）スーザン・ソンタグ『隠喩としての病／エイズとその隠喩』富山太佳夫訳、みすず書房、二〇〇六年。

（17）ライアン・ホワイトほか著『エイズと闘った少年の記録』加藤耕一訳、ポプラ社、一九九二年。

（18）Leslie E. Wolf, "Criminal HIV Exposure Statutes and Public Health in United States," in Catherine Stanton and Hannah Qurik（eds.）, *Criminalising Contagion*, Cambridge University Press, 2016, p. 129.

（19）ソンタグ、前掲。

序章

（1）トゥキュディデス『戦史』久保正彰訳、中央クラシックス、二〇一三年、七五―八三頁。

（2）Sophocle, *Œdipe Roi*, Paris : Libraire Hachette, 1881, pp. 13-14. = ソポクレス『オイディプス王』藤沢令夫訳、岩波文庫、一九六七年、一二一頁。

（3）Jacques Jouanna, *Greek Medicine from Hippocrates to Galen*, Leiden : Brill, 2012, p. 121. Caroline Hannaway, "Environment and Miasmata," in W. F. Bynum and Roy Porter（eds.）, *Companion Encyclopedia of the History of Medicine*, New York : Routledge, 1993, pp. 292-308.

（4）ギリシア時代における汚れと浄化の作用については、以下を参照。E. R. Dodds, *The Greeks and the Irrational*, University of California Press, 1951. = E・R・ドッズ『ギリシア人と非理性』岩田靖夫・水野一訳、みすず書房、一九七二年。

（5）プラトン『国家』（下）藤沢令夫訳、岩波文庫、一九七九年、二一三―二一六頁。

（6）同上、二三八頁。ドッズによれば、汚れの感染という概念は、ソフォクレスの時代になってはっきりと現われてくる特徴で、ホメロスの時代には見られなかった。オイディプス王が自ら犯した殺人に気づいておらず、ゆえに汚れていることを知らなかったように、ソフォクレスの時代には、偶然の接触や遠い祖先からの遺伝によって、知らぬまま汚れに感染しているのではないかという普遍的な恐怖があったという。ドッズは、この普遍的恐怖が、浄めの儀式への熱望をしだいに駆り立ててゆき、儀式が複雑化していったと分析している。ドッズ、前掲、四三―四七頁。

（7）ヒポクラテス「神聖病について」『古い医術について』小川政恭訳、岩波文庫、一九六三年、三八―五八頁。

（8）ヒポクラテス「体内風気について」大槻マミ太郎訳、大槻真一郎編『ヒポクラテス全集』第一巻、エンタプライズ、一九八五年、九八八頁。

（9）同上。

（10）注意すべきなのは、ソフォクレスやプラトンはミアズマを単数形で用い、ヒポクラテスは複数形で用いているということである。この毒気が何であるかをヒポクラテスは語っていないが、後の時代につけられた注釈によると、天体から降りてくる不快な臭いか、あるいは死体から立ち上る悪臭であるとされている。

（11）ヒポクラテス「人間の自然性について」『古い医術について』小川政恭訳、岩波文庫、一九六三年、一〇九頁。

（12）Jean-Noël Biraben, *Les Hommes et la Peste en France et dans les Pays Européens et Méditerranéens*, Paris : Mouton, 1976, t. 2, pp. 160–161.

（13）Frédéric Godefroy, *Dictionnaire de l'ancienne langue française et de tous ses dialectes du IXème au XVème siècle*, 1880–1895, 4, p. 577. infectionner という言葉は古語であり、現在 infecter となっている。

（14）新井英子『ハンセン病とキリスト教』岩波書店、一九九六年、第四章。

（15）メアリ・ダグラスは「レビ記」のなかの汚らわしさについて詳細に検討している。Mary Douglas, *Purity and Danger*, London : Routledge, 1966, Ch. 3.＝メアリ・ダグラス『汚穢と禁忌』塚本利明訳、ちくま文庫、二〇〇九年、第三章。

（16）五三八年のオルレアン公会議および五六七年のトゥール公会議で、教区司祭や住民たちで癩病者を養うための費用を捻出すべきことが定められた。五八三年のリヨン公会議では、移動の規制および定住の強制が定められた。

（17）F. F. J. Lecouvet, *Essai sur la Condition Sociale des Lépreux au Moyen-Age*, Ghent : *Imprimerie et Lithographie de L. Hebbelynck*, 1865, pp. 102–103.

（18）*Ibid.*

（19）Paul Viollet, *Histoire de Droit Civil Français*, Paris : Librairie du Recueil Général des Lois et des Arréts et du Journal du Palais, 1893, p. 375.

（20）Moreau-Néret, "Isolement des Lépreux au Moyen-Age et le Problème des «Lépreux Errants»," in *Mémoire de Féderation des Sociétés d'Histoire et d'Archeologie de l'Asine*, 1970, tome 16, p. 25.

（21）Nicolas Delamare, *Traité de la Police*, Paris : Chez Michel Brunet, 1722–1738, t. 1, p. 636.

（22）Moreau-Néret, *op. cit.*, pp. 24–25. 一三六八年ラヴァール公会議にも同じような規定が見られる。Cf. Lecouvet, *op. cit.*, pp. 112–113.

（23）Michel Foucault, *Histoire de la Folie à l'Age Classique*, Paris : Gallimard, 1972, p. 18.＝ミシェル・フーコー『狂気の歴史』田村俶訳、新潮社、一九七五年、一三頁。

（24）*Ibid.*

（25）*Ibid.*

（26）ミシェル・フーコー『異常者たち』慎改康之訳、筑摩書房、二〇〇二年、四八頁。「ところで、現在においてもなお、まさしくそうした実践を記述するのと同じようなやり方で、狂人、病人、犯罪者、社会からの逸脱者、子供、貧民などに対して権力が行使されるやり方が記述されている」(同頁)。

(27) Voltaire, "Lettre à Monsieur Paulet, au sujet de son histoire de petite vérole, Ferney 22 avril 1768", in *Collection complette des Oeuvres de Mr. de Voltaire*, tome 33, p. 151.

(28) ドッズ、前掲、四四頁。ポール・リクールは、この変化について詳細にかつより複雑な構成において検討している。彼は汚れと罪という二項関係だけではなく、穢れ(souillure)、罪(péché)、罪過(culpabilité)の三項関係を問題にしており、それぞれギリシア的、ユダヤ的、キリスト教的な視点から分析している。ポール・リクール『悪のシンボリズム』渓声社、一九七七年。

(29) 新井、前掲、一六四―一六五頁:トマス・アクィナス『神学大全』第一三冊、創文社、一九七七年、三〇四―三〇五頁。

(30) 池上俊一『歴史としての身体』柏書房、一九九二年、一二八頁。また同じくこうも述べている。「ライ病は、一方の親がライ病である時だけでなく、過剰な性行為・生理中や妊娠中の性交によっても起こるとされた。ライ病の子供は、そのもげた指・つぶれた鼻・ガーガー声・体中の斑点で、両親の淫乱ぶりをまわりのキリスト教徒の目にまざまざと焼きつけるのである」。

(31) レオン・ポリアコフ『反ユダヤ主義の歴史』第一巻、菅野賢治訳、筑摩書房、二〇〇五年。

(32) 同上、九一―九二頁。

(33) Delamare, *op. cit.*, pp. 301-304.

(34) エドワード・サイード「知的亡命」『知識人とは何か』大橋洋一訳、平凡社、一九九五年、七九頁。なお翻訳において癩病者という表現は削除されている。また同じ主題については、「故国喪失についての省察」(『故国喪失についての省察I』みすず書房、二〇〇六年、一七四―一九三頁)も参照。

(35) ポリアコフ、前掲、一二九頁以下を参照。

(36) エリザベート・カルパンティエ「黒死病をめぐって」『アナール論文選3 医と病』藤原書店、二〇一一年、七七頁。

(37) Fontaine, "Les Animaux Malades de la Peste," in *Fables de la Fontaine*, Paris: Chez Méquignon-Marivis, 1820, p. 6.＝ジャン・ド・ラ・フォンテーヌ「ペストにかかった動物たち」『ラ・フォンテーヌの寓話』窪田般彌訳、沖積社、二〇〇六年、一七三頁。ただし日本語訳は筆者による。

（38）*Ibid.*, p. 7. = 一七六頁。

（39）Raul Hilberg, "The Destruction of the European Jews : Precedents," in Omer Bartov (ed.), *The Holocaust*, London : Routledge, 2000, pp. 21-42.

（40）都市において周縁化される者たちのほかには売春婦を含めることができる。フランスでは一二五四年の王令に、すべての都市から売春婦を追放することが記されている。一三六〇年の法では大胆な格好や、金ボタン、真珠や宝石、灰色の毛皮コートを着た場合、財産没収を命じている。一三六七年には、売春婦たちが商売をしていたシャポン通りの所有者たちに向けて、売春婦へ部屋を売却したり賃貸してはならないと命じている。その後も夜に通りに出てはならないなどの王令、行政命令が出され、次第に施設における更正の命令に移行していく。しかし、彼女たちの場合、周縁化が意味するのは可視化ではなく、正常化である。Cf. Delamare, *op. cit.*, pp. 521-527.

（41）新井、前掲、一四九－一五〇頁。

（42）Saint Augustin, *De la Cité de Dieu*, Paris : Chez Nicolas Chesneau, 1579, Livre X, Chap. XXX, p. 367. = アウグスティヌス『神の国』（二）服部英次郎訳、岩波文庫、一九八二年、三九六－三九七頁。

（43）Isabelle Pantin, "Fracastoro's *De Contagione* and Medieval Reflection on 'Action at a Distance' : Old and New Trends in Renaissance Discourse on Contagion," in Clare L. Carlin (ed.), *Imagining Contagion in Early Modern Europe*, New York : Palgrave Macmillan, 2005, pp. 3-15.

（44）Jérome Fracastor, *Les Trois Livres de Jérome Fracastor sur la Contagion, les Maladies Contagieuse et leur Traitement*, Paris : Société d'Éditions Scientifique, 1893.

（45）*Ibid.*, pp. 9-13. われわれはこれがエチレンの作用であり、腐敗の感染ではなく、成熟の促進であることを知っている。しかし重要なのは、フラカストロの説が当時の人々にとって説得力をもって受け容れられたということである。

（46）*Ibid.*, pp. 13-19. 先にミアズマと不道徳が結びつくことについて論じたが、それは感染説にも当てはまる。温床という言葉は「犯罪の温床」などと使われるように、病だけではなく悪徳の生まれやすい場所として現在でも用いられているが、この使用法は十九世紀において衛生学の普及とともに一般化していく。また腐ったフルーツは新鮮なフルーツに感染するというフラカストロの説明は、例えば十九世紀の教育学のなかで、悪童と一般生徒を同じ教室に入れることの危険性の例として多用される。このことは後に見ていくことになるが、病と道徳の感染は単なる比喩としてではなく、不衛生は退廃の直接的原因として考察されている。

(47) *Ibid.*, pp. 20-22.

(48) ペストについての一般的な図書は以下を参照。蔵持不三也『ペストの文化誌——ヨーロッパの民衆文化と疫病』朝日新聞社、一九九五年：モニク・リュスネ『ペストのフランス史』宮崎揚弘ほか訳、同文館出版、一九九八年：ノーマン・F・カンター『黒死病——疫病の社会史』久保儀明ほか訳、青土社、二〇〇二年：ジョン・ケリー『黒死病——ペストの中世史』野中邦子訳、中央公論社、二〇〇八年：宮崎揚弘『ペストの歴史』山川出版社、二〇一五年。

(49) ジョヴァンニ・ボッカッチョ『デカメロン』（上）柏熊達生訳、ちくま文庫、三一頁。

(50) Ann G. Carmichael, *Plague and Poor in Renaissance Florence*, Cambridge University Press, 1986, p. 60-61.

(51) 蔵持、前掲、八〇―八七頁。

(52) Biraben, *op. cit.*, pp. 9-11.

(53) リュスネ、前掲、二三―二七頁：ジャン・ドリュモー『恐怖心の歴史』永見文雄・西澤文昭訳、新評論、一九九七年、二五二―二五三頁。

(54) Biraben, *op. cit.*, pp. 160-167.

(55) ボッカッチョ、前掲、上、二三頁。

(56) Biraben, *op. cit.*, pp. 116-119.

(57) ボッカッチョ、前掲、上、二〇―二一頁。

(58) Carmichael, *op. cit.*, pp. 108-109.

(59) Biraben, *op. cit.*, p. 102.

(60) *Ibid.*, p. 169.

(61) Carmichael, *op. cit.*, pp. 111-112; Biraben, *op. cit.*, p. 169.

(62) Biraben, *op. cit.*, pp. 173-174.

(63) Biraben, *op. cit.*, p. 174; Carmichael, *op. cit.*, p. 111. カーマイケルは、ヴェニスおよびラグーサで始まった検疫制度は、実際にはミアズマ説に基づくものだと指摘している。というのも、隔離院や離れ島において経過を観察する目的は、病の拡散防止ではなく、船で培養されたミアズマが人や物に付着していないか確認することだからである。

（64）Carmichael, *op. cit.*, p. 112 ; Biraben, *op. cit.*, pp. 88-90.
（65）カルロ・チポッラ『ペストと都市国家——ルネサンスの公衆衛生と医師』平凡社、一九八八年、四四―四八頁。
（66）Daniel Panzac, *Quarantaines et Lazarets, L'Europe et la Peste d'Orient*（*XVIIe-XXe siècles*）, Aix-en-Provence : Édisud, 1986, p. 41.
（67）Biraben, *op. cit.*, pp. 170-173.
（68）*Ibid.*, pp. 138-143.
（69）ドリュモー、前掲、一八九頁。
（70）Biraben, *op. cit.*, pp. 104-106.
（71）蔵持、前掲、一九四―一九八頁。
（72）A. Chereux, "Des Mesure Sanitaire que l'On Prenait à Paris, aux Quinzième et Seizième Siècles, contre les Épidemies," in *Gazette Hebdomadaire de Medecine et de Chirurgie*, 1884, no. 37, p. 619.
（73）Marcel Fosseyeux, "Les Epidèmies de Peste à Paris," in *Bulletin de la Société Française d'Histoire de la Médecine*, 1913, no. 12, p. 121.
（74）Chereux, *op. cit.*, p. 619.
（75）Ordonnance du 9 septembre 1631. Cf. Delamare, *op. cit.*, t. 2, p. 540.
（76）Fosseyeux, *op. cit.*, p. 127.
（77）Delamare, *op. cit.*, t. 2, p. 544.
（78）Abbé Migne, "Contagion," in *Encyclopedie Théologique*, Paris ; Chez J. P. Migne, t. 8, p. 46.
（79）Fosseyeux, *op. cit.*, p. 136.
（80）Fosseyeux, *op. cit.*, pp. 127-128.
（81）ジャン＝ジャック・ルソー『告白』桑原武夫訳、岩波文庫、第二部七巻。
（82）フーコー『異常者たち』五一頁。
（83）同上、五二頁。
（84）ミシェル・フーコー『監獄の誕生』田村俶訳、新潮社、一九七七年、一九八―二一〇頁。

第一章

（1）Jean-Noël Biraben, *Les Hommes et la Peste en France et dans les Pays Européens et Méditerranéens*, Paris : Mouton, 1976, t. 2, pp. 298–306.

（2）マルセイユ・ペストの歴史については、以下の著作を参照。Charles Carrière, et al., *Marseille, Ville Morte : La Peste de 1720*, Gémenos : Édition Autres Temps, 2008 ; Paul Gaffarel, et al., *La peste de 1720. A Marseille & en France d'après des Document Inédits*, Paris : Perrin et Cie, 1911 ; Daniel Panzac, *Quarantaines et Lazarets, L'Europe et la Peste d'Orient* (*XVIIe–XXe siècles*), Aix-en-Provence : Édisud, 1986 ; 石田信彦「一七二〇年のマルセイユのペストと「黄金と絹」」『西南学院大学フランス語フランス文学論集』第二八巻、一九九二年、一–四九頁；宮崎揚弘『ペストの歴史』山川出版社、二〇一五年。

（3）Charles Carrière, et al., *op. cit.*, p. 68.

（4）Jean-Baptiste Bertrand, *Relation historique de la peste de Marseille en 1720*, Amsterdam : Jean Mossy, 1779, pp. 130–133.

（5）*Ibid.*, p. 139.

（6）*Ibid.*, p. 145.

（7）*Ibid.*

（8）Charles Carrière, et al., *op. cit.*, pp. 96–97.

（9）*Ibid.*, p. 97.

（10）Biraben, *op. cit.*, pp. 245–246.

（11）*Ibid.*, pp. 247–248.

（12）*Ibid.*, p. 249.

（13）François Chicoyneau, *Traité des Causes, des Accidens, et de la Cure de la Peste*, Paris : Chez Pierre-Jean Mariette, 1744, Part. II, pp. 1–2.

（14）*Ibid.*, pp. 1–10.

（15）Fleur Beauvieux, "Épidémie, pouvoir municipal et transformation de l'espace urbain : la peste de 1720–1722 à

Marseille," in *Rives Méditerranéennes*, 42, 2012, mis en ligne le 30 juin 2013, consulté le 30 septembre 2016, p. 35.

（16）cf. *Piéces Historiques sur la Peste de Marseille et d'une partie de la Provance*, Marseille : Chez les Principaux Libraires, 1820, p. 93.

（17）*Ibid.*, pp. 96–97.

（18）cf. *Journal des Sçavans*, XXVIII, 1721, p. 441.

（19）*Piéces Historiques.*, pp. 99–105.

（20）*Ibid.*, pp. 107–108.

（21）Charles Carrière, et al., *op. cit.*, pp. 82–83.

（22）*Ibid.*, pp. 85–86.

（23）*Piéces Historiques.*, pp. 113–114.

（24）*Ibid.*, pp. 117–118.

（25）Jean-Noël Biraben, «La peste en 1720 à Marseille, à propos d'un livre récent», *Revue historique* 502, 1978, p. 422. だが、この数字は各教区が数えることのできた公式のものであり、実際にはもっと多くの人が亡くなったと思われる。

（26）Jean-Noël Biraben, *Les Hommes et la Peste en France*, p. 302.

（27）Charles Carrière, et al., *op. cit.*, pp. 104–111.

（28）リチャード・ミード（一六七三－一七五四）。一七〇二年に執筆した『毒に関する機械的分析』が高く評価されて王立協会のメンバーになる。一七一七年には、友人であり患者でもあった、王立協会会長アイザック・ニュートンに要請されて、副会長になる。一方で、皇太子であったジョージ二世の妻キャロラインの難病の治癒に貢献したことで、ジョージ二世の侍医となる。イギリス初代首相ロバート・ウォルポールも、ミードの患者だった。

（29）Arnold Zuckermann, "Plague and contagionism in Eighteen-Century England : Role of Richard Mead," *Bull. Hist. Med.*, 78(2), 2004, p. 274. ザッカーマンによれば、イギリスでは、ヒポクラテスの再来と言われたトマス・シデナムの影響が強く、ミアスマ説が多数派だったので、多くの医師が反－感染論者だった。しかしミードの著作は感染説に立っており、この著書に対する批判は、死後もなお続いた。

（30）Richard Mead, *A short discourse concerning Pestilential Contagion, and the methods to be used to prevent it*, London :

Sam. Berkley, 1720, pp. 2-4.
（31）*Ibid.*, p. 13.
（32）*Ibid.*, p. 12.
（33）*Ibid.*, pp. 15-16.
（34）ダニエル・デフォー『ペスト』平井正穂訳、中央文庫、二〇〇九年、一三九頁。デフォーによれば、ここでミードが否定している昆虫説を唱えていたのは、ケンブリッジ大学で植物学を教えていたリチャード・ブラッドリーである。デフォーも滑稽な説であると否定している。
（35）Jean Ehrard, "Opinions médicales en France au 18è siècle," *Annales ESC*, vol. 12, 1957, pp. 46-59.
（36）デフォー、前掲、一三九－一四〇頁。
（37）同上、一三九頁。
（38）Mead, *op. cit.*, p. 17.
（39）*Ibid.*, p. 25.
（40）*Ibid.*, p. 31.
（41）*Ibid.*
（42）*Ibid.*, p. 32.
（43）*Ibid.*, pp. 39-40.
（44）*Ibid.*, pp. 34-35.
（45）*Ibid.*, p. 38.
（46）*Ibid.*, pp. 43-44.
（47）Daniel Defoe, *Due Preparations for the Plague, as Well for Soul as Body*, 1722 : 見市雅俊『コレラの世界史』晶文社、一九九四年、四九頁。
（48）Stephen Porter, *The Great Plague*, Gloucestershire : Amberly Publishing, 1999.
（49）スーザン・ソンタグ『エイズとその隠喩』みすず書房、一九九〇年、六八－七八頁。

第二章

（1）Richard Mead, *A short discourse concerning Pestilential Contagion, and the methods to be used to prevent it*, London : Sam. Berkley, 1720, pp. 42-43.

（2）*Ibid.*, p. 42.

（3）Guillaume Buchan, *La Médecine Domestique*, Paris : Chez Moutardier, 1802, p. 294 ; 蔵持不三也『ペストの文化誌』朝日新聞社、一九九五年、二八二頁。

（4）以下、フーコー『狂気の歴史』田村俶訳、新潮社、一九七二年、三八〇―三八二頁。

（5）同上、三八二頁。

（6）Charles-Gabriel Porée, *Lettres sur la sépulture dans les Églises*, Caen : Chez Jacques Manoury, 1749, p. 6.

（7）*Ibid.*, p. 23.

（8）Henri Haguenot, *Mémoire sur le danger des inhumations dans les Eglises*, 1745, pp. 89-90.

（9）Vicq d'Azyr, *Essai sur les lieux et les dangers de sépultures*, Paris : Fr. Didot, 1778, p. clv-clvi.

（10）Pierre Toussaint-Navier, *Réflexions sur les dangers des exhumations précipitées et sur le abus de inhumations dans les Églises : suivies d'observation sur les plantations d'arbres dans les cimetieres*, Paris : B. Morin, 1775, p. 11-18.

（11）Hughes Maret, *Mémoire sur l'usage où l'on est d'enterrer les Morts dans les Eglises & dans l'enceinte des Villes*, Dijon : Causse, 1773, p. 21.

（12）メルシエ『十八世紀パリ生活誌』（上）岩波文庫、一九八九年、二三四頁。

（13）Henri Louis Duhamel de Monceau, *Moyens de conserver la santé aux equipages des vaisseaux : avec la manière de purifier l'air des salles des hôpitaux ; et une courte description de l'hôpital Saint Louis, à Paris*, Paris : H. L. Guerin & L. F. Delatour, 1759, pp. 24-25.

（14）メルシエ、前掲、（下）、一八七―一八八頁。

（15）Richard Mead, *The Historical Works of Dr. Richard Mead*, Edinburgh : A. Donaldson, 1765, vol. 2, pp. 247-248.

（16）Michael Bartholomew, "James Lind and scurvy : A revaluation," in *Journal for Maritime Reserch*, 4 : 1, 2002, pp. 1-14.

（17）Cf. Arnold Zuckermann, "Scurvy and the Ventilation of Ships in the Royal Navy : Samuel Sutton's Contribution,"

Eighteenth-Century Studies, 10(2), 1976-1977, pp. 222-223.

(18) Jacques Tenon, *Mémoire sur les hôpitaux de Paris*, Paris : Ph-D. Pierres, 1788, p. 205.

(19) アルフレッド・フランクラン『排出する都市パリ』高橋清徳訳、悠書館、二〇〇七年、二一四頁。

(20) ジョン・ハワード『十八世紀ヨーロッパ監獄事情』川北稔・森本真美訳、岩波文庫、一九九四年、一七五頁。

(21) 同上、二六頁。

(22) 同上、一九頁。

(23) William Alexander, *An experimental enquiry concerning the causes which have generally been said to produce putrid diseases*, London : T. Becket, 1771, pp. 33-39.

(24) Joseph Priestley, *Experiments and observations on different kinds of air*, London : J. Johnson, 1775, p. 77. プリーストリーによれば、この汚染された空気は、ミントなどの植物のだす良性の蒸気や粒子によって中和される。すなわち健康に害のある蒸気は、有用な植物の蒸気によって打ち消される。

(25) Tenon, *op. cit.*, p. 187.

(26) Cf. Jacques Guillerme, "Le malsain et l'économie de la nature," *XVIIIe siècle*, 9, 1977, pp. 70-71.

(27) Antoine Lavoisier, et al., "Rapport fait à l'Académie Royale des Sciences, sur le prison, le 17 mars 1780," *Mémoires de l'Académie Royale des Sciences*, 1780, p. 410.

(28) *Ibid.*

(29) Tenon, *op. cit.*, p. 181.

(30) Guillerme, *op. cit.*, pp. 70-71.

(31) John Arbuthnot, *Essai des effets de l'air sur le corps humain*, Paris : Jacques Barois, 1742, pp. 241-242.

(32) *Ibid.*, pp. 21-24.

(33) François Boissier de Sauvage de Lacroix, *Dissertation ou l'on recherche comment l'air suivant ses differentes qualitès, agit sur le corps humain*, Bordeaux : Veuve de Pierre Brun, 1754, p. 56.

(34) *Ibid.*, pp. 56-57.

(35) イノサン墓地の土は「肉喰らい」(mange-chair)と呼ばれていた。二四時間で一つの死体を消滅させると言われており、他の墓地で腐敗がうまくいかない時には、この土を混ぜるほどだった。
(36) ヴィク・ダジールは二〇〇〇人から二四〇〇人であると述べている。Cf. Vicq d'Azyr, *op. cit.*, p. cl.
(37) Owen Hannaway, et al., "La fermeture du Cimetière des Innocent," in *XVIII*^{e} *siècle*, 9, 1977, p. 184.
(38) Vicq d'Azyr, *op. cit.*, p. clvii.
(39) Jacqueline Thibaud-Payen, *Les Morts, l'Église et l'État*, Paris : Fernand Lanore, 1977, p. 211.
(40) Antoine-Alexis Cadet de Vaux, "Mémoire historique et physique sur le Cimetère des Innocent," *Journal des Physique*, 1783, pp. 409–417.
(41) *Ibid.*, pp. 410–411.
(42) *Ibid.*, p. 412; フランクラン、前掲、二二七頁。
(43) Haguenot, *op. cit.*, p. 86.
(44) *Ibid.*, p. 89.
(45) François Boissier de Sauvage de Lacroix, *op. cit.*, p. 55.
(46) Thibaud-Payen, *op. cit.*, p. 218–219.
(47) *Arrest de la cour de Parlement 12 mars 1763 sur le cimetiere de l'Innocent*, pp. 4-5.
(48) *Ibid.*, p. 5.
(49) *Ibid.*, p. 5.
(50) フィリップ・アリエス『死を前にした人間』成瀬駒男訳、みすず書房、一九九〇年、七〇頁。
(51) 同上。
(52) メルシエ、前掲、（上）、二六五―二六六頁。
(53) アリエス、前掲、五四頁。
(54) 同上、四二五頁。
(55) *Arrest de la cour de Parlement 12 mars 1763*, p. 6.
(56) Thibaud-Payen, *op. cit.*, pp. 210–211.
(57) フランクラン、前掲、二一一―二一四頁。

(58) アリエス、前掲、四三四頁。これまで市内への埋葬への反対について述べてきたが、アリエスは住民が市内への埋葬を望んでいたことを指摘している。というのも市民にとって、郊外とはゴミと糞便を運ぶ場所であり、郊外に埋葬されることはそうした場所と隣り合って埋葬されることを意味していたからである。アリエスは市内への埋葬を禁止した判決が住民たちの激しい怒りを掻き立てたこと、その結果、判決は実際には適用されず市内への埋葬がその後も続けられたと述べている。おそらく一七六〇年ごろは、そうした古くからの習慣と新しく生まれる衛生が住民たちの間で二分されている時期であっただろう。

(59) Madeleine Foisil, "Les attitudes devant la mort au XVIIIe siècle : sépultures et suppressions de sépulture dans le cimetière parisien des Saints-Innocents," *Revue Historique*, 510, 1974, p. 323.

(60) Poré, *op. cit.*, p. 7.

(61) フランクラン、前掲、一八一―一八二頁。

(62) メルシエ、前掲、上、一一六頁。

(63) 例をあげると、デゼサール『幼児期における身体教育概論』、ヴネル『結婚を控えた婦人への健康と医学的教育論』、リバイエ『子供の身体的精神的教育』、バンダーモンド『人類を改良するための方法についての試論』、ヴィルヌーブ『人類を豊かにし改良するための政治経済学』などがある。詳しくは、Claude Turcot, *Le Promeneur à Paris au XVIIIe siècle*, Paris : Gallimard, 2007, pp. 127-131 を参照。

(64) Boissier de Sauvage, *op. cit.*, p. 55.

(65) Richard Mead, *The Historical Works of Dr. Richard Mead*, Edinburgh : A. Donaldson, 1765, vol. 2, pp. 247-248.

(66) Stephen Hales, *La statique des végétaux, et l'analyse de l'air*, Paris : Debure l'aîné, 1735, pp. 220-221.

(67) Zuckermann, *op. cit.*, p. 234.

(68) John Pringle, "An account of several persons seized with the Goal-Fever, Working in Newgate," *Philosophical Transactions*, 48, 1753-54, p. 42.

(69) Stephen Hales, *Description du Ventilateur*, Paris : Charles-Nicolas Poirion, 1744, p. 56.

(70) *Ibid.*, p. 61.

(71) *Ibid.*

(72) John Pringle, *op. cit.*, p. 44.
(73) ハワード、前掲、二六頁。
(74) *Arrest de la cour de Parlement 12 mars 1763*, p. 5.
(75) Haguenot, *op. cit.*, p. 32.
(76) Tenon, *op. cit.*, p. v.
(77) *Ibid.*, p. 194.
(78) アッカークネヒトは実際に病院の死亡率が低下したことを、統計によって確かめている。アッカークネヒト『パリ病院 1794-1848』舘野之男訳、思索社、一九七八年、三七―三八頁。
(79) 監獄の新設に関する一七八〇年八月三十日の国王宣言。
(80) アリエス、前掲、四四〇頁：Thibaud-Payen, *op. cit.*, pp. 220-221.
(81) Vicq d'Azyr, *op. cit.*, p. lxxviii.
(82) 埋葬に関する一七七六年三月十日の国王宣言。
(83) Michel-Augustin Thouret, "Rapport sur les exhumations du Cimetière et de l'Église des Saint Innocent," *Histoire de la Société Royale de Medecine*, 1786, p. 239.
(84) *Ibid.*, p. 245.
(85) Richard Etlin, "L'Air dans l'Urbanisme des Lumières," *XVIIIe siècle*, 9, 1977, t. 2, pp. 123-134.
(86) フランクラン、前掲、一三六頁。
(87) Cf. Jean Claude Perrot, *Génese d'une Ville Moderne. Caen au XVIIIe siècle*, Paris : Mouton & Co, 1975, pp. 691-692.
(88) アーサー・ヤング『フランス紀行』宮崎洋訳、法政大学出版局、一九八三年、一一四頁。
(89) Stephen Hales, *La statique des végétaux, et l'analyse de l'air*, Paris : Debure l'ainé, 1735, pp. 220-221.
(90) Michel Foucault, "La politique de la santé au XVIIIe siècle," in Dits et écrits, II, pp. 13-27. =「十八世紀における健康政策」『ミシェル・フーコー思考集成Ⅵ』一三―二九頁。
(91) Jeremy Bentham, *Le Panoptique*, 1977, Paris : Pierre Belfond, p. 5.
(92) Jeremy Bentham, *Panopticon or the Inspection House*, in John Bowring (ed.), *The Works of Jeremy Bentham*,

Edinburgh: William Tait, 1843, Vol. 4, pp. 157–158.

第三章

（1）Fénélon, *Les Aventures de Télémaque*, Avignon: Chez Alphonse Berenguier, 1808, p. 316.＝フェヌロン「テレマコスの冒険」二宮フサ訳、『ユートピア旅行記叢書4』岩波書店、一九九八年、二一八頁。

（2）ジャン＝クロード・ペロー「十八世紀における社会関係と都市」二宮宏之ほか編『都市空間の解剖』藤原書店、二〇一一年、一三二頁。

（3）Louis Sebastian Mercier, *Tableau de Paris*, Amsterdam, t. 1, 1782, p. 1.

（4）Fénélon, *op. cit.*, p. 317.＝二一八頁。

（5）マブリ『市民の権利と義務』川合清隆訳、京都大学学術出版会、二〇一四年、三〇頁。

（6）同上、三三頁。

（7）Delamare, *Traité de la Police*, Paris: Chez Michel Brunet, 1722–1738, t. 1, p. 1.「ポリス」とは、都市のさまざまな事柄に介入する機構全体のことであり、現在の「警察」よりも広い範囲で使われていた。

（8）ドラマールについては先行研究も少ないので経歴を簡潔に記しておく。ニコラ・ドラマールは、一六三九年、パリに近いノワジー＝ラ＝グランに生まれた。父親は河川森林監督署の狩猟代官として働いていたが、ニコラが生まれてほどなく亡くなってしまったため、叔父の元に引き取られ育てられた。ローマに二年間留学した後、パリに出てシャトレ裁判所の検事として働き始めるが、三四歳の時に、ポリス委員（警視）に転向、初代ポリス長官のラ・レニの下で働き始める。公共財に興味を持ち始め、公法の研究を始めると、それを聞いた高等法院長のラモワニョンはその研究を援助することに決める。そして、自らの図書館を貸す代わりに、ドラマールに二つの注文を出す。一つは、「自分の家を知るように、パリを知ること」ができること。もう一つは、「公法に関するすべてのこと」を著書に入れること。ドラマールは、それを扱う力量がないと断わろうとするが、ラモワニョンは、一週間に二日だけ、二時間ずつでよいので続けるように説得し、ドラマールはラモワニョンの図書館に通いながら、『ポリス要項』を書いていく。一六七八年、財務長官コルベールは、ドラマールを、印刷およびプロテスタントの監視職に命じる。同時にヴェルサイユ建設の汚職についての調査も命じる。ドラマールはこの職を誠実にこなし、一六八五年には、シャラントンのプロテスタント教会を破壊している。一六九三年フランスを飢饉が襲うと、ポリスの重要性と『ポリス要項』を完成させる必要性を痛感し、『ポリス要項』の手書きの断片をラ・レニに見せる。ラ・レニもまた、この著作の重要性を感じたので、コルベールの図書館司書をしていたエティエンヌ・バルーズを紹介する。これによって、ドラマールはコルベール図書館に所蔵されていた、王国のポリスに関わる著作や手書きの原稿を参照することができ、ようやく『ポリス要項』の第一巻を完成させた。第一巻は一七〇五年に出版され、一七一〇年に第二巻、一七一九年に第三巻が出版されるが、一七二三年、ドラマールは八三年の生涯を閉じる。この年、ブリエによって、未完の第四巻を添えて、第二版が出版された。しかしながら『ポリス要項』は、当初ドラマールが企画していた全体像を見ると、出版されたのはおよそ半分ほどであると考えられる。以下を参照。Michel Aubouin, et al., *Histoire et Dictionnaire de la Police*, Paris, 2005 ; Nicole Dyonet, "Le commissaire Delamare et son Traité de la police (1639-1723)," in Claire Dolan (ed.), *Entre justice et justiciables : les auxiliaires de la justice du Moyen Âge au XXe siècle*, Québec : Les Presses de l'université Laval, 2005, pp. 101-119 ; Pierre Bondois, "Le Commissaire Delamare et le Traité de la Police," in *Revue d'Histoire Moderne*, n° 19, 1935, pp. 313-351.

(9) Delamare, *op. cit.*, p. 4.

(10) ヴォルテール『ルイ十四世の世紀』第三巻、丸山熊雄訳、岩波文庫、一九八二年、一四頁。

(11) ミシェル・フーコー『安全・領土・人口』高桑和巳訳、筑摩書房、二〇〇七年、四一五―四一六頁。

(12) フーコー『狂気の歴史』田村俶訳、新潮社、一九七五年、五六六頁。

(13) Edem de la Poix de Fréminville, Dictionnaire ou Traité de la police générale, Paris : Chez Guissey, 1758, p. 380.

(14) *Ibid.*, p. 544.

(15) *Ibid.*, p. 380-382.

(16) *Ibid.*, p. 382-383.

(17) *Ibid.*, p. 383-389.

(18) *Ibid.*, p. 390.

(19) 会議の結果を反映して出された、ポリスの構造を定めた一六六七年三月の王令の文言。

(20) 鈴木教司『フランス旧制度の司法』成文堂、二〇〇五年。「一七七七年、オーストリア皇帝ヨーゼフ二世がパリに来たとき、パリに逃げ込んでいる、オーストリアのある犯罪人の消息を訪ねた際、当該の者はパリにはいないで、ウィーンのどこそこにいると答え、その情報の正確であることが確認された」（二九頁）。

（21）メルシエ『十八世紀パリ生活誌』（上）岩波文庫、一九八九年、二八六頁。

（22）Delamare, *op. cit.*, p. 4.

（23）*Ibid.*, pp. 659-660.

（24）*Ibid.*, p. 660.

（25）*Ibid.*, p. 567.

（26）*Ibid.*, p. 4.

（27）一六九二年、トゥールーズ市参事会員マラン・トリヨンの手紙（未公開資料）。ジャン・ドリュモー『恐怖心の歴史』永見文雄・西沢文昭訳、新評論、一九九七年、二一三―二一四頁からの引用。

（28）Jean-Noël Biraben, *Les Hommes et la Peste en France et dans les Pays Européens et Méditerranéens*, Paris: Mouton, 1976, t. 2, pp. 145-149.

（29）*Pièces Historiques sur la Peste de Marseille et d'une partie de la Provance*, Marseille: Chez les Principaux Libraires, 1820, pp. 104-105.

（30）Marcel Fosseyeux, "Les Epidèmies de Peste à Paris," in *Bulletin de la Société Française d'Histoire de la Médecine*, 1913, No. 12, p. 131.

（31）アラン・コルバン『においの歴史』山田登世子・鹿島茂訳、新評論、一九八八年。

（32）*Metropolitan Sewage Committee proceedings*, Parliamentary Papers, 1846, p. 10.

（33）Paul Gaffarel, et al., *La peste de 1720. A Marseille & en France d'après des Document Inédits*, Paris: Perrin et Cie, 1911 からの引用。「マルセイユを支配している病の特徴について書かれた、その地から送られてくる様々な報告書を大いなる注意をもって読み、検討した。その報告書には、亡くなった人々が途方もない数に上り、彼らの死が恐るべきであることを示す状況について書かれていた。すべてを考慮した結果、それがかくも大きな規模であり、たいへん危険であったとしても、私はその病が悪性熱に過ぎないと判断する。それはペストではない。したがって、レヴァント地方から、船で運ばれ、マルセイユの港に到着したものではない。それは、悪性熱であり、小市民の栄養不足によって引き起こされた病である」（pp. 117-118）。

（34）Jean Ehrard, «Opinion médicales en France au XVIIIe siècle : La peste et l'idée de contagion», *Annales. Histoire, Sciences Sociales*, 12e Année, No. 1, 1957, p. 52.

（35）Delamare, *op. cit.*, p. 649.

（36）Étienne Tourtelle et Jean-Noël Hallé, *Traité d'Hygiène*, Paris : Adolphe Delahays, 1855, p. VI-VII.

（37）Jean-Jacques Rousseau, *Émile ou de l'Education*, Paris : Gallimard, 1969, p. 113.＝ジャン＝ジャック・ルソー『エミール』（上）今野一雄訳、岩波文庫、一九六二年、八三頁。

（38）Jean-Jacques Rousseau, *Discours sur l'Origine et les Fondements de l'Inégalité parmi les Hommes*, Paris : Gallimard, 1969, p. 68.＝ジャン＝ジャック・ルソー「人間不平等起源論」小林善彦訳、『世界の名著36　ルソー』中央公論社、一九七八年、一二五頁。

（39）*Ibid.*, p. 134.＝同上、一九七頁。

（40）Rousseau, *Émile*, pp. 112-113.＝前掲『エミール』（上）、八二頁。

（41）*Ibid.*, p. 107.＝同上、七四頁。

（42）*Ibid.*, p. 113.＝同上、八五頁。

（43）Rousseau, *Discours*, p. 68.＝前掲「人間不平等起源論」一二五―一二六頁。

（44）*Ibid.*, p. 72.＝同上、一二九頁。成体になるまでの時間が人間と動物の最も大きな差異である。動物は生まれて数ヶ月もすれば成体になることができる。そして千年たってもその同じ形態を維持し続けている。そして動物ははじめから何も獲得しないのだから能力を失うこともない。

（45）Rousseau, *Émile*, p. 207.＝『エミール』（上）、二六六―二六七頁。

（46）*Ibid.*, p. 211.＝同上、二七三頁。

（47）*Ibid.*, p. 113-114.＝同上、八四―八五頁。

（48）*Ibid.*, p. 495.＝『エミール』（中）、二五六―二五七頁。

（49）*Ibid.*, p. 193.＝『エミール』（上）、二三七頁。もし母親のお腹から出てきたときに、完全な理性を備えている子どもが存在したと仮定しても、その子どもは「完全な愚者」である。

（50）*Ibid.*, p. 479-480.＝同上、二三二頁。

(51) *Ibid.*, p. 196. = 同上、二四三頁。

(52) ジャン＝ジャック・ルソー「ジュネーヴ市民ジャン＝ジャック・ルソーからパリ大司教クリストフ・ド・ボーモンへの手紙」西川長夫訳、『ルソー全集7』白水社、一九八二年、四五九頁。

(53) 同上。

(54) Rousseau, *Discours.*, p. 137. = 「人間不平等起源論」二〇二頁。

(55) Rousseau, *Emile.*, p. 386-387. = 『エミール』（中）、九八頁。

(56) *Ibid.*

(57) *Ibid.*, p. 490. = 『エミール』（中）、二五〇頁。またこうも述べている。「社交界の不徳はすべて、あまりにも多くの人がそこに集まることから生じている」（*Ibid.*, p. 695 = 『エミール』（下）、三三六頁）。

(58) *Ibid.*, p. 510. = 『エミール』（中）、二八一頁。

(59) Rousseau, *Discours*, p. 68. = 「人間不平等起源論」一二五頁。

(60) Rousseau, *Emile*, p. 686. = 『エミール』（下）、三一九頁。

(61) *Ibid.*, p. 689. = 『エミール』（下）、三二三頁。

(62) イタール『新訳アヴェロンの野生児』中野義達ほか訳、福村出版、一九七八年。

(63) Constantin-François de Chasseboeuf Volney, *Catéchisme, du Citoyen Français, ou La Loi Naturelle*, Paris : Chez Dufart, 1798, pp. 19-21.

(64) カバニスの生涯については以下を参照。Role, André, et al., *Georges Cabanis : Médecin de Brumaire*, Paris : Fernand Lanore, 1994 ; Antoine Guillos, *Le salon de Madame Helvétius*, Paris : Calmann Levy, 1894 ; 赤間啓之『監禁からの哲学――フランス革命とイデオローグ』河出書房新社、一九九五年。

(65) Pierre Jean Georges Cabanis, *Œuvres complètes de Cabanis*, Paris : Bossanges Frères, 1823-1825, t. 3, p. 429.

(66) *Ibid.*, t. 3, p. 433-434.

(67) Rameaux, *Appréciation des progrès de l'hygiène publique depuis le commencement du* 19e *siècle*, 1839, p. 5. Cf. アッカークネヒト『パリ病院 1794-1848』思索社、二三四頁。

(68) コンディヤク『感覚論』加藤周一ほか訳、創元社、一九四八年、一八―二五頁。

(69) Cabanis, *op. cit.*, t. 3, p. 12.
(70) *Ibid.*, t. 1, p. 406.
(71) *Ibid.*, t. 3, p. 113.
(72) *Ibid.*, t. 3, pp. 159–160.
(73) *Ibid.*, t. 3, pp. 40.
(74) *Ibid.*, t. 3, p. 110.
(75) *Ibid.*, t. 3, pp. 114.
(76) *Ibid.*, t. 3, pp. 67.
(77) *Ibid.*, t. 1, p. 301–302；アッカークネヒト、前掲、二一頁。
(78) *Ibid.*, t. 1, p. 303.
(79) *Ibid.*, p. 300.
(80) *Ibid.*, p. 303.
(81) *Ibid.*, t. 4, p. 153.
(82) *Ibid.*, t. 3, p. 430.
(83) *Ibid.*, t. 3, p. 433.
(84) *Ibid.*, t. 1, p. 345.
(85) Pierre-Jean-Georges Cabanis, *Opinion de Cabanis,... sur la nécessité de réunir en un seul systême commun, la législation des prisons & celle des secours publics*, pp. 2–3.
(86) *Ibid.*
(87) Cabanis, *Œuvres complètes, op. cit.*, t. 3, p. 432.
(88) *Ibid.*, p. 374.
(89) *Ibid.*, p. 369.
(90) フーコー『性の歴史Ⅰ　知への意志』渡辺守章訳、新潮社、一九八六年、一八〇頁。
(91) コンドルセ『人間精神進歩史』渡辺誠訳、岩波文庫、一九五一年、二八六頁。コンドルセはカバニスの義兄にあたる。

（92）同上、二八四頁。
（93）同上、二八五頁。

第四章

（1）Lord Wharncliffe (ed.), *The letters and works of Lady Mary Montagu*, London: George Bell, 1908.
（2）ヴォルテール『哲学書簡』中川信・高橋安光訳、中公クラシックス、二〇〇五年、七五頁。
（3）Alain Pons (ed.), *Encyclopédie II ou dictionnaire raisonné des science des arts et des métiers*, Paris: Flammarion, p. 182.
（4）*Arrêt de la Cour de Parlement, sur le fait de l'Inoculation*, 8 juin 1763, p. 2.
（5）*Ibid.*, p. 3.
（6）*Ibid.*, p. 5.
（7）*Ibid.*, p. 9-10.
（8）*Rapport sur le fait de l'inoculation de la petite vérole*, Paris: F. A. Quilau, 1765. 委員には一二名の医師が選出された。委員たちは種痘接種に関する膨大な量の文献を参照し、種痘賛成派の主張を一〇の原理として分類し、それぞれに反対派の主張を並べ、結論を導き出している。賛成派の原理として検討されたのは以下のものである。①天然痘は致死率の高い病気である一方、種痘接種には危険がない。②人は人生のうち一度は天然痘にかかる。③種痘接種をすれば二度と天然痘にかかることはない。④接種によって、種痘は確実に挿入され、失敗はない。⑤天然痘は、性別、年齢、気質にかかわらず襲ってくる一方、種痘は接種の時期をコントロールしうる。⑥種痘接種によって、他の病が同時に混入されるというのは、妄想である。⑦まだ天然痘に罹っていない者の恐怖を取り除くことができる。⑧天然痘によってもたらされる接種痕から腫瘍や潰瘍はできない。⑨種痘はつねに毒性が弱い。⑩種痘接種によって、隣人を感染させることはない。
（9）*Ibid.*, p. 100.
（10）*Ibid.*, pp. 107-108.
（11）*Ibid.*, p. 112.
（12）*Ibid.*, p. 105.

(13) *Ibid.*, p. 121.

(14) *Ibid.*, p. 119.

(15) Antoine Petit, *Premier rapport en faveur de l'inoculation*, Paris : Chez Dessain Junior, 1766.

(16) Hervé Bazin, *L'Histoire des Vaccinations*, Paris : John Libbey Eurotext, 2008, p. 43.

(17) Antoine Petit, *Second rapport en faveur de l'inoculation*, Paris : Chez Dessain Junior, 1766.

(18) *Supplement au rapport fait à la faculté de medecine de Paris contre l'inoculation de la petite vérole*, Paris : F. A. Quilau, 1767. この間にブザンソンで種痘接種を受けた子どもが亡くなっている。Cf. Gandoger de Foigny, *Traité pratique de l'inoculation*, Nancy : Hiacinthe Leclert, Nancy : Chez J. B. Hiancinthe Leclerc, 1768, p. 73.

(19) Dezeimeris, et al（eds.）, *Dictionnaire historique de la medecine ancienne et moderne*, Paris : Béchet Jeune, 1778, t. 4, pp. 403-404.

(20) Petit, *Premier Rapport*, p. 27.

(21) *Ibid.*, p. 28.

(22) *Ibid.*, p. 34.

(23) *Ibid.*, p. 80.

(24) *Ibid.*, p. 83.

(25) Daniel Bernoulli, "Essai d'une Nouvelle Analyse de la Mortalité Causée par la Petite Véroleet des Avantages de l'Inoculation pour la Prévenir," *Histoire de l'Académie Royale des Science*, 1766, p. 23.

(26) Daniel Bernoulli, "Exposition of a New Theory on the Measurement of Risk," *Econometrica*, vol. 22, no. 1, 1954, pp. 24.

(27) Bernoulli, *Essai*, p. 34.

(28) *Ibid.*

(29) *Ibid.*, pp. 8-9.

(30) J. Le Rond d'Alembert,"Sur l'Application du Calcul des Probabilités à l'Inoculation de la PetiteVérole," *Opuscules Mathématiques*, Paris : David, vol. 2, 1761, pp. 33.

(31) *Ibid.*, pp. 34-35.

（32）*Ibid.*, p. 34.

（33）一九五三年、モーリス・アレはダランベールの正しさを証明した。アレの実験では、多くの人間は、失うことを恐れて、確実性を選択した。つまり人間は「安全への傾向」を持っており、効用を最大にするように行動するわけではない。Maurice Allais（1953）, "Le Comportement de l'Homme Rationnel devant le Risque," in *Econometrica*, vol. 21, no. 4, pp. 503-546 参照。

（34）d'Alembert, *op. cit.*, p. 37.

（35）*Ibid.*「したがって、進歩を止めたり遅らせたりすることは、絶対に慎まなければならない。というのも、この重要な分野において、われわれの望むすべての理解を得られる手段は、種痘接種の他にないからである。私の反論は、数学者たちのみに向けられている。というのも彼らが、この分野を方程式と数式に当てはめることに、あまりにも急き立てられているからである」（p. 45）。

（36）イマヌエル・カント『カント全集11　人倫の形而上学』岩波書店、二〇〇二年、二九五ー二九六頁。

（37）Cf. Kant, *Écrits sur le Corps et l'Esprit*, Paris : Flammarion, 2007, pp. 175-176.

（38）*Ibid.*, pp. 295-296. 英雄的処置は、通常差し迫った危機に対して危険を伴う医療行為が許される場合を言う。例えば足が壊疽してしまい、放っておけば命に危険がある場合に、それを切断して生命を救うというような場合である。キケロはその線引は病状によると述べている。比較的様態が安定しているときに、大胆な方法で治療することは避けなければならない。しかし様態が急変し差し迫った状況では、どのような結果になるか分からずとも英雄的処置を行なうことが許される。

（39）*Ibid.*, p. 179.

（40）ラインハルト・ブラント「定言命法と〈道徳の限界〉問題」『南山大学ヨーロッパ研究センター報』第一四号、二〇〇四年、四五ー五七頁。

（41）Honoré Gabriel Riquetti, comte de Mirabeau, "De l'Inoculation Considérée Politiquement et Moralement," in *Revue Rétrospective ou Bibliothèque Historique*, tome IV, 1836, pp. 81-82.

（42）*Ibid.*, p. 77.

（43）*Ibid.*, pp. 81-82.

（44）*Ibid.*

（45）Charles Marie de la Condamine, *Histoire de l'Inoculation de la Petite Verole, ou Recueil de Mémoires, Lettres, Extraits et Autres Écrits sur la Petite Verole Artificielle*, Amsterdam, 1773, pp. 87-88. ラ・コンダミーヌが前提としている数字は、イギリスや他国で行なわれた種痘接種の報告書を元にしている。それによれば天然痘で死亡する人数が七〇人に九人であり、種痘接種で死亡する人数が三七六人に一人であると仮定している。したがって種痘接種のリスクは三七六分の一であり、種痘接種をしないリスクは七分の一である。

（46）Mirabeau, *op. cit.*, p. 85. Cf. Condamine, *op. cit.*, pp. 96-97.

（47）フーコー『安全・領土・人口』、高桑和巳訳、筑摩書房、二〇〇七年、七四―七五頁。

（48）フーコー『性の歴史Ⅰ　知への意志』、渡辺守章訳、新潮社、一九八七年、一八〇頁。

（49）同上。

（50）同上、一八二頁。

（51）同上。

第五章

（1）喜安明編『ドーミエ風刺画の世界』岩波文庫、二〇〇二年、一一七頁。

（2）Baudelaire, "Quelques Caricaturistes Français," in *Œuvres Complètes de Charles Baudelaire*, Paris: Michel Lévy Frères, 1868, II, pp. 404-405.

（3）François-René de Chateaubriand, *Mèmoire d'Outre-Tombs*, Paris: Eugène et Victor Penaud Frères, 1850, t. 10, p. 114.

（4）Louis-François Benoiston de Châteauneuf, *Rapport sur la Marche et les Effets du Choléra-Morbus dans Paris et les Communes Rurales du Departement de la Seine, Année* 1832, Paris: Imperimerie Royale, 1834, p. 12.

（5）Dominique-Jean Larrey, *Memoire sur le cholera morbus*, Paris: Mme Huzard, 1831, p. 4.

（6）見市雅俊『コレラの世界史』晶文社、一九九四年、四〇頁。

（7）同上、三五頁。

（8）Châteauneuf, *op. cit.*, p. 13.

(9) オテル・ド・ヴィル、アルセナル、シテ、モネの四地区。

(10) Châteauneuf, *op. cit.*, p. 41.

(11) François Pierre Guillaume Guizot, *Mémoire pour servir à l'histoire de mon temps*, Paris : Michel Lévy Frères, 1859, t. 2, p. 314.

(12) Chateaubriand, *op. cit.*

(13) Paul Delaunay, *Le Corps Médicale et le Cholera en 1832*, Tours : Imperimerie Tourangelle, 1933, p. 47.

(14) *Ibid.*, p. 48.

(15) *Compte rendu ou Manifeste à nos commettants*, quoted in Guy Antonetti, *Louis-Philippe*, Paris : Librairie Arthème Fayard, 2002., p. 691.

(16) ユゴー『レ・ミゼラブル』第四巻、西永良成訳、ちくま文庫、二〇一三年、四三六頁。

(17) 見市、前掲、二九七頁；René Le Mee, "Le Cholera et la question des logement insalubre à Paris," Population, 53 (1/2), p. 380.

(18) Chateaubriand, *op. cit.*, p. 113–114.

(19) Étienne Pariset et als., *Instructions relatives aux Cholera-Morbus*, Paris : Rignoux, 1832, p. 4.

(20) *Ibid.*, p. 7.

(21) Institut de France, Academie de Science, *Procès-Verbaux des Séances de l'Academie*, Hendaye : Imperimerie de l'Observatoire d'Abbadia, 1913, t. 3, pp. 164–168.

(22) *Ibid.*, p. 168.

(23) *Ibid.*

(24) *Ibid.*, t. 4, pp. 268–274.

(25) 不衛生で不快な臭いを出す工場・工房に関する一八一〇年十月十五日の皇帝令。

(26) アラン・コルバンはこのような分類の仕方に恣意的な意図を見いだしている。すなわち、一方で前時代的な屠殺場や獣脂工場、臓物を扱う工場をパリ市外に締め出すとともに、他方で化学工場に危険性がないことを示すことで、フランスの工業化を後押ししようとする狙いである。コルバン『においの歴史』山田登世子・鹿島茂訳、新評論、一九八八年、一七三頁参照。

（27）Constantin-François Volnay, *Tableau du climat et du sol des États-Unis d'Amérique*, Paris : Courcier, 1803, t. 2, pp. 328-329.

（28）*Ibid.*, t. 1, pp. 332-333.

（29）*Ibid.*, t. 1, p. 336.

（30）パリセ、バリー、フランソワ、マゼの四人であったが、パリセはカディスの黄熱病の研究をしており、バリーとフランソワは、軍医としてサン＝ドミンゴの黄熱病を観察した経験があった。

（31）Étienne Pariset, et al., *Histoire médicale de la fièvre jaune observée en Espagne et particulièrement en Catalogne dans l'année* 1821, Paris : De l'Imperimerie Royale, 1823, p. 50-51.

（32）*Ibid.*, p. 48.

（33）*Ibid.*, p. 73-74.

（34）*Ibid.*, p. 606.

（35）*Ibid.*, p. 612.

（36）*Ibid.*, p. 607.

（37）Jérôme Mavidal et al. *Archives Parlementaire de 1787 à 1860*, Paris : Librairie Administrative de Paul Dupont, 1876, Serie 2, t. 34, p. 648.

（38）*Ibid.*

（39）*Ibid.*

（40）*Ibid.*, p. 649.

（41）*Ibid.*, p. 650.

（42）*Ibid.*, p. 653.

（43）*Ibid.*, p. 655.

（44）*Ibid.*, p. 658-659.

（45）衛生警察に関する一八二二年三月三日法。cf. *Duvergier*, t. 23, pp. 592-594.

(46) 検疫の期間や対象の国などのより細かい規則については、一八二二年八月七日の王令によって定められた。Cf. *Duvergier*, t. 24, pp. 86–94.
(47) Moreau de la Sarthe, "Peste," in *Encyclopédie Méthodique Médecine*, Paris : Mme Veuve Agasse, 1824, t. 11, p. 607–614.
(48) Charles Maclean, *Evils of Quarantine Laws*, London : T&G. Underwood, 1824.
(49) Nicolas Chervin, *Pétition adressée à la Chambre des Députés*, Paris : Fonderie de A. Pinard, 1833, p. 6.
(50) *Ibid.*, p. 12.
(51) François Leuret, "Mémoire sur l'Épidémie, désignée sous le nom de Choléra-Morbus," in *AHPML*, 1831, t. 6, p. 425.
(52) *Ibid.*, p. 399.
(53) *Ibid.*, p. 428.
(54) *Ibid.*, p. 426.
(55) *Ibid.*, p. 430.
(56) *Ibid.*, p. 432.
(57) Châteauneuf, *op. cit.*, p. 14.
(58) Delaunay, *op. cit.*, pp. 38–39.
(59) Châteauneuf, *op. cit.*, p. 17.
(60) Chateaubriand, *op. cit.*, p. 115.
(61) René Villermé, "De la Mortalité dans les Divers Quartiers de la Ville de Paris," in *AHPML*, t. 3., 1830, p. 311–312.
(62) Chateauneuf, *op. cit.*, p. 81.
(63) *Ibid.*, p. 125.
(64) Villermé, *op. cit.*, p. 295.
(65) Stendhal, *Courrier Anglais*, Paris : Le Divan, t. V, 1936, pp. 182–183.
(66) Claude Lachaise, *Topographie Médicale de Paris*, Paris : Chez J. B. Baillière, 1822.
(67) *Ibid.*, p. 172.
(68) *Ibid.*, p. 198.

(69) Chateauneuf, *op. cit.*, pp. 191–192.
(70) *Ibid.*, pp. 193–194.
(71) *Ibid.*, p. 195.
(72) René Villermé, "Note sur les Ravages du Choléra-Morbus dans les Maisons Garnies de Paris," *AHPML*, t. 11, 1834, p. 403.
(73) *Ibid.*, p. 404.
(74) マルサス『人口論』永井義雄訳、中公文庫、一九七三年、七七頁。
(75) Malthus, *An Essay on the Principle of Population*, Third Edition,1809, t. 2, p. 60.
(76) マルサス、前掲、六一頁。
(77) 同上、七九頁。
(78) 同上、八〇頁。
(79) 同上、八二頁。
(80) 同上、八六頁。
(81) 同上。
(82) Jean Baptiste Say, *Cours Complete d'économie politique pratique*, Bruxelles : Société Typographique Belge, 1843, p. 585.
(83) *Ibid.*
(84) René Villerme, "Des Épidémies sous les Rapports de l'Hygiène Publique, de la Statistique Médicale et de l'Économie Politique," in *AHPML*, t. 9, 1833, p. 14.
(85) *Ibid.*, p. 44.
(86) *Ibid.*, p. 58.
(87) *Ibid.*, p. 38.
(88) *Ibid.*, p. 40.
(89) 見市雅俊『コレラの世界史』晶文社、一九九四年。

(90) 同上：柿本昭人『健康と病のエピステーメー』ミネルヴァ書房、一九九一年。
(91) トーマス・マン『ベニスに死す』圓子修平訳、集英社文庫、二〇一一年、一一四頁。
(92) 同上、一一七頁。
(93) 同上、一一八頁。
(94) Chateauneuf, *op. cit.*, p. 196.
(95) ユゴー、前掲、四六九—四七〇頁。

第六章

(1) 坂上孝『近代的統治の誕生』岩波書店、一九九九年、二六五—二六六頁。
(2) ジョルジュ・ヴィガレロ『清潔になる「私」』見市雅俊訳、同文館出版、一九九四年、二五二頁。
(3) François de La Rochefoucauld, *Réflexions ou Sentences et Maximes Morales*, Paris : Lefèvre Libraire, 1827, p. 73. =『ラ・ロシュフーコー箴言集』二宮フサ訳、岩波書店、一九八九年、七二頁。
(4) Jean-Étienne Esquirol, *Des Maladies Mentales*, Paris : Chez J. B. Baillière, 1838, t. 1, p. 29.
(5) *Ibid.*, p. 501.
(6) *Ibid.*, p. 63.
(7) *Ibid.*
(8) *Ibid.*, p. 501.
(9) サン＝メダールの奇蹟については以下を参照。Catherine-Laurence Maire, *Les Convulsionnaires de Saint-Médard*, Paris : Gallimard, 1985 ; 中村浩巳『ファランの痙攣派』法政大学出版局、一九九四年。
(10) Mercier, *Tableau de Paris*, vol. 6, pp. 31-33.
(11) ヴォルテール『ルイ十四世の世紀』第三巻、丸山熊雄訳、岩波文庫、一九八二年、一四頁。
(12) ディヴィッド・ヒューム「奇蹟について」『奇蹟論・迷信論・自殺論』福鎌忠恕ほか訳、法政大学出版局、一九八五年、二二頁。
(13) Denis Didorot, *Pensée Philosophique* in J. Assézat (ed.), Œuvres Complètes de Diderot, 1875, t. 1, pp. 150-151.

(14) ディヴィッド・ヒューム「自殺について」『奇蹟論・迷信論・自殺論』六八―六九頁。

(15) 以下を参照。ギュスターヴ・ル・ボン『群集心理』桜井成夫訳、講談社学術文庫、一九九三年；ジークムント・フロイト「集団心理学と自我分析」『フロイト全集十七』須藤訓任ほか訳、岩波書店、二〇〇六年。

(16) Esquirol, *op. cit.*, pp. 586-587 ; Julien-Joseph Virey, *De la Femme, sous ses rapports physiologique, moral et litterature*, Bruxelles : Aug. Wahlen, 1826, p. 111.

(17) *Ibid.*, p. 589.

(18) ルイ・シュヴァリエ『労働階級と危険な階級』喜安朗ほか訳、みすず書房、一九九三年、二七二頁。

(19) Esquirol, *op. cit.*, p. 587.

(20) Brierre de Boismont, "De l'Influence de la Civilisation sur la Développement de la Folie," in *AHPML*, 1839, t. 21, p. 247.

(21) Germaine de Staël, *Oeuvres Complètes de Madame la Baronne de Staël-Holstein*, t. 2, p. 85.

(22) Esquirol, *op. cit.*, p. 670.

(23) *Ibid.*

(24) *Ibid.*, p. 669.

(25) *Ibid.*, p. 588.

(26) エミール・デュルケム「自殺論」宮島喬訳、『世界の名著47』中央公論社、一九六八年、二〇四頁。

(27) 同上、二二六頁。

(28) 同上、二九八頁。

(29) 精神病者に関する一八三八年六月三十日法 *Duvergier*, t. 38, pp. 491-521. また次の論文も参照。須藤葵「フランス精神医療法を通して見る精神医療制度の課題」『法政理論』第三九巻三号、一九〇―二〇八頁。

(30) *Ibid.*, p. 499.

(31) *Ibid.*, p. 492.

(32) Esquirol, "Remarques sur la Statistique des Aliénés," in *AHPML*, 1830, t. 4, pp. 332-333.

(33) Boismont, "Mémoire pour l'Établissement d'un Hospice d'Aliénes," in *AHPML*, 1836, t. 16, p. 42.

(34) Esquirol, *Des Passions, considérés comme causes, symptômes et moyens curatifs de l'aliénation mentale*, Paris : Didot

Jeune, 1805, p. 43：ミシェル・フーコー『精神医学の権力』慎改康之訳、筑摩書房、二〇〇六年、一四五頁。

(35) フランス民法典 *Édition Originale et Seule Officiele*, Paris : Imprimerie de la République, 1804, pp. 120-121. 四八九条　痴愚、心神喪失、激昂の状態がつづく成人は禁治産を宣告される。合間に明晰な状態が含まれていても同様とする。四九〇条　すべて親族はその親族の禁治産を要求する資格を有する。配偶者も同様とする。四九一条　激昂の場合、配偶者もしくは親族によって禁治産が要求されないときには、政府委員によって宣告されなければならない。痴愚もしくは心神喪失の場合、その者に配偶者や親族がいないときに同様の宣告を受けるものとする。四九二条　禁治産にある痴愚者はすべて第一審に付される。

(36) Esquirol, "Question Médico-Légale sur l'Isolement des Aliénés," in *AHPML*, t. 9, p. 181.

(37) *Duvergier*, t. 38, p. 499.

(38) フーコー『精神医学の権力』前掲、一一二頁。

(39) 同上、一一八頁。

(40) Jules Fournet, "Le Traitement Moral de l'Aliénation," in *Annales Médico-Psychologiques*, 1854, pp. 522-524.

(41) フーコー、前掲、一三三頁。

(42) René Villermé, *Tableau de l'État Physique et Moral des Ouvriers*, Paris : Jules Renouard et Cie, t. 2, 1840.

(43) *Ibid.*, p. 34.

(44) *Ibid.*, p. 37.

(45) *Ibid.*

(46) Robert Baird, *Histoire des Société de tempérance des États-Unis d'Amérique*, Paris : Hachette, 1836, p. 230.

(47) *Ibid.*, p. 44.

(48) Villermé, *op. cit.*, p. 49.

(49) *Ibid.*, p. 50.

(50) *Ibid.*, p. 46.

(51) *Ibid.*

(52) Jack S. Blocker, et al (eds.), *Alcool and Temperance in Modern History : An International Encyclopedia*, Santa

Barbara : ABC Clio, 2003.

(53) Villermé, *op. cit.*, p. 49.

(54) *Ibid.*, p. 50.

(55) *Ibid.*, p. 51.

(56) Eugène Buret, *De la misere des classes laborieuses en Angleterre et en France*, Paris : Chez Paulin, 1840, t. 2, p. 12.

(57) Honoré Antoine Fregier, *Des classes dangereuses de la population dans les grandes villes et des moyens de les rendre meilleures*, Paris : J.-B. Baillière, 1840, t. 2, p. 333.

(58) 工場に雇用された児童の労働に関する一八四一年三月二十二日法 *Duvergier*, t. 41, 1841, pp. 33-57.

(59) ヴィレルメは分離だけでは不十分であるとし、男女で帰宅時間をずらすべきだと考えていた。

(60) *Duvergier*, t. 41., p. 38.

(61) *Ibid.*, p. 48.

(62) Buret, *op. cit.*, t. 1, p. 308.

(63) Villermé, *op. cit.*, p. 157.

(64) *Ibid.*, p. 148.

(65) Émile Gossot, *Les Salles d'Asile en France et leur Fondateur Denys Cochin*, Paris : Didier et Cie, 1884, p. 337. コシャンはスコットランドのニュー・ラナークでロバート・オーウェンがつくった性格形成学院（Institute for the Formation of the Character）をモデルにしている。

(66) Villermé, *op. cit.*, p. 69.

(67) *Ibid.*, p. 64.

(68) Adolphe Quetelet, "Hygiène morale," in *AHPML*, t. 9, 310.

(69) Adolphe Quetelet, *Sur l'homme et le développement de se facultés*, Paris : Bachelier, 1835, t. 1, p. 16. 以下も参照。イアン・ハッキング『偶然を飼いならす』石原英樹・重田園江訳、木鐸社、一九九〇年、一六九―一八三頁。

(70) Quetelet, "Hygiène morale," *op. cit.*, p. 335.

第七章

（1）ヴィクトル・ユゴー『レ・ミゼラブル』第五巻、西永良成訳、ちくま文庫、二〇一四年、一七六頁。
（2）同上、一八二―一八三頁。
（3）同上、一八五頁。
（4）同上、一六九―一七〇頁。
（5）Georges Lequin, *Mémoires du Comte de Rambuteau*, Paris : Calmann-Lévy, 1905, pp. 267–268.
（6）*Ibid.*, p. 269.
（7）*Ibid.*, p. 270.
（8）*Ibid.*, p. 319.
（9）*Ibid.*, p. 376.
（10）Conseil de Salubrité, *Instructions sanitaires sur les moyen préservatifs du Choléra-Morbus*, Paris : Chez J. B. Baillière, 1849, p. 5.
（11）Lequin, *op. cit.*, p. 375.
（12）*Ibid.*, p. 376.
（13）Fabrice Laroulandie, "Les Égouts de Paris au XIXe Siècle : L'Enfer vaincu et l'Utopie Dépassée," in *Cahiers de Fontenay*, n.69–70, mars 1993, pp. 120–123.
（14）Bourdelais et al., *Une Peur Bleue*, paris : Payot, 1987, pp. 21–24.
（15）William Farr, *Report on the Mortality of Cholera in England, 1848–49*, London : W. Clowes and Sons, 1852, p. vii.
（16）*Ibid.*, pp. x–xi.
（17）一八四八年十月二十七日の警察令。
（18）一八四八年十一月二十日の警察令。
（19）Cf. Conseil de Salubrité, *op. cit.*, p. 11.
（20）*Ibid.*
（21）一八四八年十二月十八日の命令。これが政府にとって公衆衛生の諮問機関としては、上述の農商務省の「公衆衛生審議委員会」と王立科学アカデミーに加えて三つ目になる。ヴィレルメは「公衆衛生審議委員会」に所属している。

（22）その内訳については、一八四九年二月十五日の命令が定めている。委員が一〇人で構成される場合、少なくとも医師四人、薬剤師二人、獣医一人を必ず置かなければならない。

（23）Conseil de Salubrité, *op. cit.*, p. 24.

（24）*Ibid.*, p. 9.

（25）Blondel, *Rapport sur les Épidemies Choleriques de 1832 et 1849*, Paris : Paul Dupont, 1850, Tableau no. 5.

（26）Trébuchet, “Statistique des Décès dans la Ville de Paris.” in *AHPML*, 1852, t. 48, p. 147.

（27）René Le Mée, “Le Cholera et la Question des Logements Insalubre à Paris,” in *Population*, 53e Année, no. 1/2, 1998, p. 382.

（28）Charles Pellarin, “Le Choléra Épidémique,” in *Almanach du Travail*, 1852, p. 142.

（29）*Compte Rendu des Séances de l’Assemblée Nationale Législative*, Paris : De la Typographie Panckoucke, 1849, t. 1, 556.

（30）Parent Duchatelet, *Hygiène Public*, Paris : Chez J. B. Baillière, 1836, t. 2, pp. 353-354.

（31）Gisquet, *Mémoires*, Paris : Marchat, 1840, t. 4, pp. 306-307.

（32）Parent Duchatelet, *Recherches et Considérations sur l’enlevement et l’emploi des chevaux morts*, Paris : Bachelier, 1827, pp. 23-25.

（33）Louis Roux, *De Montfaucon, de l’Insalubrité de ses Établissements et de la Nécessité de leur Suppression Immédiate*, Paris : Chez Delaunay, 1841, p. 19.

（34）シュヴァリエ『労働階級と危険な階級』喜安朗ほか訳、みすず書房、一九九三年、二〇七頁。

（35）Roux, *op. cit.*, p. 20.

（36）*Ibid.*, pp. 30-31.

（37）*Compte Rendu*, p. 555.

（38）Lamartine, *La France Parlementaire（1834-1851）. Oeuvres Oratoires et Écrits Politiques*, Paris : A. Lacroix, Verboeckhoven et Cie, 1865, t. 4, p. 109.

（39）*Ibid.*, p. 110.

(40) *Congrès International d'Assistance, tenu du 28 juillet au 4 août 1889*, Paris : G. Rongier & Cie, 1889, t. 1, p. 323.
(41) Le Comte Le Camus, *Mémoire du Vicomte Armand de Melun*, Paris : Ancienne Librairie Religieuse H. Oudin, t. 2, pp. 43-44.
(42) *Compte Rendu*, p. 552.
(43) Camus, *op. cit.*, p. 44.
(44) *Ibid.*, p. 46 ; *Compte Rendu*, p. 563.
(45) *Compte Rendu des Séances de l'Assemblée Nationale*, Paris : Imprimerie de l'Assemblée Nationale, 1850, t. 3, p. 964.
(46) *Ibid.*, pp. 964-965.
(47) *Ibid.*, p. 966.
(48) *Ibid.*, p. 967.
(49) *Ibid.*, p. 967.
(50) *Ibid.*, p. 965.
(51) Victor Cousin, *Justice et Charité*, Paris : Firmin Didot Frères, 1848, p. 41.
(52) *Compte Rendu*, t. 4., p. 17 ; Ferdinand-Dreyfus, *L'Assistance sou la Seconde République*, Paris : Édouard Cornéry et Cie, 1907, p. 69.
(53) Dreyfus, *op. cit.*, pp. 51-52.
(54) *Compte Rendu*, t. 3, p. 958.
(55) *Ibid.*, p. 957.
(56) *Ibid.*, p. 959.
(57) *Ibid.*, p. 968.
(58) アレクシス・ド・トクヴィル『フランス二月革命の日々』喜安朗訳、岩波文庫、一九八八年、三七二―三七三頁。
(59) クラブに関する一八四九年六月十九日法 *Duvergier*, t. 49, pp. 233-234 ; 新聞に関する一八四九年七月二十七日法 *Duvergier*, t. 49, pp. 243-254 ; 戒厳令に関する一八四九年八月九日法 *Duvergier*, t. 49, pp. 268-277.
(60) Camus, *op. cit.*,, t. 2, pp. 13-15.

（61）*Ibid.*, p. 47.

（62）Abbé Baunard, *Le Vicomte Armand de Melun*, Paris : Librairie Poussielgue Frères, 1880, p. 299.

（63）Camus, *op. cit.*, pp. 49–50.

（64）*Rapport Général Présenté par M. Adolphe Thiers au Nom de la Commission de l'Assistance et de la Prévoyance Publiques*, Paris : Paulin, 1850, p. 9.

（65）*Ibid.*, p. 12.

（66）*Ibid.*, p. 17.

（67）Camus, *op. cit.*, p. 51.

（68）*Ibid.*, p. 51.

（69）Longer, "Recherches sur Quelques Antiquités de la Ville de Paris", in *Mémoires de la Société Royale des Sciences, de l'Agriculture et des Arts, à Lille*, 1829, p. 615.

（70）*Alban de Villeneuve-Bargemont, Économie Politique Chrétienne*, Bruxelles : Meline, 1837, p. 218.

（71）*Ibid.*, p. 221.

（72）Villermé, *Tableau*, t. 1., p. 82.

（73）*Ibid.*

（74）Buret, *De la misere des classes laborieuses en Angleterre et en France*, Paris : Chez Paulin, 1840, t. 1, p. 345.

（75）不衛生住宅の清掃に関する一八五〇年四月十三日法 *Duvergier*, t. 50, p. 128.

（76）*Ibid.*, p. 127.

（77）Le Mée, *op. cit.*, p. 393.

（78）*Duvergier*, t. 50, p. 127.

（79）*Ibid.*, p. 142.

（80）Henry Roberts, *The Dwellings of the Labouring Classes*, London : The Society for Improving the Condition of the Labouring Class, 1850. = *Des Habitations des Classes Ouvrières*, Paris : Gide et J. Baudry, 1850.

（81）*Ibid.*, p. 8. = p. 17.

(82) *Ibid.*

(83) Prosper Lucas, *Traité Philosophique et Physiologique de l'Hérédité Naturelle dans les États de Santé et de Maladie du Système Nerveux*, Paris : Chez J. B. Baillière, 1847, t. 1, p. 244.

(84) *Ibid.*, p. 243.

(85) *Ibid.*, p. 476.

(86) *Ibid.*, p. 494.

(87) Bénédict Morel, *Traité des Dégénérescences Physiques, Intellectuelles et Morales de l'Espèce Humaine et des Causes qui Produisent des Variétés Maladives*, 1857, Paris : Chez J. B. Baillière, t. 1, p. 50.

(88) *Ibid.*, p. 62.

(89) *Ibid.*, p. 114.

(90) Commission des Logement Insalubre, *Rapports généraux sur les travaux de la Commission*, Charles de Mourgue Frères, 1877, p. 13.

(91) Gaston de Garron de la Bévière, *Étude sur la législation des logements insalubres*, Paris : Librairie de la Société du Receuil Général des Lois et Arrêt, 1898, p. 29-30.

(92) アルマン・ド・ムランの『回想録』によれば、ティエールはこの法案に対しても社会主義の法だと批判している。これに対してアルマンやリアンセは、キリスト教的慈善に基づいた法であることを丁寧に説明したと記されている。

(93) Bévière, *op. cit.*, p. 28.

(94) *Duvergier*, t. 50, p. 130.

(95) *Ibid.*

(96) *Ibid.*

(97) *Ibid.*

(98) *Ibid.*, p. 129.

(99) *Ibid.*, pp. 126-133.

(100) デュマは大臣の前にノール県選出の議員をしており、アナトール・ド・ムランと同地区の選出である。さらにアルマン・ド・ムランが報告者として法案の擁護をしているから、デュマとムラン兄弟のあいだには深いつながりがあったと思われる。

(101) *Compte Rendu*, 1850, t. 8, Annexe, p. 41.
(102) *Ibid.*, p. 41.
(103) *Ibid.*, pp. 339-340.
(104) *Ibid.*, p. 340.
(105) *Ibid.*, p. 344.
(106) *Ibid.*, p. 29.
(107) *Ibid.*, p. 340.
(108) *Ibid.*, p. 342.
(109) *Ibid.*, p. 341.
(110) Roberts, *op. cit.*
(111) ジュリア・クセルゴン『自由・平等・清潔』鹿島茂訳、河出書房新社、一九九二年、九三頁。
(112) Roberts, *op. cit.*, p. 9. = p. 19.
(113) 松井道昭『フランス第二帝政下のパリ都市改造』日本経済評論社、一九九七年、一一〇頁。
(114) 『ル・ゴロワ』誌一八八二年五月の記事。Cf. Georges Haussmann, *Mémoires du baron Haussmann*, Paris : Victor-Havard, 1890, pp. X-XI.
(115) Ann-Louise Shapiro, *Housing the Poor of Paris, 1850-1902*, Wisconsin, 1985, p. 34.
(116) *Ibid.*, p. 38.
(117) ヴァルター・ベンヤミン『パサージュ論』第一巻、今村仁司訳、岩波現代文庫、二〇〇三年、二六－二七頁。
(118) Shapiro, *op. cit.*, p. 42.
(119) ユゴー、前掲、一七七－一七八頁。
(120) Donald Reid, *Paris Sewers and Sewermen*, Cambridge : Harvard University Press, 1991.
(121) Commission des Logement Insalubre, *op. cit.*, p. 7.

(122) Ferdinand Salanville, *Les logements insalubres et la loi du 13 avril 1850*, Paris : Berger-Levrault Cie, 1897, p. 4.

第八章

(1) F. W. J. Hemmings, "Emile Zola devant l'Exposition Universelle de 1878," in *Cahiers de l'Association internationale des études francaise*, 1972, n. 24, pp. 131-153.

(2) Alain Faure, Clare Lévy-Vroelant, *Une Chambre en Ville. Hôtel Meublés et Garnis de Paris 1860-1990*, Paris : Creaphis Éditions, 2007, p. 129.

(3) *Ibid.*, pp. 129-130.

(4) Yankel Fijalkow, *La Construction des Ilots Insalubres Paris 1850-1945*, Paris : Harmattan, 1998, p. 87.

(5) Octave Du Mesnil, "Rapport de M. Le Dr Du Mesnil. Les Logement des Ouvriers dans les Grandes Villes," in *Congrès International d'Hygiène*, 1880, t. 1, pp. 19-30.

(6) Faure, Lévy-Vroelant, *op. cit.*, pp. 130-131.

(7) Octave du Mesnil, "La Variole à Paris," in *AHPML*, serie3, t. 18., pp. 32-50.

(8) Edwin Chadwick, "The Requisite Attributions of a Minister of Health," in *The Sanitarian*, vol. 7, 1879, p. 61.

(9) *Ibid.*

(10) Edward Porritt, "The Housing of the Working Classes in London," in *Political Science Quarterly*, 1895, vol. 10, no. 1, pp. 22-43.

(11) Jules Courmont, *Précis d'Hygiène*, Paris : Masson et Cie Éditeurs, 1914, p. 20.

(12) *Ibid.*, p. 12

(13) Charles-Emmanuel Sédillot, "De l'influence des découvertes de M. Pasteur sur les progrès de la Chirurgie," in *Comptes rendus hebdomadaires des séances de l'Académie des sciences*, t. 86, 1878, pp. 634-640.

(14) ルイーズ・E・ロビンズ『ルイ・パスツール――無限に小さい生命の秘境へ』西田美緒子訳、大月書店、二〇一〇年、九六頁。

(15) David S. Barnes, *The Great Stink of Paris and the Nineteenth-Century Struggle Against Filth and Germs*, Baltimore :

The Johns Hopkins University Press, 2006, p. 147.

(16) Henri Monod, *La Santé Publique : Législation Sanitaire en France*, Paris : Librarie Hachette et Cie, 1904, p. 52.

(17) Julia Csergo, *Liberté, Égalité, Propreté*, Paris : Albin Michel, 1988. = ジュリア・クセルゴン『自由・平等・清潔』鹿島茂訳、河出書房新社、一九九二年。

(18) Bourardel, "Rapport de la Commission du Choléra Prise dans le sein du Comité Consultatif d'Hygiène sur les Mesures de Préservation du Choléra," in *AHPML*, serie3, t. 12, 1884, p. 166.

(19) Bourardel, "Sur l'Apparition d'une Nouvelle Épidémie Cholérique à Marseille," in *AHPML*, serie3, t. 14., 1885, p. 227.

(20) *Ibid.*, p. 232.

(21) Courmont, *op. cit.*, p. 721.

(22) Roger-Henri Guerrand, *Les Origines du Logement Social en France, 1850-1914*, Paris : Édition de la Villette, 2010, p. 153.

(23) Monod, *op. cit.*, p. 84.

(24) Cf. *Le Conrès International d'Hygiène de Paris 1889*, Paris : Librairie J-B. Baillière et Fils, 1889, p. 110.

(25) *Ibid.*

(26) Alfred Picard, *Exposition Universelle Internationale de 1889 à Paris. Rapports du Jury International*, Paris : Imprimerie Nationale, 1891, t. 1, p. CXLII.

(27) *Ibid.*

(28) *Ibid.*, CXLVI-CXLVII.

(29) *Ibid.*, CXLVII.

(30) Guerrand, *op. cit.*, p. 205.

(31) Courmont, *op. cit.*, p. 788.

(32) Léon Bourgeois,"La Lutte Antialcoolique et le Parlement," in *La Politique de Prévoyance*, Paris : Bibliothèque Charpentier, 1919, t. 2, p. 70.

(33) "Lord Stanley, M. P. and the United Kingdom Alliance," in *The Times*, October 2, 1856, pp. 8-9.

(34) John Stuart Mill, "On Liberty," *Collected Works of John Stuart Mill*, Toronto: University of Toronto Press, vol. 18, 1977, p. 288. = ミル『自由論』塩尻公明・木村健康訳、岩波文庫、一九七一年、一八一頁。
(35) Mill, "The Westminster Election of 1865," in *Collected Works of John Stuart Mill*, t. 28, pp. 26-27.
(36) *Ibid.*, p. 27.
(37) Mill, *On Liberty*, pp. 280-281. = 前掲、一六二－一六三頁。
(38) *Ibid.*, p. 283. = 同上、一六八頁。
(39) *Ibid.*, pp. 281-282. = 同上、一六四－一六五頁。
(40) *Ibid.*, p. 284. = 同上、一七一頁。
(41) *Ibid.*, p. 287. = 同上、一七八頁。
(42) Leroy-Beaulieu, "Le Régime de la Propriété Batie dans Paris," in *L'Économiste Francais*," deuxième année, deuxième volume, mai 1874, p. 485.
(43) A.-J. Martin, "Assainissement de l'Habitation," in *Association Française pour l'Avancement des Sciences. Compte Rendu de la 15ᵉ Session. Nancy 1886*, paris: Au Secrétariat de l'Association, 1887, p. 50.
(44) Monod., *op. cit.*, p. 75.
(45) パリおよびセーヌの下水設備に関する一八九四年七月十日法 *Duvergier*, t. 94, pp. 223-226.
(46) *Ibid.*, p. 224.
(47) Guerrand, *op. cit.*, p. 169.
(48) 低価格住宅に関する一八九四年十一月三十日法 *Duvergier*, t. 94, pp. 257-266. シグフリード法については次の著作も参照。大森弘喜『フランス公衆衛生史』学術出版会、二〇一四年。
(49) Guerrand, *op. cit.*, p. 222.
(50) *Ibid.*, p. 227.
(51) 一八九三年六月二十七日の *Journal Officiel*（官報）, p. 1834.
(52) Mafart, et al., "Les épidémies à Marseille au XIXe siècle," *Bulletins et Mémoires de la Société d'Anthropologie de Paris*, 10, 1998, p. 88.

(53) Edouard Lockroy, "Proposition de Loi relative à l'Organisation des Service de l'Hygiène Publique," in *Annales de la Chambre des Députés*, t. 29, 1890, p. 29.
(54) Jules Siegfried et als, "Proposition de Loi sur l'Organisation du l'Administration de la Santé Publique," in *Annales de la Chambre des Députés*, t. 30, 1890, p. 606.
(55) 一八九七年二月十日の*Journal Officiel Sénat*（元老院官報）pp. 130-131.
(56) 公衆の健康保護に関する一九〇二年二月十五日法 *Duvergier*, t. 102, 1902, pp. 98-110.
(57) Paul Strauss, *Loi sur la Protection de la Santé Publique*, Paris : J. Rousset, 1905, pp. 286-302.
(58) Lockroy, *op. cit.*, p. 29.
(59) 一八九三年六月二十七日の*Journal Officiel*, p. 1836.
(60) Lockroy, *op. cit.*, p. 29.
(61) 一八九七年二月三日の*Journal Officiel Sénat*, p. 73.
(62) Siegfried, *op. cit.*, p. 604.
(63) 乳幼児の保護に関する一八七四年十二月二十三日法 *Duvergier*, t. 74, pp. 461-464.
(64) 一八九七年二月十三日の*Journal Officiel Sénat*, pp. 154.
(65) *Ibid.*, p. 155.
(66) *Ibid.*, pp. 156-160.
(67) Monod, *op. cit.*, p. 72.
(68) Paul Strauss, *op. cit.*, p. 341.
(69) 一八九三年六月二十七日の*Journal Officiel*, p. 1835.
(70) *Ibid.*, p. 1836.
(71) *Ibid.*, p. 1841.
(72) Barnes, *op. cit.*, p. 154.
(73) *Ibid.*, p. 149.
(74) 一八九七年二月三日の*Journal Officiel Sénat*, p. 73.

(75) 一八九七年一一月十三日の *Journal Officiel Sénat*, p. 157.
(76) 一八九三年六月二十七日の *Journal Officiel*, p. 1836.
(77) 一八九七年一一月十三日の *Journal Officiel Sénat*, p. 159.
(78) 一八九三年六月二十七日の *Journal Officiel*, p. 1841.
(79) *Ibid.*
(80) *Ibid.*, p. 1841-1842.
(81) 一八九七年一一月三日の *Journal Officiel Sénat*, p. 74.
(82) *Ibid.*, p. 77.
(83) *Ibid.*
(84) *Ibid.*
(85) 一八九七年一一月五日の *Journal Officiel Sénat*, pp. 89-90.
(86) 一八九七年一一月十日の *Journal Officiel Sénat*, p. 124.
(87) Léon Bourgeois, *Solidarité*, Troisième Édition, Paris : Librairie Armand Colin, 1902.
(88) *Ibid.*, p. 90.
(89) *Ibid.*, p. 101.
(90) Charles Gide, "La Coopération," in *L'Applications sociales de la Solidarité*, paris : Félix Alcan, 1904, p. 49.
(91) Léon Brougeois, "Préface," in *L'Applications sociales de la Solidarité*, pp. viii-ix.
(92) Bourgeois, *Solidarité*, p. 113.
(93) Pierre Budin, "La Mortalité Infatile," in *L'Applications sociales de la Solidarité*, p. 45.
(94) Jules Siegfried, "Les Habitations à Bon Marché," in *L'Applications sociales de la Solidarité*, p. 225.
(95) Henri Monod, *op. cit.*, pp. 85-86.
(96) Henri Monod, "La Législation Sanitaire en France," in *L'Applications sociales de la Solidarité*, pp. 88-91.
(97) Antony Roulliet, *Des Habitation à Bon Marché*, Paris : Guillaumin et Cie Éditeurs, 1889, p. 142；大森、前掲『フランス公衆衛生史』、一八八頁。

(98) Monod, "La Législation Sanitaire en France," *op. cit.*, p. 90.
(99) 重田園江『連帯の哲学1』勁草書房、二〇一〇年、四八頁。
(100) Guerrand, *op. cit.*, p. 238.
(101) Fijalkow, *op. cit.*, p. 135.
(102) Monod, *La Santé Publique*, pp. 77-78.
(103) *Ibid.*, p. 67.
(104) Paul Strauss, *Loi sur la Protection de la Santé Publique : Travaux Législatifs, Guide Pratique et Commentaire*, Paris : J. Rousset, 1905, p. 301.
(105) Léon Bourgeois, "La Tuberculose Péril National," in *La Politique de Prévoyance*, Paris : Bibliothèque Charpentier, 1919, t. 2, p. 73.
(106) 公衆衛生・結核予防のための無料診療所設立に関する法、一九一六年三月十八日の *Journal Officiel*.
(107) Bourgeois, *op. cit.*, p. 77.
(108) Yankel Fijalkow, "L'Enquête Sanitaire Urbain à Paris en 1900. Le Casier Sanitaire des Maisons," in *Mil Neuf Cent. Revue d'Histoire Intellectuelle*, 2004, n.22, pp. 95-106 ; Fijalkow, *op. cit.*, pp. 135-143. 不衛生地帯とよばれた六地区は以下の通り。①サン＝メリ地区（レ・アル市場に近い三、四区にまたがる地帯）。②サン＝ジュルヴェ地区（市庁舎近くの四区）。③サン＝ヴィクトワール地区（五区）。④プレザンス地区（一四区）。⑤コンバ・ヴィレット地区（一九区）。⑥サン＝マルゲリット地区（一一、一二区）。
(109) Fijaklow, *La Construction des Ilots Insalubres*, p. 136.
(110) Monod, *La Santé Publique*, p. 68.
(111) Guerrand, *op. cit.*, p. 239.
(112) *Ibid.*, pp. 155-169.
(113) Cf. Fijaklow, *La Construction des Ilots Insalubres*, p. 155.
(114) Léon Bourgeois, "Les Maladies Evitables," in *La Politique de Prévoyance*, t. 2, p. 146.
(115) Bourgeois, "La Tuberculose Péril National," p. 73.

(116) Albert Robin, "La Lutte contre la Tuberculose," in *L'Applications sociales de la Solidarité*, p. 182.
(117) Charles Gide, "Le Dépauplement de la France," in *La Revue Hebdomadaire*, 1909, p. 148.
(118) Emile Zola, "Dépopulation," in *Le Figaro*, 23 mai 1896, p. 1.
(119) Bourgeois, "Préface," p. viii.
(120) Léon Bourgeois, "La Coordination des Œuvres," in *La Politique de Prévoyance*, Paris : Bibliothèque Charpentier, 1914, t. 1, p. 42.

おわりに

(1) 波平美恵子「癌告知――病と医療の文化人類学」『JACR Monograph』第八号、五－八頁。
(2) 小野芳朗『〈清潔〉の近代』講談社、一九九九年、七九頁。
(3) 同上、六五頁。
(4) 小林丈広『近代日本と公衆衛生』雄山閣出版、二〇〇一年、三九－四三頁。
(5) 同上、五三頁。
(6) 同上。
(7) 同上、八六頁。
(8) 同上、一三八頁。牧野厚史は、神戸においても同じような考えがあったことを指摘している。「「虎列刺病の特発するも是等貧民窟が其の中心と為るものなれば該病を根本的に途絶」するためにはこれを「退治」しなければならない」。牧野厚史「貧民にみる環境衛生政策の変容」（『関西学院大学社会学部紀要』、第六六巻、七八頁）を参照。
(9) 同上、一九六頁。
(10) 小野芳朗、前掲。
(11) 同上、二二〇頁：宝月理恵『近代日本における衛生の展開と受容』東信堂、二〇一〇年。
(12) 青木純一『結核の社会史』御茶の水書房、二〇〇四年、一八〇頁。
(13) 猪飼隆明『「性の隔離」と隔離政策』熊本出版文化会館、二〇〇五年。
(14) 同上、一一二－一一五頁。

(15) 同上、二七三頁。
(16) 同上、二一七頁。
(17) 同上、二二二頁。
(18) 同上、二五九頁。
(19) 波平美恵子はこう述べている。「病気とはケガレであり、そのケガレを祓い去ることによって治癒すると信じているのである。〈罪→病気〉、〈祓い→病気治癒〉という関係がケガレの観念を仲介項として一つの輪としてつながり、一連の因果関係を成立させている」(『ケガレ』講談社、二〇〇九年、一八〇頁)。また、宮田登が論じている「穢気」という観念はミアズマに近いであろう。ところで、宮田の指摘において興味深いのは、ケガレには両義的な力があったということである。汚染を避けるだけではなく、ケガレに連なることで異常なパワーを獲得できる場合があった(『ケガレの民族誌』筑摩書房、二〇一〇年、二三九―二三三頁)。
(20) 猪飼、前掲、二六九頁。
(21) 島比呂志『らい予防法の改正を』岩波書店、一九九一年、九頁。
(22) 同上、一〇頁。
(23) 塩川優一『私の「エイズ史」』日本評論社、二〇〇四年、一五六頁。
(24) フレデリック・ケック『流感世界』小林徹訳、水声社、二〇一七年。
(25) 神谷美恵子「光田健輔の横顔」『人間をみつめて』みすず書房、二〇〇四年、一九七頁。
(26) 塩川、前掲、二三七頁。

あとがき

本書は、二〇一四年に明治大学に提出した博士論文を大幅に加筆・修正したものである。

感染症というテーマに関心をいだくようになったのは、フランス留学中の二〇〇八年頃のことだった。フーコーが権力の作動する場面として感染症について語っていることに気づいたことがはじまりだった。帰国してからも研究が上手くまとまらずブラブラしていた私に、博士論文を書くことを説得していただいたのは加藤哲実先生だった。あのまま博士論文を書かずに卒業していたらどうなっていたかと思うとゾッとする思いである。しかし博士論文を書くといっても何を書いていいかわからず、困って指導教員の土屋恵一郎先生に相談した。土屋先生は「自分は論文のテーマを考える天才」だとおっしゃるが、じつにその通りで「感染症と法」で書いたらどうかとすすめていただいた。それですぐに研究をはじめて、何とか博士論文を書くことができた。書き上がってすぐに、土屋先生は新曜社の渦岡謙一さんを紹介され、本にするようにすすめていただいた。非常に幸運な話であったが、私にはどうしてもまだ書き足りない部分がたくさんあったので、書き直すことにした。渦岡さんには、気に入ったものができたらでよいと、やさしい言葉をいただいた。

そのやさしさに甘えたわけではないが、博士論文の修正に四年以上もの時間がかかってしまった。書いては直しの連続で途中もはや完成しないのではないかとも思ったが、しかし何とか納得できるものができたので、数年ぶりに渦岡さんに連絡をし、このたび本にすることができた。渦岡さんには、私の日本語の悪い癖を丁寧に修正していただき、するどい疑問をいただいた。また、博士論文からこの本にいたるまで、重田園江先生には、書いたものをたびたび見ていただき、やさしく厳しい意見をいただいた。土屋先生、加藤先生、重田先生、渦岡さんをはじめとして、さまざまな人の手助けをいただいてきたことに、この場を借りて感謝いたします。ありがとうございました。

フランスから帰国してからはずっと実家でこの本のための執筆作業をしていた。それから結婚して転居し、新居においてて書き上げることができた。私ごとではあるが、この間私を支えてくれた家族、とくに母のトヨ子と妻の紀子に感謝したい。

二〇一八年六月二十六日

西迫大祐

1861		アメリカで南北戦争が開始（-1865） イタリア王国の成立
1864	コレラの第四次大流行（-1875）	第一インターナショナル結成
1867		オーストリア＝ハンガリー帝国成立 北ドイツ連邦成立
1868		明治維新
1870		第三共和制（-1940） 普仏戦争（-1871）
1871		ドイツ帝国成立 パリ＝コミューン
1875	イギリス、公衆衛生法を改正	フランス第三共和制憲法の制定
	アルマウェル・ハンセン、らい菌を発見	
1878	第二回国際衛生会議	パリ万国博覧会 第二次アフガン戦争
	セディヨとリトレ、「細菌」という言葉をつくる	
1881	コレラの第五次大流行（-1896）	
1882	パリでチフス熱が流行	
	コッホ、結核菌を発見	
1884	パリでコレラが流行 プベル、パリ市長に就任し、ゴミ箱の設置を義務づける条例を公布	
1887	パスツール研究所の開設	
1889		パリ万国博覧会 第二インターナショナル結成
1893	公衆衛生法の審議開始（-1902）	
1894	フランスで、下水設備の設置を義務づける法 低価格住宅に関する法	ドレフュス事件
	イェルサン、北里、ペスト菌を発見 香港でペストの流行	
	パリ市、家屋衛生台帳の記録を開始	
1899	コレラの第六次大流行	
1900		パリ万国博覧会
1902	公衆衛生法の制定	
1916	結核に関する法（ブルジョワ法）	

1791		フランス立憲王政（-1792）
1792		フランス第一共和政（-1804）
1793	フィラデルフィアで黄熱病の大流行	
1794	ジャン＝ノエル・アレ、フランスで初めて衛生学の講義をはじめる	
1798	ジェンナー、牛痘を開発	ナポレオンのエジプト遠征
1802	パリ市衛生委員会を設立	
1804		フランス第一帝政（-1814）
1806		ナポレオン法典（民法典）を制定
1814		フランス王政復古（-1830）
1817	コレラの第一次大流行（-1826） パリ市統計局を設立	
1821	スペインで黄熱病が発生、フランス医師団の調査	
1822	フランスで衛生警察法の制定	
1829	コレラの第二次大流行（-1837）	
1830		フランス七月王政（-1848）
1832	コレラがパリに到達	
1833	ランビュトー、パリ市長に就任	
1838	フランスで精神病者の強制入院を定める法	第一次アフガン戦争開始（-1842）
1840	コレラの第三次大流行第一波（-1850s）	アヘン戦争開始（-1842）
1841	工場法	
1848		フランス第二共和政（-1852）
1849	コレラの第三次大流行第一波がパリに到達	
1849	アルマン・ド・ムランの社会保障制度案が議会で検討される	
1850	コレラの第三次大流行第二波（-1860）	
	不衛生住宅の清掃に関する法（フランス） 公衆浴場・洗濯場に関する法（同）	
1851		ロンドンで第一回万国博覧会開催
1852		フランス第二帝政（-1870）
1853	コレラの第三次大流行第二波がパリに到達	クリミア戦争開始（-1856）
	オスマン、パリ市長に就任	
1855	中国およびインドでペストの大流行	
1856		アロー戦争開始（-1860）

関連年表

年代	感染症関連	主要な出来事
1347	ヨーロッパ最初のペスト大流行	
1377	ヴェニスとドゥブロヴニクで検疫制度がはじまる	
1531	パリ市、最初のペスト条例を制定	
1546	フラカストロ『感染症について』を公表	
1656	ナポリ、ローマでペストの大流行	
1665	ロンドンでペストの大流行	
1666		ロンドン大火
1701		スペイン継承戦争（-1713）
1705	ドラマール『ポリス概論』の刊行を開始	
1707		イングランドとスコットランドが合併
1713		ユトレヒト条約
1720	マルセイユでペストの大流行	
1727	サン＝メダール教会で神父パリスの葬儀、奇跡騒ぎが起きる	
1745	イギリスで貧者への無料の種痘接種を開始	
1750	ニューゲート監獄に換気装置をとりつける	
1752	皇太子ルイ・フェルナンドが天然痘に倒れる	
1756		七年戦争（-1763）
1760	パリ中心部の埋葬地に関する訴訟	
1763		パリ条約
1764	パリ大学医学部、天然痘に関する意見書で、種痘の危険性を認定	
1768	パリ大学医学部、種痘接種の安全性を認定	
1774	ルイ15世、天然痘で死亡	ルイ16世、即位
1775		アメリカ独立戦争の開始（-1783）
1776	トゥールーズで、大司教と高等法院が、市内の埋葬を禁止	
1780	イノサン墓地の閉鎖 プチ・シャトレ監獄の閉鎖	
1787		アメリカ合衆国憲法の制定
1789		フランス革命

図版出典一覧

図1 Carrière, Charles *et al., Marseille, Ville Morte : La Peste de 1720*, Gémenos : Édition Autres Temps, 2008, p. 47.

図2 *Ibid.*, p. 63.

図3 Jean Noël Biraben, *Les Hommes et la Peste en France et dans les Pays Européens et Méditerranées. La peste dans l'histoire*, Paris : Mouton, 1975, p. 246.

図4 Michel Serre, *Scène de la Peste de 1720. L'Épisode de la Tourette*, Montpellier, Musée Atger.

図5 Carrière, *op. cit.*, p. 73.

図6 Fédor Hoffbauer, *Le Cimetière des Innocents en 1750*, Paris, Musée Carnavalet, quoted in Pascal Payen-Appenzeller, *Image de Paris : du moyen à nos jours*, Paris : Édition Sand, 1984, p. 105.

図7 'Plague Doctors ; Costume d'un Medecin de Lazaret de Marseille en 1720,' Credit : Wellcome Collection. CC BY

図8 'Cartoon by Grandville : Cholera,' by Grandville. Credit : Wellcome Collection. CC BY

図9 Patrice Bourdelais and Jean-Yves Raulot, *Une Peur Bleue : Histoire du Cholera en France*, Paris : Payot, 1987, p. 20.

図10 René Le Mée, "Le Choléra et la Question des Logements Insalubres à Paris," in *Population*, 1998, 53(1/2), p. 384.

図11 Matthew Gandy, "The Paris Sewers and the Rationalization of Urban Space," in *Transactions of the Institute of British Geographers*, 1999, 24(1), p. 29.

図12 Patrice Bourdelais and Jean-Yves Raulot, *op. cit.*, p. 24.

図13 René Le Mée, *op. cit.*, p. 385.

図14 中野隆雄『プラーグ街の住民たち』山川出版社、1999年、101頁をもとに作成。

図15 Matthew Gandy, *op. cit.*, p. 30.

図16 Osvaldo Tofani, *The Boat Trip Through the Sewers*, quoted in Donald Reid, *Paris Sewers and Sewermen : Realities and Representation*, Cambridge : Harvard University Press, 1991, p. 42.

図17 Alain Faure, Claire Lévy-Vroelant, *Une Chambreen Ville*, Grane : Creaphis, 2007, p. III.

図18 Jules Courmont, *Précis d'Hygiène*, Paris : Masson et Cie, 1914, p. 12.

ま 行

や 行

ら・わ 行

な　行

は　行

た　行

さ 行

事項索引

マ　行

ヤ　行

ラ・ワ　行

タ　行

ナ　行

ハ　行

人名索引

ア　行

カ　行

サ　行

著者紹介

西迫大祐（にしさこ　だいすけ）

1980年，東京生まれ。明治大学大学院法学研究科博士後期課程修了。博士（法学）。

現在，明治大学法学部助教。専門は法哲学，法社会学，フランス現代思想。

主な論文：「HIV 感染の刑罰化における主体と責任について」（伊東研祐ほか編『市民的自由のための市民的熟議と刑事法』勁草書房，2018年），「ジョン・スチュアート・ミルと感染症予防法」（『法律論叢』第89巻4・5合併号，2017年）など。

新曜社

感染症と法の社会史
病がつくる社会

初版第1刷発行　2018年8月31日

著　者　西迫大祐
発行者　塩浦　暲
発行所　株式会社　新曜社
〒101-0051 東京都千代田区神田神保町3-9
電話（03）3264-4973（代）・FAX（03）3239-2958
e-mail　info@shin-yo-sha.co.jp
URL　http://www.shin-yo-sha.co.jp/
印刷所　星野精版印刷
製本所　イマキ製本所

ISBN978-4-7885-1589-5 C1030